Lebensenergie – Gesundheit und menschliche Entwicklung

übersetzt v. Markus + Agnes
März 93

Verlag: Arbeitskreis Lebensenergie
CH-6052 Hergiswil

ISBN 3 - 9520 173-0-2

Illustrationen: Susan Herrmann, 6033 Buchrain

Gesamtherstellung: Konrad Litho-Repro
6345 Neuheim

Gedruckt auf umweltfreundlich hergestelltem
Papier aus chlorfrei gebleichten Rohstoffen

Lebensenergie – Gesundheit und menschliche Entwicklung

Verlag Arbeitskreis Lebensenergie

Alle in diesem Buch enthaltenen Texte sind medialen Durchgaben entnommen, die zwischen 1983 und 1991 empfangen wurden. Sie sind - auch sprachlich - unverändert wiedergegeben. Um häufige Wiederholungen zu vermeiden, wurden Kürzungen vorgenommen.

Die empfangenen Durchgaben wurden laufend numeriert. Die in den Texten, in Klammern aufgeführten Ziffern beziehen sich darauf.

Inhaltsverzeichnis

Teil 3 Verhaltensänderung entsprechend den Erkenntnissen

Teil 4 Verhaltensänderung beginnt bei den Gedanken und Gefühlen

Teil 6 Kennenlernen des Weges vom Materiellen zum Geistigen

Teil 7 Kräfte, die auf uns einwirken, ohne dass wir uns dessen bewusst sind

Vorwort

Jeder hat seine Aufgabe in dieser Welt und erhält die Mittel, die er benötigt, um diese Aufgabe zu erfüllen. Als ich im Mai 1983 erstmals eine Stimme hörte, die klar und deutlich zu mir sprach und mich aufforderte, das aufzuschreiben, was sie mir sage, waren meine Gefühle eine Mischung von Neugier und Befriedigung einerseits, Widerstand und Skepsis anderseits.

Als dann in diesem ersten Text die Rede war von einer Aufgabe, die ich zu erfüllen habe, war ich keineswegs begeistert. Ich war damals bereits fast 55jährig und befasste mich seit über 35 Jahren mit dem, was ich als «mein Lebenswerk» betrachtete – mit dem Studium der menschlichen Bedürfnisse. Dieses Thema fand mein Interesse als Folge meiner Jugendprobleme, der prekären Finanzsituation in meinem Elternhaus und meiner Schwierigkeiten mit der Sexualität.

Ich studierte daher auf dem zweiten Bildungsweg Volkswirtschaft und kehrte mit 40 Jahren nochmals an die Universität zurück, um mich mit Soziologie, Psychologie und Philosophie zu befassen. Die entscheidenden Antworten auf die Fragen, die mich beschäftigten fand ich jedoch dabei nicht. Auch als ich mich in der Folgezeit – vorwiegend in der Welt herumreisend – mit Biologie, insbesondere Verhaltensforschung und in beschränktem Umfang auch mit Neurophysiologie befasste, fand ich zwar wertvolle Einzelerkenntnisse, aber die entscheidende Frage, die dem ganzen Suchen zugrundelag, blieb unbeantwortet: weshalb sind wir eigentlich hier, und was haben wir hier zu tun?

Als ich in jenem Mai 1983 durch ein vermeintliches Telefonläuten aufgeweckt wurde, erkannte ich keinen Zusammenhang zwischen dem, was ich über drei Jahrzehnte suchte und dem, was mir hier widerfuhr. Ich war von einer «neuen Aufgabe», wie sie mir bereits im ersten Text angekündigt wurde, keineswegs begeistert. Die Texte, die mir in der Folgezeit immer wieder durchgegeben wurden, schrieb ich zwar nieder, las sie jedoch oft nicht einmal durch. Ich schämte mich auch lange Zeit, mit jemand anderem als mit meiner Frau, darüber zu sprechen.

Neben den allgemeinen Erklärungen bezüglich unseres Lebens im Hier und Jetzt wurden zunehmend Texte zum Thema Lebensenergie diktiert, und eines Tages kam die Aufforderung, mit Personen Kontakt aufzunehmen, die sich mit diesem Thema befassten. Ich lehnte dieses Ansinnen rundweg ab, da ich erwartete, dass diese nur negativ reagieren könnten - dass sie nur denken würden, ich spinne, ich wolle Geld machen oder ich käme von einer Sekte.

Es dauerte etwa ein Jahr, bis ich den Widerstand aufgab und zu einem Versuch bereit war, nachdem mir immer wieder versichert wurde, dass ich mit positiven Reaktionen rechnen könnte (was mir unglaubhaft erschien). Nachdem ich die inzwischen erhaltenen Dutzende von Texten einmal gründlich untersucht hatte, entschied ich mich zu einem entsprechenden Versuch. Zu meiner nicht geringen Überraschung reagierten die Angesprochenen positiv!

Die Art, wie ich die Mitteilungen erhielt, die Logik, die sich bei der Untersuchung der Textaussagen herausstellte, und die Richtigkeit in der vorausgesagten Reaktion der Angesprochenen überzeugten mich schliesslich und änderten meine Einstellung dieser Aufgabe gegenüber. Gleichzeitig begann sich meine Einstellung zum Leben ganz allgemein zu verändern.

Als ich dann im Frühjahr 1986 den «Auftrag» erhielt, eine Ausstellung über Lebensenergie ins Leben zu rufen, war ich dazu bereit, auch wenn ich mir - ebenso wie jene Freunde, mit denen ich darüber sprach - nicht vorstellen konnte, wie man eine Ausstellung zu diesem Thema durchführen kann. Ich war jedoch in der Zwischenzeit gelehrt worden, Fragen zu stellen, und machte von dieser Möglichkeit nunmehr reichlich Gebrauch. So erhielt ich das Grundkonzept der zehn Teile der Ausstellung, die denjenigen des vorliegenden Buches entsprechen, zu dessen Herausgabe ich ebenfalls schon vor Jahren aufgefordert wurde.

Wie es möglich wurde, dass die Ausstellung in Basel 1988 erstmals stattfand, ist mir heute noch ein Rätsel. Über 200 freiwillige Helfer ermöglichten den Entwurf und die Herstellung der

Ausstellungsobjekte, den Auf- und Abbau der 2500 m^2 grossen Ausstellung und die Betreuung der über 10 000 Besucher, inbegriffen die Durchführung der zahlreichen Experimente, welche die Aussagen unterstützen. Inzwischen wurde die Ausstellung auch in St. Gallen, in Riva del Garda (Italien) und in Luzern gezeigt, und nunmehr ist Bern an der Reihe. Ich möchte auch an dieser Stelle den vielen Helfern herzlich danken, die jeweils die Durchführung ermöglichen.

Ebenso danke ich all jenen, die mir bei der Auswahl der Texte dieses Buches beistanden, bei den Schreibarbeiten, den Korrekturen und der Übertragung in die druckfertige Form. Insbesondere meiner Frau Thea und Beatrice Hegi, Josef Meier, Paul Moser und Susan Herrmann, die das Buch mit ihren künstlerischen Illustrationen bereichert hat. Gerne hoffe ich, dass die hier zusammengefassten Texte all jenen, die bewusst oder unbewusst suchen, eine wertvolle Hilfe sein dürfen, wie sie es auch mir waren und sind.

Ich möchte nicht schliessen, ohne zum Thema mediale Durchgabe noch etwas gesagt zu haben:

Als ich Neuling auf diesem Gebiet war, überraschte mich die von seriösen Menschen immer wieder vorgetragene Aufforderung, Vorsicht walten zu lassen und die Quellen zu überprüfen. Ich konnte mir darunter nicht viel vorstellen. Inzwischen musste ich erfahren, wie Menschen von jenseitigen Geistwesen bedrängt und in die Irre geführt wurden. Oft mussten sie auch in Anstalten eingeliefert werden. Vor leichtfertigem Umgang mit Geistwesen ist daher dringend abzuraten! Jeder muss selber prüfen, was an ihn herangetragen wird - aus dem Jenseits genauso wie aus dem Diesseits.

Bei Jenseitskontakten ist die Motivation entscheidend. Wer göttlichen Beistand sucht, um seinen Weg gehen und seine Aufgabe erfüllen zu können, wird kaum enttäuscht werden, wenn er in reiner Absicht darum bittet. Wer jedoch - vom Ego getrieben - Geld, Ruhm oder Macht anstrebt, lasse besser die Finger davon. Es werden kaum hohe Geistwesen sein, die mit ihm dann Kontakt aufnehmen.

In den Texten wurde ich immer wieder darauf aufmerksam gemacht, dass es notwendig ist, Mitteilungen aus der jenseitigen Welt zu überprüfen, sowohl mit dem Verstand (inbegriffen das Überdenken der Konsequenzen bei deren Befolgung), als auch mit dem Gefühl; ausserdem sollen sie mit anderen Aussagen verglichen werden. Die gleiche Pflicht hat auch jedermann, der Texte liest oder hört, die andere Menschen empfangen haben, - also auch Sie liebe Leserin, lieber Leser, wenn sie auf den folgenden Seiten Texte studieren, die ich entgegennehmen durfte. Ich bemühe mich zwar, meine Aufgabe möglichst gut auszuführen, aber jeder Mensch macht Fehler und daher soll man auch niemandem blindlings folgen. Jeder trägt die Verantwortung für sein Handeln selbst, ganz allein.

Prüfen Sie also die folgenden Texte . . . mit dem Verstand . . . mit dem Gefühl. . . überlegen Sie sich auch die Konsequenzen, die sich aus deren Befolgung ergeben und vergleichen Sie die Texte mit anderen, die Sie kennen.

Ich wünsche Ihnen dabei viel Freude, Erbauung, Anleitung. Bereicherung.

Caspar Lütolf

Hergiswil, im August 1991

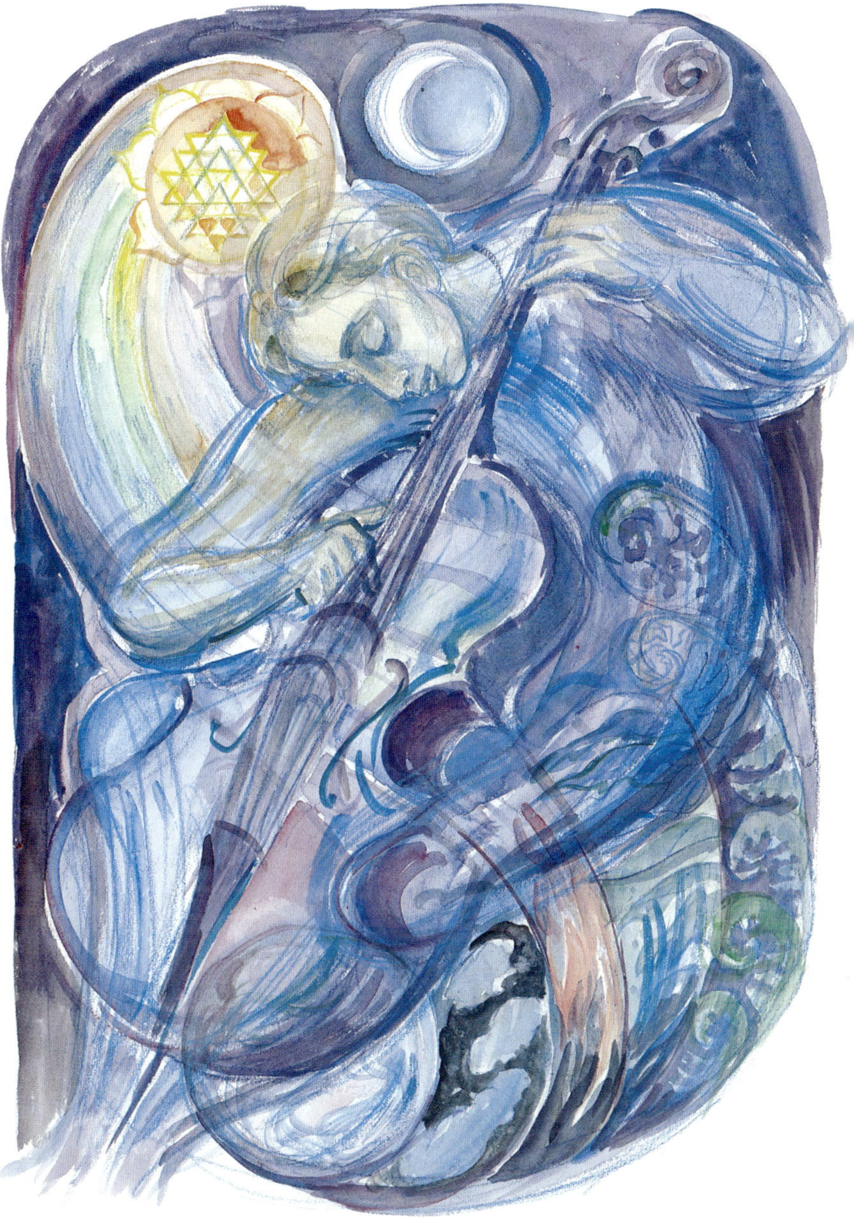

Teil 1

Unser Verhalten beeinflusst unser Befinden

Durch unsere Verhaltensweisen beeinflussen wir unser Befinden

Alles was wir tun hat seine Folgen, seine Auswirkungen. Dadurch können wir feststellen, was wir tun und was wir lassen sollen.

Schon das Kleinkind spürt, was gut für es ist, weil es die Auswirkungen des Tuns als lustvoll erlebt. Auch wenn es noch nicht sprechen kann, kann es seinen Eltern, seinen Erziehern signalisieren, was es empfindet. Es weint oder lacht, lässt Unzufriedenheit oder Zufriedenheit erkennen.

Auch der erwachsene Mensch kann erfahren, welche Handlungsweisen für ihn vorteilhaft und welche nachteilig sind. Je weiter sich jedoch eine Gesellschaft von der natürlichen Lebensweise entfernt hat, desto schwieriger wird das Erkennen der Zusammenhänge zwischen dem Verhalten und dem Befinden. In einer einfachen, naturverbundenen Gesellschaft treten die Reaktionen auf das Verhalten unmittelbarer und leichter feststellbar auf.

Es sind jedoch nicht nur die unmittelbar auftretenden Reaktionen auf unser Verhalten bedeutungsvoll. Das Befinden wird auch durch Verhaltensweisen beeinflusst, die sich über eine lange Periode wiederholen, eventuell durch das ganze Leben. Die Früchte unseres Tuns machen sich in solchen Fällen oft erst gegen das Ende unseres Lebens, im Alter erkennbar. Das Befinden alter Menschen ist stets die Folge ihres Verhaltens und kann in extremer Weise unterschiedlich sein.

Die Folgen unseres Verhaltens treten unabhängig davon auf, ob unsere Handlungsweisen bewusst oder unbewusst erfolgen. Wer sich bewusst ist was er tut, wird im allgemeinen weniger Handlungen vornehmen, die für ihn schädlich sind, sich nachteilig auf sein Befinden auswirken. Unbewusste Verhaltensweisen sind häufig suchtartig und wiederholen sich zwanghaft immer wieder.

Neben den individuellen Verhaltensweisen können sich auch kollektive Verhaltensweisen auf das Befinden eines Menschen auswirken. Jeder kennt aus seinem persönlichen Leben genügend Beispiele, wie sein eigenes Befinden vom Kollektivverhalten von Menschen betroffen wird. Kriege und Umweltzerstörung sind zwei extrem negative Beispiele, Fürsorge durch die Gesellschaft im Alter und bei Krankheit zwei positive.

Während die Wirkungen des physischen Verhaltens auf unser Befinden relativ einfach zu verstehen sind - weil physische Verhaltensweisen leicht erkennbar sind - sind die Folgen des geistigen Verhaltens schwerer zu erkennen. Gemeint sind damit die Auswirkungen unseres Denkens und Fühlens auf unser Befinden. Diese geistigen Verhaltensweisen sind jedoch für das Befinden von ganz besonderer Bedeutung.

Einerseits sind nämlich unsere Gedanken und Gefühle, also unsere geistigen Verhaltensweisen, die Grundlagen für unsere Taten, also für unsere physischen Verhaltensweisen, und anderseits ist Befinden eine geistige Grösse. Glück ist ebenso wie Leid, Vertrauen ebenso wie Angst etwas, das in unserem Geiste stattfindet, auch wenn materielle Umstände dazu beitragen mögen. (490)

Neben den individuellen Verhaltensweisen gewinnen kollektive Verhaltensweisen zunehmend an Bedeutung

Das Bewusstsein der Menschen ist nicht nur auf das individuelle Verhalten, sondern auch auf das kollektive Verhalten zu lenken. Dieses nimmt an Bedeutung ständig zu. Die technische Entwicklung verschiebt das Gewicht der Entscheidungsfällung für die Gestaltung der Umwelt immer mehr auf die kollektive Ebene. Dadurch wird es immer wichtiger, dass sich die Individuen um die Mitbestimmung bei dieser Entscheidungsfällung kümmern. Je mehr die Entscheidungsfällung im Kollektiv erfolgt, desto mehr bestimmen andere über unser Verhalten. Es ist daher notwendig, darauf zu achten, wer diese anderen sind und auch, dass sie nicht stärker in die persönliche Freiheit eingreifen, als unbedingt notwendig.

Es ist die Aufgabe eines jeden verantwortungsbewussten Menschen, sich auch um die politischen und sozialen Gegebenheiten zu kümmern. Auch hier ist unser Verhalten von nicht geringem Einfluss auf unser Befinden. Es muss jedoch in einer Art und Weise erfolgen, die von den zwei Pfeilern getragen ist: Liebe und Wahrheit. (218/5–7)

Die kollektiven Aufgaben, die wir zu erfüllen haben wirken natürlich wieder auf den Einzelnen, auf seine Frequenz zurück. Es gibt aber vieles, was nur gemeinsam zu vollbringen ist, wenn auch dieses Gemeinsame die Summe von Einzelhandlungen ist. Diese müssen jedoch aufeinander abgestimmt werden. So wie Geistkörper und physischer Körper in einer engen Verbindung stehen, so tun es auch die Individuen und das Kollektiv. Mit Recht wird von einem Kollektivbewusstsein gesprochen. Zwischen Individuum und Kollektiv besteht eine Wechselwirkung, das eine beeinflusst das andere. Die Aufgabe des Einzelnen besteht auf der einen Seite darin, zur positiven Entwicklung des Kollektivs beizutragen, und auf der anderen Seite von eben diesem Kollektiv möglichst nur jene Einflüsse auf sich einwirken zu lassen, die für die eigene Entwicklung wertvoll sind.

Grosse soziale Ungerechtigkeiten enthalten Zündstoff in aller Welt. Unser Wirtschaftssystem lässt immer deutlicher seine Mangelhaftigkeit erkennen, wenigstens in der Art und Weise, wie es praktiziert wird. Das materialistische Denken immer grösserer Kreise enthält viele Gefahren, die die soziale und politische Situation weiter destabilisieren.

Immer verheerender werden jedoch die Auswirkungen dieses Denkens auf die Umwelt, aus der wir alles beziehen, was wir für unsere Existenz und unsere Gesundheit benötigen. Während die einen Menschen schneller oder langsamer aufwachen und mehr oder weniger bereit sind, die Konsequenzen aus dieser Situation zu ziehen, bleiben viele andere in einer geradezu erstaunlichen Uneinsichtigkeit und Sturheit.

So entsteht denn eine immer grössere Konfrontation zwischen jenen Menschen, die im Materiellen verharren – ohne Rücksicht auf die Folgen ihres Verhaltens – und jenen anderen, die die Zusammenhänge zwischen Verhalten und Befinden erkennen und entsprechend für eine Änderung des individuellen und kollektiven Verhaltens eintreten. (276/4–6)

Negatives Denken ist in der Gegenwart im Zunehmen begriffen. Die endlose Flut von Informationen, insbesondere durch die Massenmedien, bewirken zu einem grossen Teil negative Gedanken und Gefühle. Stiess seit jeher die Spalte «Unglücksfälle und Verbrechen» in den Zeitungen auf grosses Interesse der wenig anspruchsvollen Leser, so ist diese Spalte heute zur Grundlage von ganzen Zweigen der Massenmedien geworden. Sie wirken beständig in Richtung negativer Gedanken und primitiver Lustgefühle. (221/5)

Die geistigen Verhaltensweisen sind für das Befinden von ganz besonderer Bedeutung

Unsichtbare Kräfte sind für die Entstehung, Entwicklung und Auflösung des Materiellen verantwortlich. Solche unsichtbare Kräfte werden als Energien bezeichnet, als Geisteskräfte, als physische Kräfte, als psychische Kräfte usw.

Solche Namen und Unterteilungen sind immer willkürlich, weil die Welt der unsichtbaren Kräfte für die Menschen, solange sie sich in ihrem physischen Körper befinden, nicht erkennbar ist. Es ist daher richtiger, zwischen dem Materiellen und dem Nichtmateriellen zu unterscheiden, wenngleich natürlich auch diese Unterscheidung nur Arbeitshypothese ist. Immerhin ist diese Unterscheidung für uns Menschen insofern zweckdienlich, als wir mit unseren Sinnen nur das Materielle erkennen können, das Nichtmaterielle, das Geistige jedoch höchstens an seinen Auswirkungen auf das Materielle.

Wir können erkennen, wie die Witterung im Unsichtbaren entsteht und sich auf das Sichtbare auswirkt, sei es durch Winde, durch Blitze, durch den Luftdruck oder in anderer Weise. So wirkt sich auch elektrische Energie auf Vorgänge aller Art aus.

Die moderne Physik lehrt uns, dass die kleinsten Teile der Materie, nach denen die Wissenschaft seit Jahrhunderten sucht, immateriell sind und dass die materielle Welt, wie dies seit Jahrtausenden gelehrt wird, nicht das ist, was sie scheint, sondern nur ein Trugbild, Maya. Trotzdem leben die Menschen so, als ob dies die Wirklichkeit wäre.

Wenn man die Kräfte, die hinter der Materie wirksam sind, verleugnet, so kann man viele Erscheinungen weder verstehen noch beeinflussen. (389/2–5)

Es soll hier auf jene nichtmateriellen Einwirkungen hingewiesen werden, die mit der Entstehung und Heilung von Krankheiten im Zusammenhang stehen, auf die Psychosomatik, die schwarze Magie, auf Strahlen und anderseits auf die Geistheilung, auf die

Placebos und auf die sogenannten Wunderheilungen.

Abschliessend sei noch auf die Wirkung unsichtbarer Kräfte auf das Pflanzenwachstum hingewiesen, auf die Wirkung verschiedenartiger Musik, unterschiedlicher Farben, unsichtbarer Strahlen und liebenswürdiger Gespräche mit den Pflanzen. (389/8–9)

Der Einfluss des Geistes zur Schädigung des physischen Körpers einer Person durch eine andere Person sind insbesondere durch den Woodoo-Zauber bekannt geworden. Aber auch die Möglichkeiten eines Hypnotiseurs gehören hierher: er kann seine Versuchspersonen nicht nur dazu bringen, grosse Hitze zu fühlen, sondern auch den Körper zu Verbrennungsblasen veranlassen.

Das Gegenstück dazu ist die positive Beeinflussung eines Menschen durch einen anderen, bei der erfolgreichen Heilungs-Suggestion. Auch andere Hypnose-Kunststücke wie z.B. das Steifwerden des Körpers und dergleichen beweisen die Wirkung des Geistes auf die Materie. Sie alle weisen in dieselbe Richtung: geistiges Verhalten beeinflusst physisches Geschehen und Befinden. (139/14–15)

Geistiges Verhalten ist Verhalten, das in unserem Körper stattfindet, das von aussen nur für denjenigen erkennbar ist, der darüber Bescheid weiss, aus Erfahrung oder Begabung. Es findet in unserer Gedanken- und Gefühlswelt statt, und seine grosse Bedeutung für unser Befinden kann hier vorerst einmal nur angedeutet werden. (196/7)

Ob die Energie in uns fliessen, uns durchströmen kann, dies hängt von unserem Verhalten ab, unserem geistigen Verhalten, unserem Denken und Fühlen. Selbstverständlich ist auch unser physisches Verhalten bedeutungsvoll; es hängt jedoch mit unserem geistigen Verhalten zusammen. Unsere Gedanken und Gefühle bestimmen unsere Taten. (448/6)

Unser geistiges Verhalten wirkt sich auf die Vorgänge in unserem Körper aus

Jedermann weiss aus eigener Erfahrung, dass wir auf bestimmte Ereignisse durch Erröten, verstärktes Herzklopfen, starkes Schwitzen oder Atmen, aber auch durch Behinderung des Atems reagieren können. Solche Wirkungen können aber auch durch reine Vorstellung von Ereignissen ausgelöst werden, seien es Erinnerungen, Erwartungen oder reine Phantasien. (453/6)

Die moderne Schulwissenschaft entdeckte erst spät das, was sie als psychosomatische Krankheiten bezeichnet. Die letzten Jahrzehnte sind dadurch gekennzeichnet, dass der Prozentsatz der Krankheiten, denen seelische Ursachen zuerkannt werden, laufend grösser angegeben wird. Parallel dazu gewannen jene Wissenschaften an Bedeutung, die sich mit der menschlichen Psyche befassen, wie die Psychologie, die Psychiatrie usw. (182/7)

Natürlich wurde, insbesondere auch in anderen Kulturen, schon vor Jahrtausenden entdeckt, dass geistige Ursachen auch der Gesundheit des physischen Körpers zugrunde liegen. Auch unsere abendländische Geschichte kennt hier verdienstvolle Pioniere. (182/6)

Wir wissen, dass unser geistiges Verhalten sich über die Hormone auf den physischen Körper auswirkt. Sie sind das Bindeglied zwischen dem geistigen Verhalten, dem Denken und Fühlen einerseits und den Vorgängen im physischen Körper anderseits. (454/5)

Es gibt Menschen, die einen Film anschauen können und das, was da jemand zu erleiden spielt, selbst mitleiden, mitfühlen. Dasselbe gilt auch bei bestimmten Sportanlässen, beispielsweise bei Fussballspielen. Die Zuschauer erleben es, als wären sie selbst Spieler und in ihren physischen Körpern gehen entsprechende Vorgänge vor sich. Die hormonellen Vorgänge bestimmen dann nicht selten das Zuschauerverhalten. Natürlich gibt es endlos weitere Beispiele von Vorgängen im physischen Körper, die durch Mitgefühl, Mitleid ausgelöst werden. (380/8)

Mittels moderner Geräte, wie sie die Medizin verwendet, können die unterschiedlichen Auswirkungen positiven und negativen Denkens, verschiedener Farben und unterschiedlicher Musikdarbietungen auf Puls, Blutdruck, Hautwiderstand, Muskelstärke etc. festgestellt werden. Dadurch wird es verständlich, dass menschliches Verhalten, individuelles wie kollektives, sich auf den Gesundheitszustand des Menschen auswirkt. (460/4)

Alles was dort gemessen wird, wird aus einem bestimmten Grund gemessen, nämlich um festzustellen, inwieweit Abweichungen von einem bestimmten Idealzustand - oder was immer als ein solcher betrachtet wird - vorliegen. Die Folgen dieser Abweichungen könnten wir als objektive Befindensveränderungen bezeichnen, sie sind mit subjektiven Befindensveränderungen verbunden. Letztere hängen von der Sensibilität des Menschen ab. (155/4)

Bei dieser Methode werden die Auswirkungen des Geistes auf den physischen Körper gemessen. Dieser Zusammenhang zeigt die Tatsache der Abhängigkeit des physischen Körpers vom Geist. Er widerlegt die These, dass das Geistige eine Funktion des physischen Körpers sei. Wir können und sollen lernen, den physischen Körper über den Geist zu beherrschen. (139/13)

Die Erkenntnis der Medizin, dass körperliche Gegebenheiten Voraussetzung für geistige Gesundheit sind, entsprechen der Wahrheit, sind aber nicht die ganze Wahrheit, indem diese körperlichen Gegebenheiten eine Widerspiegelung geistiger Gegebenheiten sind. Alles was wir im physischen Körper vorfinden, nimmt seinen Ausgang im Geistkörper. Es ist also der Geistkörper, der über den physischen Körper, die physische und die geistige Gesundheit bestimmt. (205/13)

Wir können heute feststellen, dass sich negative Gefühle und Handlungen wie Neid, Hass, Eifersucht, Völlerei usw. auf den physischen Körper schädlich auswirken. Wir fühlen auch, dass die Auswirkungen auf unser geistiges Wohlbefinden negativ sind. Der physische Körper ist das Testgerät, mit dessen Hilfe wir Erfahrungen sammeln können. (449/8-9)

Freudiges Akzeptieren ist eine wertvolle Form geistigen Verhaltens

Natürlich wirken auf unser Befinden auch Faktoren, deren direkter Zusammenhang mit unserem Verhalten nicht feststellbar ist. Entscheidend für unser Befinden ist jedoch unsere geistige Stellungsnahme zu diesen Faktoren. Daher kommt die grosse Bedeutung unserer Einstellung zu Gott, zum Schöpfer. Leid und freudiges Akzeptieren des Willen Gottes schliessen sich aus. Das Höhere Selbst will uns vom Leid weg und das niedere Ego ins Leid hinein führen. (195/3)

Es ist oft schwierig zu verstehen, warum alles so geht wie es geht, aber alles hat seinen Sinn. Wenn wir lernen, das Gegebene zu akzeptieren, so können wir uns Enttäuschung und Leid ersparen. Nehmen wir, was uns gegeben wird, und seien wir dankbar dafür. Wir haben uns im richtigen Geiste zu bemühen, dann werden wir erhalten, was richtig ist. Ob es dem entspricht, was wir erhofften, ist dabei nicht das Entscheidende.

Wer keine Wünsche hat, der hat auch keine Enttäuschungen. Natürlich haben wir eine Aufgabe zu erfüllen und dabei auch zu planen. Wir haben uns zu bemühen, diese Pläne auch zu erfüllen, aber wenn es dann anders läuft, als wir es planten, so sollen wir dies freudig und dankbar akzeptieren. Wenn uns dies gelingt, dann stehen unserem Glück kaum noch grosse Probleme im Weg. Wir können und sollen uns darum bemühen, unsere Aufgabe zu erfüllen und die Planung einzuhalten. Wir sollen jedoch auch verstehen und akzeptieren, dass über unserem Wirken eine höhere Macht steht, die alles so lenkt, wie es richtig ist. Die Motivation unseres Tuns und unserer Anstrengung ist das Entscheidende. Das Ergebnis wird nicht von uns beeinflusst; dies müssen wir akzeptieren, auch wenn es ganz anders ausfällt, als wir es geplant. Wir können nie beurteilen, ob etwas für unsere Entwicklung besser so oder anders ist. Wir können nur vertrauen. Das Leben ist vielfältig, und was uns heute als ein Glücksfall erscheint, kann sich morgen schon ganz anders präsentieren, und was uns heute als Pech erscheint, kann sich im nachhinein als Glücksfall herausstellen.

Dies alles ist nicht immer leicht zu verstehen, eher noch in der Theorie als dann, wenn es uns in der Wirklichkeit entgegentritt. Wir werden immer wieder in Situationen geführt, in denen wir zu zeigen haben, ob wir begriffen haben, dass unser Wille hinter einen höheren Willen zurückzutreten hat, auch wenn wir glauben, dass das, was wir wollen, diesem höheren Willen dient.

Es geht dabei nicht einmal immer um die Frage, wie weit sich das kleine Ego in die Planung eingeschlichen hat. Dies ist ein anderes Kapitel. Es ist von grosser Bedeutung, die eigene Motivation kritisch zu hinterfragen, immer und immer wieder, denn manches beginnt in lauterer Absicht, und während der Durchführung kann diese Motivation sich nach und nach ändern. Man kann diesbezüglich nicht vorsichtig genug sein.

Aber unabhängig davon: bei den lautersten Absichten kann es sein, dass das Ergebnis unseres Bemühens nicht unseren Erwartungen entspricht. Wir sollen auch dann, freudig akzeptieren und nicht zu hadern beginnen: «Dein Wille geschehe».

In einem solchen Fall kann der Unterschied der Wirkung verschiedener Verhaltensweisen auf das Befinden besonders leicht und unmittelbar festgestellt werden. Es zeigen sich dann aber auch die Versuche des Ego, gegen dieses Akzeptieren anzugehen. Wenn dann nicht dauernde Vorsicht geübt wird, sind mehr oder weniger leidvolle Rückfälle immer wieder möglich. (331/2–8)

Es gibt materiell reiche Menschen, die glücklich und solche, die unglücklich sind, und es gibt materiell arme Menschen, die glücklich und solche, die unglücklich sind. Genauso gibt es glückliche und unglückliche Gesunde und ebensolche Kranke. Und auch Ruhm, intellektuelle und künstlerische Fähigkeiten finden wir bei glücklichen und unglücklichen Menschen. Ob wir uns glücklich oder unglücklich fühlen, hängt also nicht direkt mit den Umständen zusammen, sondern mit unserer Einstellung zu diesen. Wenn wir nicht bereit sind anzunehmen, zu akzeptieren, was uns gesandt wird, so werden wir leidvolle Gefühle entwickeln. Gefühle der Angst, die zu Depressionen und schliesslich zu Krankheit führen können. (352/15–16)

Geistige Anspannung und Entspannung wirken sich unmittelbar im Körper aus

Indem wir uns der Lebensenergie öffnen, das heisst sie herbeiwünschen, ziehen wir sie an; und indem wir uns versteifen, verschliessen wir uns ihrem Durchfluss.

Das Wort «versteifen» besagt in mehrfacher Beziehung, was in diesem Falle geschieht. Wir können gegen äussere physische Einflüsse wie kaltes Duschen, Nesseln, Hitze und Stiche uns versteifen. Das ist dann jener Zustand, bei dem wir die entsprechenden negativen Gefühle sehr stark wahrnehmen, und dann sehr schnell diesen Einflüssen ausweichen müssen, weil sie für uns unerträglich zu werden scheinen.

Die geistige Versteifung besteht darin, dass wir uns ständig auf diesen «schmerzhaften» Zustand konzentrieren und ihm - und dies ist der entscheidende Punkt - mit Angst entgegenblicken, bewusst oder unbewusst.

Die physischen Vorgänge bestehen in Muskelkontraktionen, den normalen Auswirkungen der Angst im physischen Körper. Der physische Körper wird in eine Alarmsituation gebracht, die in einer überhöhten Empfindlichkeit resultiert, und dies genau in dem Moment, wo wir wissen, dass ununterbrochene Einwirkungen bevorstehen. So wie ein steifer Gegenstand einen Schlag ganz anders weiterleitet als beispielsweise ein Stück Gummi, wirkt sich auch der unerwünschte Einfluss auf unseren Körper extrem stark und damit auch unangenehm aus.

Das Gegenstück der Versteifung ist das Loslassen. Man entlässt sozusagen die Posten, statt sie auf Alarmstufe zu setzen. Diese Sinneszellen, die sogenannten Rezeptoren, die normalerweise die zu erwartenden Einflüsse melden müssten, werden «demobilisiert», sie sollen diese Einflüsse nicht melden.

So wie wir unserem Hund «schweigen» befehlen, wenn wir wissen, dass es gute Freunde sind, die sich unserem Haus nähern, so können wir auch unseren Rezeptoren «schweigen» befehlen, wenn wir akzeptieren, was auf uns zukommt. Alarmsignale wären eine unnötige Belastung. Voraussetzung für das Funktionieren ist jedoch, dass der Meister seinem Hund befehlen kann. Es gibt Hunde, die ohne Rücksicht auf die Befehle ihres Meisters auf die Gäste losgehen würden, sodass sie aus Sicherheitsgründen in einem anderen Raum eingesperrt werden müssen. So gibt es auch Menschen, die ihren Rezeptoren «schweigen» befehlen können und solche, die deren unerwünschten Alarmmeldungen machtlos gegenüberstehen. Dies zeigt sich oft auch bei Schlaflosigkeit: jeder kleinste Ton wird – gegen den Willen der betreffenden Person – aufdringlich registriert und gemeldet.

So wie der Hund ins Zimmer eingesperrt werden muss, sehen viele Leute keine andere Möglichkeit, als ihre Rezeptoren chemisch auszuschalten, den Hund sozusagen mit chemischen Mitteln einzuschläfern. Da er jedoch, nachdem die Freunde gegangen sind, wieder seine Wachfunktion ausüben sollte, wird er nun mit chemischen Mitteln wieder aufgeweckt. Dieser Weg ist zweifellos nicht der natürliche und sollte daher vermieden werden.

Den Umgang mit diesen Meldestationen kann und soll man erlernen. Dies ist der einzige Weg, diesbezüglich weiterzukommen. Es gibt entsprechende Möglichkeiten, die jedermann leicht zugänglich sind. Am bekanntesten sind das Autogene Training und die Meditation. Ihr Zweck ist es, übergeben zu lernen, loszulassen. Um den Vergleich mit den Besuchern weiterzuführen, bedeutet dies zu sagen: «Die Gäste, die kommen, sollen eine offene Türe vorfinden; denn ich weiss, wer sie gesandt hat, ihm vertraue ich.» Eine Versteifung, Verspannung ist dann nicht notwendig; ich weiss, was da kommt ist gut, selbst wenn ich es im Moment nicht begreife: ich nehme an. (205/4–9)

Wenn wir uns wohl fühlen, sind die Gegebenheiten im physischen Körper anders, als wenn wir uns schlecht fühlen. Die Muskeln sind entspannt, die Energie fliesst und findet keinen Widerstand. Umgekehrt sind die Gegebenheiten, wenn wir uns unwohl fühlen: die Energie kann nicht fliessen, sie stösst auf Hindernisse, die sie zu durchbrechen oder zu umgehen sucht. (174/3)

Hinter dem Zusammenhang Verhalten-Befinden steht das Versuch-und-Irrtum-Prinzip, das Lustprinzip

Dieses Prinzip haben die Psychologen ausgiebig untersucht. Die Ratte, die beim Drücken eines Hebels einen Schlag und beim Drücken eines anderen Hebels Nahrung erhält, wird nach kurzer Zeit nur noch den einen Hebel bedienen. Auch wenn der Mensch einen Hund oder ein anderes Tier erzieht, wendet er dasselbe Prinzip an: Lob oder Tadel, Lohn oder Strafe. Natürlich wendet er diese Methode auch da an, wo er einen anderen Menschen - zu dessen oder zum eigenen Vorteil - zu einem bestimmten Verhalten veranlassen will. Die Erforschung der «Pflanzenseele» hat gezeigt, dass auch bei den Pflanzen dieses Prinzip funktioniert.

Man nennt es Versuch-und-Irrtum-Prinzip. Dieser Name rührt daher, dass ein Versuch mit einer Verhaltensvariante getätigt wird, die dann fallengelassen wird, wenn sie sich als Irrtum erweist. Ihr folgt ein Versuch mit einer andern Verhaltensvariante usw.

Man nennt dieses Prinzip auch Lustprinzip, weil es davon ausgeht, dass jedes Wesen jene Verhaltensweisen wählt, die ihm lustvolle Gefühle schenken, und jene Verhaltensweisen meidet, die unlustvoll, schmerzlich sind.

Auch das menschliche Verhalten wird von diesem Prinzip beeinflusst. Der Mensch wird das, was für ihn lustvoll war, wiederholen, und das, was für ihn unlustvoll, schmerzhaft war, nach Möglichkeit meiden.

Wie kann nun aber ein solches Prinzip einen Forschritt bringen? Steht es nicht einer Weiterentwicklung des Menschen im Wege? Dieses Prinzip allein würde den Menschen auf einer einmal erreichten Entwicklungsstufe - man könnte auch sagen Erkenntnisstufe oder Bewusstseinsstufe - festhalten. Man wird ja auch immer wieder Zeuge davon, wie Menschen auf einem bestimmten Niveau steckenbleiben, sich nicht weiterentwickeln.

Wir können jedoch unsere Fähigkeiten dazu verwenden, neue Erkenntnisse zu erlangen und auf diese Weise langsam, aber stetig unser Bewusstsein zu erweitern, uns auf einen höheren Entwicklungsstand hinaufzuarbeiten. Dazu sind uns jene Mittel gegeben, die wir allzuoft nur zur Befriedigung der Wünsche des Ego einsetzen: unser Verstand und unsere Empfindlichkeit, unser Wille und unsere Sinne.

Wenn wir diese Mittel einsetzen, um der Wahrheit näherzukommen, um unsere Aufgabe erkennen und erfüllen zu können, so werden wir ein Leben führen, das für uns und für unsere Mitmenschen beglückend ist. Dann werden wir auch jene Erkenntnisse erlangen, die die Voraussetzung für den Fortschritt darstellen.

Es ist auch dann das Lustprinzip, das weiterfunktioniert. Das, was wir als lustvoll empfinden, ändert sich jedoch mit unserer Entwicklung, mit der Änderung unseres Bewusstseinszustandes. Andern Wesen helfen zu dürfen wird ebenso lustvoll, wie sich selber zu helfen, anderen Menschen Schmerzen zuzufügen ebenso unlustvoll, wie sich selber Schmerzen zuzufügen.

Der Endpunkt dieser Entwicklung liegt darin, die ganze Schöpfung als eine Einheit, ein Ganzes zu erkennen und diesem Ganzen mit derselben Freude zu dienen, wie sich selbst. Es sind andere Verhaltensweisen, die im Laufe der Entwicklung lustvoll werden. Dem Ganzen dienen bedeutet also nicht unlustvoller Verzicht, sondern lustvolle Betätigung zum Wohle des Ganzen. (351/11–20)

Erkenntnisse über den Zusammenhang zwischen Verhalten und Befinden sind das Ergebnis entsprechender Bemühungen

Es fehlt den Menschen, wenn auch in unterschiedlichem Ausmass, weitgehend die Fähigkeit, die Ursachen körperlichen und geistigen Unbehagens wirklich zu erfassen, aus welchen Gründen auch immer. Unser Befinden weist uns jedoch stets auf die Folgen unseres Verhaltens hin. Ob wir dies verstehen oder nicht, ist eine andere Frage; sie hängt mit unseren diesbezüglichen Bemühungen zusammen. (122/7)

Jeder Mensch – und übrigens auch jede Organisation, die letzten Endes nichts anderes als eine Gruppe von Menschen ist – hat die Tendenz, auf einem einmal erreichten Niveau stecken zu bleiben.

Dieses Gesetz kennen wir aus der materiellen Welt als das Trägheitsgesetz: ein Körper bewegt sich endlos in eine einmal eingeschlagene Richtung weiter, wenn er einmal in Bewegung gesetzt ist, insofern – und dies ist auch die für die Erkennung des geistigen Gesetzes entscheidende Einschränkung – er nicht auf Widerstand stösst. Wir wissen aus der Physik, dass die Zuführung von Energie notwendig ist, um diesen Widerstand zu überwinden.

Der Widerstand und die Kraft bedingen sich gegenseitig. Das eine kann nicht wirksam werden ohne das andere. So können auch wir Menschen nur an den Widerständen wachsen, denen wir auf unserem Weg begegnen. Wenn wir dies erkennen können, so verlieren diese Widerstände, diese Schwierigkeiten ihren bedrohlichen Charakter, und die Unlustgefühle, die sonst bei uns durch sie ausgelöst würden, bleiben aus. Wir können sie sozusagen mit klarem Kopf, der nicht durch starke Gefühle verwirrt wird, angehen und damit auch meistern.

Es geht also darum, die Gegebenheiten des Zusammenhanges Verhalten/Befinden zu erkennen. Dazu ist es notwendig zu suchen. Wer sich die Frage des «Warum ist dies so?» nie stellt, wird auch die Antwort darauf nie finden können. Leiden beschleunigt die Fragestellung. Darum kann man Leiden als wertvoll bezeichnen, nicht jedoch als Selbstzweck. (155/5–7)

Der Sinn der Gefühle ist es, unser Verhalten zu steuern; uns zu veranlassen, einerseits Gedanken und Verhaltensweisen zu wählen, die mit angenehmen Gefühlen verbunden sind und anderseits Gedanken und Verhaltensweisen zu vermeiden, die mit unangenehmen Gefühlen verbunden sind. Um sich in solcher Weise verhalten zu können, ist es notwendig, den Zusammenhang zwischen Verhalten und Befinden zu erkennen.

Diese Erkenntnis zu verbreiten ist daher wertvoll. Nicht alle Menschen sind jedoch bereit, dieses Wissen anzunehmen. Es sind jene Menschen, die die Schuld an negativen Gefühlen beispielsweise ihren Eltern, Ehepartnern oder anderen Menschen zusprechen, oder aber der herrschenden Gesellschaftsordnung, ihrer Gesundheit oder anderen Faktoren, deren Kontrolle nicht in ihrer Macht liegt oder zu liegen scheint. (387/3–4)

Wenn man die Augen verschliesst vor den Folgen des falschen Weges, den Zusammenhang zwischen Verhalten und Befinden nicht anerkennt, dann ist es auch schwer, eine Notwendigkeit zu sehen, sein Verhalten zu ändern. Man anerkennt sozusagen nur die Vorteile als mit dem eigenen Verhalten zusammenhängend, die Nachteile versucht man anderen Ursachen zuzuordnen. Dies ist die Lüge, die Selbsttäuschung, die Täuschung. Sie steht der wirklichen Erkenntnis der eigenen Situation im Weg, und damit auch der Änderung. (211/7)

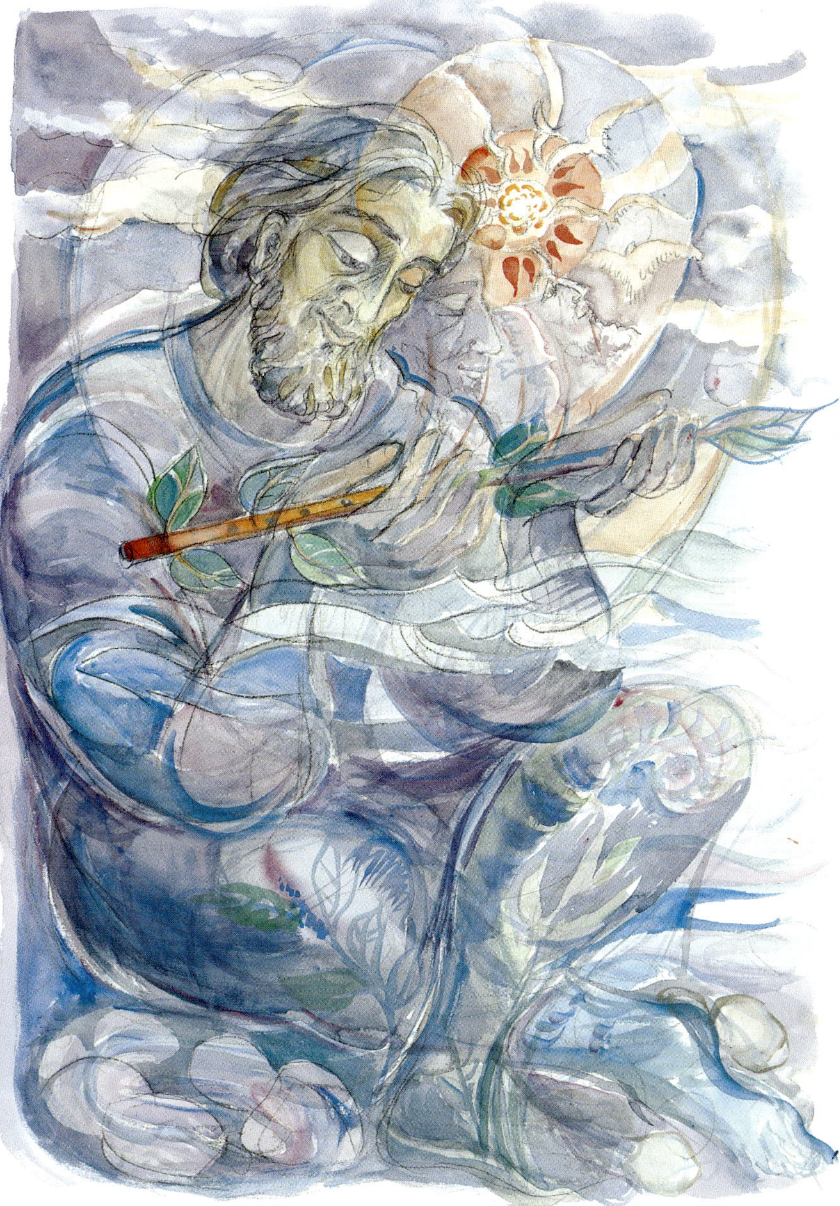

Teil 2

Wissen über den Zusammenhang Verhalten – Befinden ist für uns wertvoll

Kenntnisse über den Zusammenhang zwischen Verhalten und Befinden sind für uns wertvoll

Man kann die Vorgänge auf dieser Erde auch vergleichen mit denjenigen in den Buden mit den kleinen Autos auf den Jahrmärkten, wo die Kinder und die Halbwüchsigen herumfahren und sich gegenseitig recht häufig anstossen. Die einen, weil sie es nicht besser können und die andern aus Absicht. Die Aufsichtsführenden versuchen, die Fahrer zum Masshalten zu bewegen.

Der korrekte Autofahrer im Strassenverkehr ist das Gegenstück dazu. Er kann und will die Kräfte, die er zur Verfügung hat, beherrschen und so einsetzen, wie es ihrer Bestimmung entspricht. Dazu ist es notwendig, die geltenden Gesetze zu kennen und zu respektieren, andernfalls ist ein geordneter Verkehr überhaupt nicht möglich.

Solchermassen gilt es auch die geistigen Gesetze zu erforschen und zu respektieren, die in ihrer endlichen Form dem menschlichen Zusammenleben und unserer Beziehung zum höheren Wesen, das wir Gott nennen, zugrunde liegen. Wenn wir dies tun, werden wir mit weniger «Unfällen» durchs Leben gehen, andernfalls werden wir immer wieder «zusammenstossen» und solange die Schuld den andern zuweisen, bis wir – mit Hilfe des Leides klüger geworden – die geltenden Gesetze erkennen und erfüllen wollen. Diese Gesetze wurden und werden immer wieder gelehrt und sind auch in unserem Innern zu erkennen. Nutzen wir die Chance! (477/10–11)

Wenn wir so unserem Schicksal begegnen, bleibt kein Raum für Leid. Leid ensteht da, wo die Wünsche des niederen Ego als Soll-Zustand genommen werden; da wird es immer Abweichungen zwischen dem Soll- und dem Ist-Zustand geben. Wenn wir uns jedoch einordnen in den höheren Plan, und die Erkenntnis der Gesetze, den wirklichen Soll-Zustand bemühen und danach leben, dann sind der Soll- und der Ist-Zustand identisch, und für Leid bleibt da kein Raum. Und wenn es uns hin und wieder misslingt, unser Verhalten den Gesetzen entsprechend zu gestalten, so werden wir durch einen Wink des Schicksals drauf hingewiesen; dies braucht, wenn wir es verstehen und akzeptieren, keineswegs schmerzhaft zu sein. (205/10)

Wer die Zusammengänge kennt, der weiss, dass der ganzen Schöpfung Gesetze zugrunde liegen, die wir in unserer gegenwärtigen Entwicklungsstufe nur zu einem kleinen Teil verstehen können und denen wir uns unterzuordnen haben. Es ist daher unsere Aufgabe, sie zu erkennen zu suchen, damit wir ihnen gemäss unser Leben führen können. Dabei werden wir feststellen, dass es beglückender ist, in den Gesetzen zu leben, als sich von den Wünschen und Begierden des Ego treiben zu lassen und dabei zu glauben, es sei der eigene Wille, dem man folge. (455/8)

Niemand weiss, wohin der Weg führt, aber wir wissen, dass wir ihn zu gehen haben, früher oder später. Es ist ein herrliches Gefühl, auf dem rechten Weg zu wandern. Je weiter man fortschreitet, desto freudvoller und leichter wird der Weg. Aber auf jedem Weg-Abschnitt hat es Tücken, und wir müssen stets wachsam sein. Es sind aber keine unüberwindliche Hindernisse. Wer die Spielregeln kennt, hat es leichter. Wir sollten daher diese Regeln kennenlernen, sie gründlich studieren und sie stets mit unserer Situation vergleichen, dann sind sie weniger gefährlich. Die Mühe lohnt sich. Aber es geht auch anders, schwerer. (042/15)

Bedeutungsvoll ist nicht nur die Möglichkeit, dass den Gesetzmässigkeiten im Zusammenhang zwischen Verhalten und Befinden nachgespürt werden kann, sondern auch, warum dies zu tun notwendig ist. Dass das Leben durch die Nutzung dieses Wissens freudvoller wird, ist dabei die zwar schneller einleuchtende Begründung, in Wirklichkeit jedoch von untergeordneter Bedeutung. Wesentlicher ist die Erkenntnis, dass dieses Wissen die Voraussetzung für den geistigen Fortschritt darstellt und dass das physische Wohlergehen - ähnlich einem Kompass - aussagt, dass die Richtung stimmt.

Der Begriff des physischen Wohlergehens muss dabei richtig verstanden werden: es sind nicht sinnlich-materielle Höhepunkte gemeint, sondern das Befinden über längere Zeiträume. Solange noch depressive Perioden, körperliches Unbehagen oder eine andere Form negativer Gefühle auftreten, kann von physischem Wohlergehen nicht gesprochen werden. Dass der Mensch als Wesen zweier Welten im physischen Körper Erfahrungen sammeln kann und soll, die für sein Leben in der geistigen Welt bedeutungsvoll sind, ist eine sehr wichtige Aussage. (187/9–10)

Wenn es dem unvoreingenommenen Betrachter verständlich wird, dass jedes Verhalten, das physische wie das geistige und das bewusste wie das unbewusste, unser Befinden beeinflusst, so stellt sich die Frage nach dem richtigen Verhalten, das heisst nach jenem Verhalten, das sich positiv auf unser Befinden auswirkt, das uns vor Leid nach Möglichkeit verschont. Die hier geltenden Regeln bezeichnen wir als «Gesetze». Sie sollen wir zu erkennen suchen. Es gibt viele Wege, wie wir Kenntnisse über sie erlangen können.

Wir können und sollen versuchen, Wissen über die Gesetze zu erlangen. Dies ist die Voraussetzung dafür, um in Übereinstimmung mit den Gesetzen leben zu können und damit einerseits auf unserem Weg fortzuschreiten, anderseits aber uns schon während des irdischen Daseins besser zu fühlen. (123/1-2)

Die geistigen Gesetze sind ebenso gegeben wie die uns bekannten Naturgesetze

Alles auf dieser Erde und darüber hinaus in der ganzen Schöpfung ist bis ins letzte Detail geregelt, bis in so kleine Details, von denen wir erst seit wenigen Jahren Kenntnis besitzen. Es wäre kaum einleuchtend, dass der Mensch da ohne Sinn und Aufgabe hineingestellt ist, dass für ihn hier keine Gesetze gelten; dass er sich hier aufführen kann wie ein Elefant in einem Porzellanladen; dass er alles, dessen er habhaft werden kann - seien es Mitmenschen, Tiere, Pflanzen oder seine feste, flüssige oder gasförmige Umwelt - nach Belieben missbrauchen oder zerstören kann. Und doch verhält sich ein Grossteil der Menschen so. Wem es verständlich wird, dass auch der Mensch in dieser Ordnung seinen Platz und seine Aufgabe hat, der wird als Konsequenz dieser Erkenntnis seine Aufgabe zu erkennen suchen. (295/4)

Die Gesetze, die uns gegeben sind, müssen wir zu erkennen suchen. Dadurch wird es uns erleichtert, den richtigen Weg zu gehen. Diese Gesetze bestehen, sie sind gegeben, wie die uns bekannten Naturgesetze. Sie sind zwingend, das heisst entweder wir befolgen sie freiwillig und werden frei und glücklich, oder wir versuchen, sie aus Unwissenheit oder gar Böswilligkeit, durch lebende oder verstorbene Wesen beeinflusst, zu umgehen. Jeder wird es einmal lernen. (039/4)

Es gibt zwei Arten von Gesetzen: die Naturgesetze und die geistigen Gesetze. Die Naturgesetze befassen sich mit allem Materiellen - der Welt, in der wir sind im Hier und Jetzt. Wir können diesen Naturgesetzen nicht zuwiderhandeln; sie sind zwingend. Wir können aber unser Wissen über sie missbrauchen. Das müssen wir büssen. Wir können aber auch unser Wissen über diese Gesetze positiv verwenden. Wer die materiellen Gesetze kennt, kann mit ihnen arbeiten, zum Guten oder zum Bösen. Was er jedoch nicht kann, ist, ihnen zuwiderhandeln. Die geistigen Gesetze sagen uns, in welcher Weise wir die materiellen Gesetze verwenden dürfen und sollen: im Rahmen des Schöpfungsplanes Gottes. (059/3–6)

Alle Gesetze kommen von Gott, sie sind des Geistes. Was sollten sie sonst sein? Die materiellen Gesetze sind absolute Gesetze, da Materie nicht frei sein kann. Die Materie kann nicht gegen diese Gesetze verstossen. Die geistigen Gesetze jedoch sind Gesetze, gegen die verstossen werden kann. Dies bewirkt jene Reaktionen, die wir als Lehren oder Strafen kennen. (011/1-3)

Geistige Gesetze sind ewige Gesetze. Sie gelten überall, in der geistigen wie auch in der materiellen Welt. Materielle Gesetze können nur da gelten, wo es Materie gibt, also in der materiellen Welt. Wir können die materiellen Gesetze zu erkennen suchen und sie dann zur Erreichung von Zielen einsetzen. Sie funktionieren immer in derselben Weise. Zu welchem Ziele immer wir sie einsetzen mögen, spielt diesbezüglich keine Rolle. Wir können also die materiellen Gesetze missbrauchen, jedoch nicht ihre Wirkungsweise beeinflussen. Im Prinzip ist dies auch bei den geistigen Gesetzen so. Wir können sie missbrauchen, aber ihrer Gesetzmässigkeit nicht ausweichen.

Man kann die Kenntnisse über die geistigen Gesetze, die man erlangt, für ein gutes oder ein anderes Ziel einsetzen. Damit lösen wir gleichzeitig eine Wirkfolge aus, indem wir damit unsere eigene Zukunft beeinflussen. Alles was wir tun, fällt unweigerlich auf uns zurück. Wir werden ernten, was wir gesät haben. Es ist daher vorteilhaft darauf zu achten, dass man nur Gutes sät - in Gedanken, Worten und Taten. Dann werden wir auch nur Gutes ernten. Allerdings ist noch die Saat von gestern im Boden, sie werden wir noch zu ernten haben. Was es sein wird, werden wir bei der Ernte erkennen. Gesät haben wir es selbst, wir sollen uns dessen stets bewusst sein. Wie die Saat, so die Ernte. Keiner kann Weizen säen und Hafer ernten. (118/3–5)

Dass die Menschen sich vorerst den Naturgesetzen zuwandten, ist verständlich. Die Zeit ist inzwischen aber reif geworden, um die «Dinge dahinter» zu erforschen. Wenn man die vorstehend dargelegten Zusammenhänge einmal begriffen hat, dürfte dies keine unüberwindlichen Schwierigkeiten mehr bieten. Bis es soweit ist, dürfte jedoch noch einige Arbeit zu leisten sein. (187/13)

Der wissenschaftliche Zugang bei der Erforschung der geistigen Gesetze

Es gibt unendlich viele Möglichkeiten zu erkennen, welches der Platz des Menschen ist. Wer seinen Intellekt richtig gebraucht, nämlich um die Wahrheit zu suchen, der wird sie auch finden. Er wird erkennen können, dass gewaltige Gesetze dieser ganzen Schöpfung zu Grunde liegen müssen, und dass auch er - in seiner unvorstellbaren Kleinheit und Bedeutungslosigkeit im Verhältnis zum Ganzen - sich vollkommen in diese Schöpfung einordnen muss.

Diese Gesetze gelten für die ganze Schöpfung, und es ist die einzige eines gesunden Menschenverstandes würdige Tätigkeit, diese Gesetze zu erkennen und zu erfüllen zu trachten. Wer seinen Intellekt dazu verwendet, wird nicht aus Unkenntnis sich selbst stets Hindernisse in den Weg legen, die sein Fortkommen mühsam und beschwerlich machen, sondern er wird seinen Weg erkennen und gehen können, freudig und in Harmonie mit dem Ganzen und im Bewusstsein, diesem zu dienen. (090/4–5)

Wir sehen immer nur einen Ausschnitt der Wahrheit und versuchen, daraus das Ganze zu erkennen. Dies ist nicht verboten, es beinhaltet nur die Gefahr, zu falschen Resultaten zu kommen. Dies ist auch immer wieder die Ursache für Streitigkeiten und Auseinandersetzungen. Jeder versucht aufgrund seiner Erkenntnisse das Bild auszuweiten und gerät dabei in Diskussionen mit anderen, die von ihren Erkenntnissen ausgehend dasselbe tun. Es ist dann das kleine Ego, das diese Gelegenheit nutzt, diese Diskussionen so zu lenken, dass sich die in guter Motivation begonnene Sache in ihr Gegenteil umkehrt. Das Ergebnis sind dann Streitigkeiten, die bis zu Kriegen ausarten können. Es ist die Aufgabe jedes Menschen, mitzuhelfen, dass die Wahrheit erforscht wird und nicht durch Gewalt eine «Wahrheit» geschaffen wird, die nicht die göttliche ist. (278/1–3)

Die Wissenschaft versuchte und versucht, Kenntnisse über Gesetzmässigkeiten zu erlangen auf allen Gebieten, mit denen sie sich befasst. Kenntnisse über die Gesetzmässigkeiten zu besitzen ist eine wichtige Voraussetzung, um auf einem Gebiet in wissenschaftlichem Sinne arbeiten zu können.

Wir wissen, dass der wissenschaftliche Weg auf dem Gebiet der Materie begann. Es ist verständlich und legitim, dass da begonnen wurde, wo der Zugang am einfachsten ist, also in der Materie. Früher oder später wird es jedem wissenschaftlich Tätigen klar, dass hinter dieser materiellen Welt noch etwas anderes liegen muss. Es hängt vom Entwicklungsstand des Bewusstseins jedes Einzelnen ab, wann er an diesem Punkte anlangt; es kann auch erst in einem zukünftigen Leben sein. Man kann niemanden zu dieser Erkenntnis zwingen; wer nicht sehen will, der kann auch nicht sehen. Heute ist jener Punkt erreicht, wo die Beweislast zu erdrückend geworden ist, um weiterhin die Wirksamkeit einer geistigen Welt hinter der materiellen zu leugnen. (190/9–10)

Das Ende des rein materiellen Denkens kündigt sich auf allen Gebieten an. Die Physik hat diesbezüglich in unserem Jahrhundert Pionierarbeit geleistet. Die grossen Wissenschaftler waren sich natürlich zu allen Zeiten und auf allen Gebieten bewusst, dass hinter der Materie etwas mehr sein muss. Darüber zu sprechen bedeutete und bedeutet noch heute allzuoft, den eigenen Ruf und das Vorwärtskommen aufs Spiel zu setzen. Die Mittelmässigkeit ist immer in der Mehrheit. Die Entwicklung vom Materiellen zum Geistigen, die in zunehmendem Masse immer mehr Gebiete erfasst, ist die Folge der Erkenntnis, dass der materielle Weg eine Sackgasse ist. (182/8)

Dem wissenschaftlichen Zugang zum Erkennen der gesetzmässigen Zusammenhänge von Verhalten und Befinden liegen eine Menge von Einzelinformationen über Erkenntnisse zugrunde, die eine gewisse Tendenz veranschaulichen. Die grosse Änderung im wissenschaftlichen Denken ist zweifellos angebrochen. Die Aussagen der bedeutenden Physiker, die «Zunahme» der psychosomatischen Erkrankungen, der immer schwieriger zu verheimlichende Hintergrund von Krebs, Aids, Waldsterben usw. und die mageren Erfolge bei der Heilung von Geisteskrankheit usw. deuten alle in die gleiche Richtung, und es gibt noch viele weitere Beispiele. (187/6)

Der Zugang zu den geistigen Gesetzen mit Hilfe der Intuition

Der Zugang kann über den Intellekt, die Intuition oder eine Mischung von beidem gefunden werden. (190/8)

Wer in sich geht und zu spüren versucht, der wird fühlen, ob etwas richtig ist oder nicht. Aber auch wenn man sich nicht darum bemüht, wird man es fühlen, den Zusammenhang jedoch nicht verstehen. (461/5)

Um zu dieser Information zu gelangen, müssen wir wissen, wo wir sie erhalten können. Dieser Ort ist in uns selbst. Dieses «in uns selbst» ist nicht ein geographischer Begriff, sondern ein zustandsmässiger. Wir müssen unsern Zustand ändern, verändern, um diese Information zu erhalten. Es gibt unterschiedliche Namen dafür. Einige sagen, wir müssen uns auf eine andere Ebene begeben, in uns gehen, den Bewusstseinszustand verändern, die Frequenz ändern, in uns hineinhorchen, Kontakt mit dem Höhern in uns aufnehmen, auf die Stimme in uns horchen usw. Es meint stets das Gleiche. Heute brauchen wir dafür meist den Ausdruck «meditieren.»

Wie immer wir diese geistige Zustandsänderung nennen, es geht stets darum, Wissen zu erlangen, das wir nur erreichen, wenn wir uns darauf konzentrieren, mit dieser Informationsquelle in Verbindung zu gelangen, was einschliesst, alle anderen Informationsquellen für diesen Zeitraum auszuschalten. Wesentlich ist dabei, dass wir uns entspannen. Konzentration bedeutet nicht, verkrampft zu sein, sondern im Gegenteil alles loslassen, und in diesem entspannten Zustand «geschehen lassen».

Es gibt jedoch nicht nur diese eine Stimme, und wir sollen darum bitten, dass wir die richtige Stimme empfangen dürfen. Wenn wir beispielsweise bitten «Der Herr führe meine Wege», so nehmen wir einen bewährten Schutz in Anspruch. Wichtig ist dabei, dass wir um die Verbindung mit reinen Gedanken bitten. Wir sollen frei sein von negativen Gefühlen wie Neid, Eifersucht, Zorn usw., und auch nicht vorgängig den Magen füllen oder gar

Alkohol oder ähnliche Drogen zu uns nehmen. Am besten geeignet sind die frühen Morgenstunden, und wir können schon am Vorabend darum bitten, dass wir zu Beginn des kommenden Tages Belehrungen erhalten.

Demütige Bereitschaft, Belehrungen zu empfangen, schliesst jedoch nicht aus, dass wir im nachhinein die Informationen, die wir empfangen, auch überprüfen. Wie der Seefahrer alle ihm gegebenen Instrumente dafür verwendet, um den richtigen Kurs einhalten zu können, so sollen auch wir alle uns gegebenen Möglichkeiten nutzen, die Informationen zu überprüfen: durch den Verstand, durch Überdenken der Konsequenzen, durch die Gefühle, die sie in uns auslösen - sind es solche der Liebe? - und schliesslich durch den Vergleich mit weisen Lehren, die uns von edlen Menschen überliefert wurden.

Halten wir es ähnlich wie bei der Kontrolle von Pilzen: lassen wir das, was uns verunsichert. Manches, was uns heute unklar ist, wird uns morgen verständlich; was uns heute widersprüchlich erscheint, wird morgen im richtigen Zusammenhang erkannt werden können. Wenn wir um Belehrung bitten, werden wir sie auch erhalten. Vielleicht auch in Form eines Buches oder Gesprächs, vielleicht auch nach etwas Geduld. (467/10–14)

Die Sprache ist oft schwer verständlich, in der wir Mitteilungen bekommen, sei es im Traum, in Visionen oder in Form von Aussagen. Es ist die Sprache, die zu verstehen wir lernen müssen. Wenn wir sie begreifen, dann werden uns Zusammenhänge verständlich, die uns sonst verschlossen bleiben würden. (353/9)

Missverständnisse können verhindert werden, wenn wir die Kommunikation üben. Je mehr wir die Verbindung aufnehmen und je konzentrierter wir dies tun, desto kleiner ist die Gefahr von Übermittlungsfehlern. Dann haben wir die Möglichkeit, die Mitteilungen zu vergleichen, mit früheren Texten resp. mit den Hauptgesetzen. Wir können sie aber auch vergleichen mit Mitteilungen, die andere Menschen - die seriös sind - entgegennehmen durften. (074/4–5)

Die Widerstände gegen Verlautbarungen aus der geistigen Welt

Der Zugang von der Intuition her ist zwar seit ewigen Zeiten bekannt, wurde aber durch die zunehmende Alleinherrschaft des wissenschaftlichen Denkens auch zunehmend unterdrückt. Aus den auf diese Weise erlangten Kenntnissen entwickelten sich zwar grosse und kleine Religionsgemeinschaften, die aber im Laufe der Jahrhunderte sich nicht nur nicht weiterentwickelten, sondern auf dem Stand des Gründers dieser Gemeinschaften «eingefroren» wurden. Dazu kamen die Änderungen am Wissensgut durch die Machthabenden, aus deren Interessenlage heraus.

Die Folge davon ist eine zunehmende Entfremdung, insbesondere der wissenschaftlich denkenden Menschen, und damit schliesslich eine zunehmende Richtungslosigkeit. Die Suche nach dem eigenen Weg, nach dem Gesetz des Verhaltens, wird dadurch immer mehr erschwert. Die zunehmende Flut von Informationen und Desinformationen - nicht zuletzt durch die stets an Bedeutung gewinnenden Massenmedien - erschwert die Situation weiter. Je nach dem Entwicklungsstand des Einzelnen wird die Suche aufgegeben oder intensiviert. (190/12–13)

Die Kommerzialisierung von allem und jedem innerhalb des kapitalistischen Systems hat auch das spirituelle Wissen zu einer Handelsware degradiert. Die mächtig gewordenen Religionsgemeinschaften verlangen grosse Beiträge, und Menschen, die eigene Erkenntnisse erlangten - oder vorgeben, solche erlangt zu haben - verkaufen diese immer häufiger zu übersetzten Preisen in Kursen, Einzelberatungen, Büchern usw. An der Verbreitung der wichtigsten Wahrheit, dass jeder seinen Führer nur in sich selber finden kann, sind die meisten nicht interessiert, da sie ihren Geld- und Machtinteressen im Wege steht.

Im kommunistischen Machtbereich, wo der Staat sein Herrschaftsmonopol aufrecht erhalten will, werden diesbezügliche Erkenntnisse unterdrückt. Die Möglichkeit, die eigene Intuition für das Finden des eigenen Weges zu nutzen, ist daher den meisten Menschen überhaupt nicht bekannt. Noch viel weniger, wie die dies anstellen sollten und auf welche Gefahren sie dabei achten müssten. (190/1)

Die göttlichen Gesetze befolgen ist dasselbe, wie den Weg gehen. In den verschiedenen Lehren gab es noch zahlreiche andere Namen dafür. Es handelt sich jedoch immer um dasselbe in seiner ursprünglichen Form. Im Laufe der Zeit haben jene Menschen, die glaubten, eine Lehre für sich gepachtet zu haben, diese Lehren verändert, ihren eigenen Wünschen und Zielen angepasst.

Wer jedoch den Kern der Wahrheit sucht, kann ihn in jeder Lehre finden, mindestens dann, wenn er diese Lehren vergleicht und das Überflüssige, das später Beigefügte vom Kern schält. Es braucht allerdings einige Anstrengung, die Wahrheit zu finden, aber der Suchende wird auch finden. Die göttliche Gnade wird das ausgleichen, was die eigene Beschränktheit nicht erreicht. Daher sind Disziplin und Demut notwendig, um das Ziel zu erreichen; sie sind die beiden Garanten. (448/9–10)

Es ist der Kern jeder Religion, die Menschen einerseits auf die Existenz eines höheren Wesens hinzuweisen, das uns wegen unserer Beschränktheit nicht vorstellbar ist, dessen Überlegenheit wir jedoch in der ganzen Schöpfung erkennen können, wenn wir uns nicht dagegen auflehnen, und anderseits das richtige Verhalten den anderen Wesen der Schöpfung gegenüber zu lehren. Je nach der Zeit und der Kultur eines Volkes mag die Sprache verschieden sein. Sie muss sich der Begriffe bedienen, die dann und dort verstanden werden. Die Grundaussagen waren immer dieselben und werden auch immer dieselben sein. (477/9)

Lebensenergie als Hilfe beim Erkennen des Zusammenhanges zwischen Verhalten und Befinden

Die Lebensenergie ist eine Orientierungshilfe beim Suchen unseres Weges. Natürlich ist sie weit mehr als das. Damit wir sie in diesem Sinne nutzen können, müssen wir ihrer gewahr werden. Dies kann direkt, über die Gefühle der Fall sein. Gute, angenehme Gefühle zeigen Energiezufluss an, und schlechte, unangenehme Gefühle deuten Energieverlust an. Wenn wir demnach im richtigen Sinn auf unsere Gefühle achten, so werden wir Informationen erhalten, die uns beim Suchen des richtigen Weges hilfreich sein können. (153/3)

Die Entfernung vom Ursprünglichen, von Gott und von der natürlichen Lebensweise, hat uns das Verstehen der Sprache unserer Gefühle schwer gemacht. Es wurden uns jedoch Mittel gegeben und Wege gezeigt, wie wir diesen Mangel, diese Unsicherheit ausgleichen können. Es geht dabei um den Nachweis des Fliessens von Lebensenergie auf andere Weise. Dabei unterscheiden wir zwei grundsätzlich verschiedene Methoden: einerseits Wirkungen im Organismus und anderseits Wirkungen der Energie, die den Körper verlässt. Bei beiden Arten können zur Feststellung der Wirkungen technische Geräte eingesetzt werden oder nicht. (153/4)

Die Tests mit Muskeln, Geräten usw. zeigen, wie schnell die Auswirkungen in unserem Körper eintreten. Es ist dabei wichtig zu wissen, was wir testen. Es sind dies die Auswirkungen der Gedanken, der Nahrung, der Farben und Töne usw. Sie sind, wie alles, Schwingungen. Diese Schwingungen können die körpereigenen Schwingungen verstärken oder stören. Auch andere Menschen mit ihren spezifischen Schwingungen wirken in solcher Weise auf unsere eigenen Schwingungen. Je nachdem fühlen wir und dann gut oder nicht, wenn wir mit ihnen zusammen sind.

Wir können auch ohne Tests feststellen, dass uns gewisse Nahrung gut tut und andere nicht. Wir kennen Farben und Musik-Arten, bei denen es uns wohl ist, während uns andere unangenehm sind. Ein sensibler Mensch kann dies erfühlen. (359/7-8)

Alle Möglichkeiten, Lebensenergie wahrzunehmen, sind auch Möglichkeiten der Orientierung beim Erkennen dessen, was für uns gut und richtig ist. Dabei muss man auf seine innere Stimme hören und nicht auf das, was von anderen Menschen lautstark verkündet wird. Es ist zweifellos nicht immer leicht, sich selber treu zu bleiben, doch ist es die einzige Möglichkeit, den eigenen Weg zu finden. Jeder, der seinen Weg ehrlich sucht, wird ihn auch finden. Dies ist verheissen, und es liegt im Ermessen jedes Einzelnen, wann er von dieser Möglichkeit Gebrauch machen will. (152/12)

Wir besitzen in der Lebensenergie eine Möglichkeit, Kenntnisse über die Auswirkungen unseres Verhaltens auf unser Befinden zu erlangen. Wesentlich ist dabei, dass jeder seinen Weg selber suchen und finden muss. Jeder kann diese Erfahrungen selber sammeln. Und zwar auf jene Weise, die seiner eigenen Veranlagung entspricht - sowohl über die Gefühle, wie auch über den Verstand, sowohl durch eigenes Erleben, wie auch über die Wirkungen auf die Mitmenschen. (187/8)

Geistige Kraft fliesst im geistigen Körper über die geistigen Bahnen, und physische Kraft fliesst über die physischen Bahnen im physischen Körper. Beide Kräfte sind notwendig, im richtigen Verhältnis, das von der individuellen Entwicklung abhängt.

Das geistige Verhalten bestimmt den Zugang geistiger Energie, und das physische Verhalten bestimmt den Zufluss physischer Energie. Das geistige und das physische Verhalten muss daher stimmen, damit beide Energien in genügender Menge vorhanden sind. Darum sind neben den Gedanken und Gefühlen die Nahrung, die Atmung, die Wasserqualität und die Umwelt so wichtig; denn was wir aufnehmen, das prägt uns. Minderwertige Qualität ist schwieriger auf eine bestimmte Höhe zu steigern. (208/7)

Ohne Unterlass fliesst die Lebensenergie. Es liegt an uns, sie aufzunehmen

Die göttliche Kraft, die Lebensenergie, fliesst ohne Unterlass. Es liegt an uns, in welchem Ausmass wir aus dieser Kraft Nutzen ziehen für unsere geistige Entwicklung und für unsere Gesundheit.

Wenn wir uns dieser Kraft bewusst öffnen und dafür sorgen, dass möglichst wenig Hindernisse dem Energiefluss entgegenstehen, dann wird sie in einem Ausmass fliessen, die unsere geistige Entwicklung und Gesundheit sicherstellt. (359/3–4)

Es gibt körperliche Stellungen und geistige Einstellungen, die den Fluss dieser Energie beeinflussen können. Es gibt aber auch äussere Ursachen, die diesbezüglich wirken, beispielweise Farben, Nahrung, Orte und andere Menschen.

Die geistige Einstellung, die Gedanken und die Gefühlshaltung sind die bedeutungsvollsten Faktoren. Es handelt sich dabei um unsere Haltung Gott gegenüber, das Unterordnen des eigenen Willens unter den göttlichen Willen, das Akzeptieren, die demütige Annahme von dem, was uns gesandt wird, das Nichthadern mit unserem Schicksal.

Dies wird uns dann gelingen, wenn wir bedenken, dass all das, was uns gesandt wird, zu unserem Besten ist, dass es den Sinn hat, dass wir lernen, dass wir uns weiterentwickeln können. Dies setzt voraus, dass wir uns bewusst sind, dass wir hier sind um zu lernen und dass dieses Ziel nicht das letzte Ziel, sondern ein Stück des Weges, nur ein Teilziel darstellt. Es ist dazu auch notwendig glauben zu können, dass über uns eine höhere Macht steht, und dass allem Wirken ein höherer Plan zugrunde liegt.

Wenn wir unsere Intelligenz dazu verwenden, Erkenntnisse zu erlangen, werden wir den Sinn unseres Daseins erkennen können, der die Grundlage dafür bildet, die richtige Haltung Gott gegenüber zu erlangen. «Wer sucht, der findet.» Wenn wir jedoch unsere Intelligenz nur dazu verwenden, Wege zu suchen, um die Ansprüche unseres Egos zu befriedigen, werden wir diese grundlegenden Erkenntnisse kaum erlangen können. (471/4–7)

Es ist aber nicht nur unsere Haltung Gott gegenüber, sondern auch allen Mitgeschöpfen gegenüber, allen anderen Wesen, unabhängig von deren Entwicklungsstand. Wenn wir anderen Menschen dazu verhelfen, dass sie auf ihrem Wege fortschreiten können, so werden auch wir fortschreiten können, und wenn wir sie beim Gehen ihres Weges behindern, so werden auch wir behindert werden. (471/9)

Auch unsere Haltung den Tieren, Pflanzen und allen andern Teilen der Schöpfung gegenüber ist bedeutungsvoll. Wir tragen eine ganz besondere Verantwortung gegenüber den weniger weit entwickelten Teilen der Schöpfung. Wir sind die älteren Geschwister in einer grossen Familie, die die Verantwortung den kleineren gegenüber tragen, damit alle Teile sich weiterentwickeln, auf ihrem Wege weiterschreiten können. Dies wird uns umso leichter fallen, je mehr wir uns bewusst sind, dass wir alle Teile eines Ganzen, einer Familie sind. (471/11)

Wir können fühlen, ob die Energie fliesst oder nicht. In Extremfällen gelingt dies den meisten Menschen. Jeder kennt die Gefühle von Freud und Leid. Lustvolle Gefühle zeigen an, dass Energie fliesst, unlustvolle Gefühle zeigen das Gegenteil an. Dies ist jedoch nur eine quantitative und nicht eine qualitative Aussage. (358/5)

Es gibt viele Wege, um zum Ziel zu gelangen, und jeder muss seinen Weg selber suchen. Die Lebensenergie ist es, die jedem hilft, seinen Weg zu finden. Die Lebensenergie ist von zentraler Bedeutung. Mit ihrer Hilfe können wir zu jenen Erkenntnissen kommen, die wir brauchen, um im Irdischen wie im Geistigen unseren Weg zu finden. Wir brauchen Lebensenergie, um die Gesetze kennenzulernen. Wir müssen lernen, sie entsprechend nutzen zu können. (146/4)

Wir können uns bewusst auf die Aufnahme von Lebensenergie konzentrieren

Lebensenergie durchfliesst uns immer, wenn wir in den Gesetzen leben; unbewusst. Wir können uns jedoch auch bewusst auf die Aufnahme von Lebensenergie konzentrieren. Je besser uns dies gelingt, desto intensiver erleben wir das Gefühl der inneren Ruhe, des inneren Friedens. Dieser Zustand ist der erstrebenswerteste. Wir finden darin das Glücksgefühl, um das wir uns im Äusseren immer wieder erfolglos bemühen, und wir schaffen damit auch die Voraussetzung für die Weiterentwicklung, das wirkliche Leben.

Wirkliches Leben bedingt daher Lebensenergie und damit auch innere Ruhe. Nicht die äussere Unrast ist ein Zeichen von Leben, sondern, ganz im Gegenteil, die innere Ruhe. Dies heisst jedoch nicht, dass Inaktivität Ruhe bedeutet und Aktivität Unruhe. Inaktivität aus Trägheit und die Unterdrückung unseres Bewusstseins durch Drogen sind Zeichen innerer Unruhe.

Innere Ruhe bewirkt, nach Zeiten der Sammlung, äussere Aktivitäten, die sich durch bestimmte Eigenschaften auszeichnen. Es ist dies einerseits die Art, wie die Aktivität erfolgt, das heisst in Stressfreiheit, entspannt und damit beglückt. Solchermassen geleistete Arbeit ermüdet weniger und gibt uns am Ende ein angenehmes, entspanntes Gefühl. Anderseits zeichnet sich solche Aktivität durch die Zielsetzung aus. Sie entspricht dem Schöpfungsplan, dient der Weiterentwicklung von Teilen der Schöpfung. Diese Zielsetzung bewirkt ein Glücksgefühl durch die Aktivität, man kennt den Sinn des Strebens, die Arbeit ist sinnvoll. (466/5–7)

Die Energie fliesst ohne Unterlass. Wenn wir die Arme nach oben ausstrecken und auch die Finger, so werden wir - ähnlich wie dies bei einer Radioantenne der Fall ist - einen besseren Empfang haben. Es ist dies die wichtigste und bekannteste Haltung. Sie wurde zu den verschiedensten Zeiten und in den verschiedensten Kulturen angewendet. Es gibt daneben auch noch andere Haltungen, die demselben Ziele dienen.

Neben der körperlichen Haltung ist auch die geistige Haltung bedeutungsvoll. Wir können und müssen uns darauf einstellen, was wir empfangen wollen. Sowenig wir bei einem Radio eine andere Station einstellen würden als die, die wir empfangen wollen, sowenig sollten wir hier unsere Gedanken auf etwas anderes einstellen.

Wir sollen daher unsere Gedanken ruhig stellen, also weder an unsere Probleme, noch an unsere Aufgaben und dergleichen denken. Es ist jedoch nicht notwendig, jeden Gedanken auszuschalten. Dies wäre auch nicht einfach und würde nur zu einem ständigen Abwehrkampf gegenüber den Gedanken führen.

Es ist daher angebracht, unser Denken auf unser Ziel zu konzentrieren, nämlich auf die Energieaufnahme. Wir können uns vorstellen, wie diese göttliche Kraft durch unsere Finger, Vorderarme und Hinterarme in den Körper fliesst, und wir können diese mit unseren Gedanken zu jenen Stellen in unserem Körper begleiten, wo wir Verspannungen, Blockaden fühlen.

Wir wissen, dass solche Blockaden dem Energiefluss im Wege stehen und beseitigt werden sollen. Wenn uns dies gelingt, werden wir es feststellen, indem der Körper verstärkt Luft aufnimmt. Dies bewirkt ein starkes Gähnen, und wir sollen uns dadurch nicht stören lassen oder es gar zu verhindern suchen. Ganz im Gegenteil, wir sollen es unterstützen.

Es braucht eine gewisse Übung, die Sensibilität zu erreichen, um die Vorgänge im Körper feststellen und mitbeeinflussen zu können: Energiefluss, Verspannungen auflösen usw. Es ist jedoch keineswegs so, dass man erst jahrelang üben müsste, um erste Resultate feststellen zu können. Bei regelmässiger, konzentrierter Tätigkeit wird der Erfolg verhältnismässig schnell eintreten.

Seien wir dankbar für die Kraft, die wir so aufnehmen dürfen. Es ist göttliche Kraft, und wir sollen uns auch dessen ständig bewusst sein, während wir uns auf ihren Empfang konzentrieren. Es ist sinnvoll, einen passenden Rahmen zu schaffen, wenn dies die Umstände erlauben. Blumen und Kerzenlicht wirken sich ebenso günstig aus wie frische Luft und passende Musik. Dadurch können wir die bewusste Aufnahme göttlicher Kraft zu einem umso beglückenderen Erlebnis gestalten. Es ist dabei sinnvoll, auch eine Stellung einzunehmen, die der Entspannung förderlich ist, dasselbe gilt auch für die Kleidung. Unangenehme Druckstellen, durch Haltung oder Kleidung hervorgerufen, wirken ebenso störend wie unangenehme Temperaturen oder schlechte Luft. Es versteht sich von selbst, dass Lärmimmissionen oder andere Störungen von aussen tunlichst vermieden werden sollten.

Die äusseren Bedingungen, die wir schaffen, erleichtern uns – insbesondere am Anfang – die Erreichung unseres Zieles. Mit zunehmender Erfahrung und Konzentrationsfähigkeit verlieren sie an Bedeutung. In jedem Fall wirken sie sich positiv auf das Erlebnis aus.

Es ist natürlich bedeutungsvoll, auch unter ungünstigen äusseren Bedingungen Lebensenergie aus dem Kosmos empfangen zu können. Aber es ist vorteilhafter, wenn man, um etwas zu erlernen, nicht gleich die ungünstigsten Bedingungen schafft. Um Autofahren zu lernen geht man auch nicht am Anfang ins grösste Verkehrsgetümmel. Wenn man die Wahl hat, ist es daher nur von Vorteil, für den Anfang möglichst günstige Voraussetzungen zu schaffen.

Bewusste Energieaufnahme in entsprechender Umgebung kann eines der beglückendsten Erlebnisse sein, das wir überhaupt erzielen können. Es ist mit einfachsten Mitteln möglich, und seine Auswirkungen sind ebenfalls beglückend. Wir sollten keinen Tag vergehen lassen, ohne von dieser Möglichkeit Gebrauch zu machen. Wir können dies auch in der freien Natur erleben, beim Gesang der Vögel, und wir können – wenn die Bedingungen schlecht sind – unsere Vorstellungskraft benützen, um uns im Geiste das zu schaffen, was uns im Materiellen fehlt. (445/2–12)

Materielle Gesetze sind eine Widerspiegelung der geistigen Gesetze

Es gibt zwei Arten von Gesetzen: die endlichen, die Naturgesetze; und die ewigen, die geistigen Gesetze. Erstere sind eine Spezialform von letzteren. Ebenso wie der physische Körper eine vergängliche Form des geistigen Körpers ist, sind die Naturgesetze eine vergängliche Form der ewigen, der geistigen Gesetze, darum werden sie auch als die endlichen Gesetze bezeichnet. Was für Körper und Gesetze gilt, hat für die gesamte Schöpfung Gültigkeit. Daher ist auch die physische Welt eine Widerspiegelung der geistigen Welt; darum wird die geistige Welt auch als die wirkliche Welt bezeichnet. (187/12)

Der Mensch ist ein Bürger zweier Welten. Er ist mit seinem Geistkörper Teil der geistigen Welt und mit seinem materiellen Körper Teil der materiellen Welt. Der materielle Körper untersteht den endlichen Gesetzen, der geistige Körper untersteht den geistigen Gesetzen. Zwischen dem Geistigen und dem Materiellen besteht jedoch eine Verbindung, sowohl beim Körper, wie bei der Welt und bei den Gesetzen. (146/5)

Unsere Wissenschaft hat in der Erforschung der Gesetze der materiellen Welt schon gute Fortschritte gemacht und manches in Erfahrung gebracht. Das ganze Forschen geht jedoch unter einer falschen Voraussetzung vor sich. Man will nicht erkennen, dass Materie nur eine Form der Energie und die materielle Welt nur eine Widerspiegelung der geistigen Welt ist und dass die materiellen Gesetze nur eine endliche Form der ewigen Gesetze darstellen.

Die materielle Welt ist der Lernplatz für die geistige Welt, die Schule. Hier können wir die Gesetze der materiellen Welt kennen und verstehen lernen, die ihrerseits die Voraussetzung bilden, um die geistigen Gesetze kennen zu lernen. Darum ist der Mensch ein Bürger zweier Welten, weil er am Übergang von der materiellen zur geistigen Welt steht und mit Hilfe der materiellen Welt mit ihren Gesetzen jene Erfahrungen sammeln kann, die auch das Verstehen der geistigen Gesetze ermöglicht und damit den

Umgang mit den geistigen Kräften und dadurch auch das Leben in der geistigen Welt. (123/3–5)

Die Einflüsse auf den physischen Körper sind sozusagen die Gelegenheit, auf materieller Ebene jene Gesetze zu erfahren, die auch auf geistiger Ebene gelten, und die wir vor einem Eintreten in die geistige Welt zu erlernen haben. (119/9)

Wenn wir diese Gesetze beherrschen, können wir den Lebensweg in der geistigen Welt weiterführen. Wir müssen etwas lernen, das gefährlich sein kann, wenn man es anwendet, ohne es zu beherrschen. Deshalb muss man es da lernen, wo ein Misslingen keinen grossen Schaden anrichtet. Wir müssen dann solange üben, bis wir es beherrschen. Wenn wir die betreffenden Prüfungen bestehen, dann dürfen wir den Lernplatz verlassen. (189/2)

Die geistigen Gesetze kennen und anwenden können ist die Voraussetzung für das Eingehen in die höhere Geisteswelt. Könnte man ohne Beherrschung der geistigen Gesetze in jene Welt eintreten, würde es dort zugehen, wie auf dieser Welt. Wir leben also in der materiellen Welt mit ihren materiellen Gesetzen, um die geistigen Gesetze zu erlernen, um in der geistigen Welt leben zu können. Wozu sollten wir hier die materiellen Gesetze kennen lernen? (011/4–6)

Es gibt in der Naturwissenschaft Gesetzmässigkeiten, die die Menschen nur dank der Möglichkeit entdecken konnten, dass sie sich in der Materie auswirken. Die Gesetze selbst sind nicht materieller Art. Man kann nicht die Gesetze sehen, sondern nur ihre Auswirkungen in der Materie.

Mit dem Fortschreiten der diesbezüglichen Erkenntnisfähigkeit entdeckte man immer weitergehende Gesetze. Man stellte fest, dass vermeintlich verschiedenartigen Gesetzen noch grössere, allgemeinere Gesetze zugrunde liegen. Je weiter die Forschung fortschreiten wird, umso mehr wird sie feststellen, dass allen Gesetzen letzten Endes ein einziges Gesetz zugrunde liegt, das Gesetz der Liebe. (182/3–4)

Materielle Gesetze ermöglichen uns Erkenntnisse bezüglich geistiger Gesetze

Da in der ganzen Schöpfung dieselben Gesetze gelten, können durch Beobachtung und Vergleich wertvolle Folgerungen gezogen werden. Die Prinzipien gelten sowohl in der materiellen wie in der nichtmateriellen Welt, die Erscheinungen ergeben jedoch ein vielfältiges Bild. Wir können dies verstehen, wenn wir uns überlegen, dass alle Blumen nach denselben Gesetzen entstehen, sie jedoch in ihren Arten recht unterschiedlich ausfallen. (393/9–10)

Naturgesetze sind die endliche Form der ewigen, der geistigen Gesetze. An ihnen können wir lernen, die Vorgänge in der geistigen Welt zu verstehen. Wir wissen, dass alles Energie ist, dass alles schwingt und dass alles ausgegangen ist aus Gott. Frequenz ist eine Aussage über die Zahl der Schwingungen in einer Zeiteinheit. Das Wort darf daher überall da verwendet werden, wo von Schwingung oder von Energie die Rede ist. Göttliche Gesetze sind universal. Wie oben so unten, wie innen so aussen usw. soll dies umschreiben. Diese Universalität ist notwendig, da alles eins ist, alles ein Ganzes, alles ein Teil Gottes. (273/2)

Es gibt kaum eine Skala uns bekannter Grössen, von denen wir wissen, dass sie gleicher Art sind – denn dies ist ja die Voraussetzung, um sie auf einer Skala aufführen zu können – die uns in so verschiedener Weise entgegentreten, wie die Frequenzen. Wenn wir verstehen, dass die Gesetze der physischen Welt die endliche Form der ewigen, der geistigen Gesetze sind, so sollte es uns auch begreifbar werden, dass die Fortsetzung der Skala, die Übertragung in den geistigen Bereich, uns zu Phänomenen führen wird, deren Gleichartigkeit für uns schwer verständlich sein dürfte.

Der Universalität der ewigen, göttlichen Gesetze zufolge entstehen auch überall da, wo solche Energien fliessen – und alles ist Energie – magnetische Felder, die sich unter gewissen Bedingungen gegenseitig beeinflussen können. Es ist daher wertvoll, über die Felder Bescheid zu wissen. Hier gilt es, ein grosses Wissen zu ent-decken, wiederzufinden. Dasselbe gilt auf dem Gebiete der

«Obertöne», die, durch die ganze Frequenzskala hindurch denselben Gesetzen unterliegend, vorhanden sind. (273/7–8)

Die Bedeutung des Lichts liegt darin, dass wir dank des Lichtes nicht nur das Licht an sich wahrnehmen können, sondern auch alle Materie, die sich im Wirkungsfeld des Lichts befindet. Wir können Formen und Farben feststellen.

Licht erleuchtet schlagartig. Wenn wir uns mühsam durch einen dunkeln Raum getastet haben und dann den Schalter finden und andrehen, so erkennen wir schlagartig eine Vielzahl von Formen und Farben. Dies ermöglicht uns, uns zu orientieren und unser Ziel zu erkennen und zu erreichen.

Es sind dieselben Gesetze, die sich in der materiellen Welt widerspiegeln, die im geistigen Bereich Gültigkeit besitzen. Das Wort «Erleuchtung» bedeutet nichts anderes, als mit einem Schlag die Umgebung zu erkennen und so die Voraussetzung zu schaffen, um den eigenen Weg finden und gehen zu können. Wenn wir den Weg erkennen können, werden wir kaum anstossen, wenn wir ihn zu gehen trachten. Wir können uns Leid ersparen. Wenn wir im Dunkeln unseren Weg zu gehen versuchen, so werden wir immer wieder anstossen, immer wieder Leid erfahren. (463/4–7)

Goethe sagte: «Alles Irdische ist nur ein Gleichnis». Durch das Verstehen der irdischen Gegebenheiten können wir auch die Zusammenhänge in der geistigen Welt verstehen lernen. (457/3)

Was für den physischen Körper wertvoll ist, ist es auch für den geistigen Körper

Wir sind in dieser physischen Welt, um mit Hilfe unseres physischen Körpers jene Erfahrungen zu machen, die es uns dereinst ermöglichen sollen, mit unserem geistigen Körper in der geistigen Welt leben zu können. Dazu lernen wir jetzt, mit Hilfe ihrer endlichen Form im physischen Bereich, die ewigen Gesetze, die geistigen kennen. (182/11)

Jenes Verhalten, das für den physischen Körper wertvoll ist, ist es auch für den geistigen Körper. Mit anderen Worten, wenn wir uns so verhalten, dass wir uns gut, heil fühlen, machen wir auch im Geistigen Fortschritte. (148/5)

Wir sind Wesen zweier Welten. Dies ist die Voraussetzung, um in der einen Welt für die andere lernen zu können. Wenn wir auf unserem Weg fortschreiten wollen, so müssen wir beide Teile unseres Wesens akzeptieren. Wir können nicht den einen unterdrücken wollen, sonst blockieren wir uns. Die Tatsache, dass uns ein materieller Körper gegeben ist, zeigt, dass wir ihn auch brauchen. An ihm und mit ihm können wir lernen für die geistige Welt. Dadurch schulden wir ihm auch Dankbarkeit, und wir sollen uns ihm gegenüber entsprechend verhalten.

Es gibt Menschen, die den geistigen Körper verleugnen, und es gibt Menschen, die den physischen Körper verleugnen. Weder das eine noch das andere bringt uns weiter. Wir benötigen die Energie aus dem Kosmos und jene aus der Erde, um auf unserem Wege fortschreiten zu können. Im Verlaufe unseres Lebens wird diejenige aus dem Kosmos für uns immer bedeutungsvoller. Ebenso benötigen wir den materiellen und den geistigen Körper. Im Lauf unseres Lebens wird jedoch der geistige immer wichtiger. Das bedeutet jedoch nicht, dass wir, solange wir hier auf Erden leben, auf das eine verzichten können.

Wenn wir bedenken, dass ein Leben auf dieser Erde für uns eine Chance ist, um Fortschritte zu machen, so können wir wohl auch verstehen, dass wir zu unserem physischen Körper Sorge tragen sollen, denn er ermöglicht uns einerseits das Leben hier; und anderseits ist er auch wichtig für die Art und Weise, wie wir uns von dieser Erde fortbewegen. (353/15–19)

Zu unserem physischen Körper sollen wir Sorge tragen, denn er ist ein Instrument, das für unsere Entwicklung von äusserster Wichtigkeit ist. Und so wie wir mit unseren Geräten und Maschinen umgehen sollen, sie pflegen und in Ordnung halten, so sollen wir es in noch grösserem Ausmasse mit unserem Körper tun. Wir brauchen ihn so dringend, wie der Navigator auf hoher See seinen Kompass braucht. Wenn wir unser Ziel erreichen wollen, ist er für uns von entscheidender Bedeutung. (229/9)

Dank der Tatsache, dass die Auswirkungen auf den geistigen Körper sich auch auf den physischen Körper niederschlagen, haben wir die Möglichkeit, durch Messungen am physischen Körper die Auswirkungen auf den geistigen Körper festzustellen. Was sich negativ im physischen Körper auswirkt, hat denselben Einfluss auf den Geistkörper und ist daher unbedingt zu unterlassen. Analog wirken sich auch Gedanken und Gefühle, die sich positiv auf den physischen Körper auswirken, auch so auf den geistigen Körper aus. Solche Gedanken und Gefühle und selbstverständlich auch die aus ihnen folgenden Handlungen sollte man pflegen. Sie bringen uns weiter auf unserem Weg. (119/10)

Der materielle Körper widerspiegelt den geistigen Körper, ohne indes mit ihm übereinzustimmen. Die Unterschiede im geistigen Körper sind weit ausgeprägter als im materiellen Körper. Trotzdem kann von einem auf den anderen geschlossen werden. Es ist eine Möglichkeit, Erkenntnisse über den geistigen Zustand zu erlangen, indem man den materiellen Körper genau betrachtet. (146/6)

Die geistige Entwicklung schlägt sich im physischen Körper nieder. Menschen, die sich mit diesem Wissen befassten, haben diesbezügliche Erkenntnisse niedergeschrieben. Mit diesem Wissen muss jedoch sehr verantwortungsbewusst umgegangen werden. Es soll zur Selbsterkenntnis verwendet werden und nicht zu egoistischen Zwecken. (264/3)

Der Zusammenhang zwischen dem geistigen Zustand eines Menschen und seinem Aussehen kann auch kurz- und mittelfristig an einem einzelnen Menschen festgestellt werden. Sein geistiges Befinden schlägt sich auf sein Aussehen nieder.
Darstellung und Beschreibung lebender und verstorbener Personen widerspiegeln immer die Beziehung zwischen der geistigen Entwicklung und dem Aussehen der Betreffenden. Es gibt diesbezüglich ein tiefes Wissen im Menschen. In Sagen, Märchen, religiösen Darstellungen usw. kommt diese Wahrheit immer wieder zum Ausdruck. Der geistig Hochstehende wird immer als «heiler» dargestellt, als der geistig Tiefstehende. (148/10–11)

Dass das, was für den physischen Körper gut ist, es auch für den geistigen Körper ist, gilt selbstverständlich auch bei der Nahrung, sowohl qualitativ wie auch quantitativ. Man kann sich dies mit etwas Phantasie beispielsweise bei der Völlerei vorstellen, die Folgen sind für den physischen Körper und für den geistigen nachteilig. Daher ist auch beim Essen Disziplin notwendig.

Geistig-seelisches Fehlverhalten wirkt sich in doppelter Weise erschwerend auf unser Wohlbefinden aus. Einerseits wirkt es auf den nichtmateriellen Körper und anderseits auf den materiellen. Die Blockaden im Energiefluss, die solchermassen entstehen, wirken sich, wenn sie nicht beseitigt werden, mit der Zeit auch auf den physischen Körper aus, da die notwendige Energieversorgung ausbleibt. Wer beispielsweise von ständigem Hass- oder Eifersuchtsgefühl geplagt wird, leidet darunter im geistig-seelischen Bereich und gefährdet gleichzeitig die körperliche Gesundheit. Der Schaden im physischen Körper nimmt dann seinen eigenen Verlauf. Die geistig-seelische Störung wirkt weiterhin, den Schaden im physischen Körper stets vergrössernd. Gelingt es uns, die geistig-seelische Ursache zu beheben, dann wird auch die Blockade im physischen Körper, unserem Testgerät, nicht weiter anhalten. Was aber schon geschädigt ist, bleibt es auch. Es ist daher nicht gleichgültig, wie lange wir zuwarten, bis wir uns aufraffen und die Störungen beseitigen, die sich sowohl auf den geistig-seelischen, wie auch auf den physischen Teil unseres Wesens auswirken. (453/10)

Alle Indizien weisen uns auf die Existenz eines Geistkörpers hin

Das älteste Wissen bezüglich der Existenz eines Geistkörpers kommt aus mündlichen und schriftlichen Überlieferungen, wie sie in den Lehren der Religionen enthalten sind. Auch wenn manches geändert wurde in den Jahrtausenden ihres Bestehens, überall finden wir noch Hinweise darauf, dass mit dem physischen Tod die menschliche Existenz nicht beendet ist.

Viele alte Kulturen haben eigentliche Instruktionsanleitungen und Zeichnungen für den Weg in die jenseitige Welt hergestellt. Besonders bekannt sind die Totenbücher der Ägypter, der Tibeter und der Ureinwohner Mexikos. Auch die alten Griechen haben uns Texte und Illustrationen hinterlassen, die keinen Zweifel an ihrer Überzeugung liessen, dass die Existenz eines Teiles des Menschen den physischen Tod überdauert.

Die Religionsstifter haben es alle gelehrt, und die Mystiker aller Religionen haben es bestätigt: ein mit unseren Augen normalerweise nicht wahrnehmbarer Teil überdauert unsere physische Existenz.

Unendliche Geschichten und Erzählungen sind auch in allen Kulturen vorhanden, die darüber berichten, wie Verstorbene sich in angenehmer oder unangenehmer Weise wieder bemerkbar machen. So berichten Angehörige von sichtbaren oder fühlbaren Erscheinungen solcher Menschen kurz nach ihrem Tod oder auch später. Weit verbreitet sind auch die sogenannten Gespenstergeschichten, die zwar häufig lächerlich gemacht werden, die aber für jene, die sie erleben müssen, recht belastend sein können.

Spezialfälle solcher Erscheinungen Verstorbener sind diejenigen Fälle, in denen sich Verstorbene des physischen Körpers lebender Menschen bedienen, um weiterhin ihre frühere Tätigkeit ausüben zu können. Solchermassen machen sich sowohl dahingegangene Künstler wie Musiker oder Maler, aber auch Mediziner bemerkbar. Sie vollbringen ihre Werke durch von ihnen heimgesuchte Menschen, die von sich aus zu solchem nicht fähig wären.

Die Parapsychologie untersucht seit weit über hundert Jahren Phänomäne, die anders nicht erklärbar sind als durch die Weiter existenz von Dahingegangenen. Unzweifelhafte Persönlichkeiten waren immer wieder bereit zu bezeugen, was sie gesehen und erlebt haben, auch wenn sie dabei ihren Ruf aufs Spiel setzten – in einer Welt, in der es einfach nichts geben kann, was es nicht geben darf.

Durch sogenannte Medien wurde Verstorbenen die Möglichkeit gegeben, sich zu melden. Viele Menschen erkannten dabei ihre verstorbenen Angehörigen, sowohl an der Stimme, wie auch an der Art der Mitteilungen, die fremde Menschen nicht kennen konnten. In vielen Fällen erschienen auch Geistwesen, die in fremden Sprachen gesprochen und geschrieben haben, die den betreffenden Medien unbekannt waren, oft sogar in solchen, die nur von wenigen Wissenschaftern verstanden werden konnten.

Über die ganze Welt verbreitet gibt es auch grössere und kleinere Gruppen von Menschen, die sich zum Zweck versammeln, herumirrenden Geistwesen zu helfen. Häufig wissen diese nämlich nicht, was mit ihnen los ist, oft wissen sie nicht einmal, dass sie gestorben sind, sondern sie glauben, dass sie noch leben. Ihre Situation hat dann eine entfernte Ähnlichkeit mit Traumerlebnissen, bei denen die Träumenden ihre Erlebnisse als Wirklichkeit erleben.

Die Besessenheit ist ein recht tragisches Kapitel, ebenso wie die Art, wie oft mit den davon Befallenen umgegangen wird. Viele der Betroffenen sind heute in Anstalten für geistig Kranke interniert und werden mittels Drogen ruhig gehalten.

Schon immer wurde versucht, solchen Menschen auch wirklich zu helfen. Der amerikanische Psychiater Dr.med Carl Wickland, der mit Hilfe seiner medial veranlagten Gattin seine wertvolle Tätigkeit entfalten konnte, ist eines der Beispiele, dass solchen Kranken ebenso wie den Geistwesen, die sie besessen machen, geholfen werden kann. Grosse Arbeit bezüglich der Befreiung

Besessener wird heute in Südamerika geleistet, zum Wohle sowohl der Betroffenen, wie auch der Geistwesen.

Heute gibt es zahllose wissenschaftliche Untersuchungen über das Weiterleben nach dem physischen Tod. Sie sind besser dokumentiert als viele der wissenschaftlich anerkannten und unbestrittenen Theorien. Dass sie trotzdem in breiten Kreisen auf Ablehnung stossen, findet seinen Grund einerseits darin, dass sich das heutige Wissenschaftsverständnis gegen die Bevormundung durch religiöse Dogmen freikämpfen musste und diesbezüglich noch Ängste bestehen. Anderseits sind Wissenschafter Menschen wie alle anderen und fürchten sich vor dem Tod, da er sowohl eine grosse Unbekannte ist, als auch mit der Verantwortung für das während des Lebens Geleistete in Verbindung steht. Dazu kommt auch der Wahn vieler Wissenschafter, dass sie gottgleich selber eine Welt schaffen oder wenigstens die gegebene Welt beherrschen könnten.

Es betrifft dies allerdings die zweite Garnitur von Wissenschaftern, die jedoch den wirklich grossen Wissenschaftern zahlenmässig weit überlegen ist. Für die bedeutendsten Denker aller Zeiten stand die Existenz des Geistigen hinter dem Materiellen stets über jedem Zweifel.

Es wäre an der Zeit, dass Wissenschaft und Religion sich auf das Wesentliche besinnen würden und gemeinsam danach strebten, möglichst viel Wahrheit zu erkennen. Dies bedeutet, die geistigen Gesetze zu erforschen, von denen die Naturgesetze nur eine Variante, zugeschnitten auf unsere physische Welt, sind.

Viele Forscher wie Kübler-Ross, Stevenson, Moody, Osis, Haraldson usw. haben genügend Material vorgelegt, das die Existenz eines Geistkörpers belegt. Durch Sammlung und Untersuchung von grossen Mengen von Unterlagen über die Erlebnisse von Sterbenden, von Leuten, die während einiger Zeit «klinisch tot» waren, von Personen, die sich an frühere Leben erinnern konnten, von Menschen in anderen Bewusstseinszuständen usw. liegt genügend Material vor, dass jeder, der es nur will, dies auch erfahren kann.

Interessanterweise lehnt in unserem Kulturkreis noch die Mehrzahl der Menschen es ab, solche wissenschaftliche Untersuchungen zu Kenntnis zu nehmen, ja es macht sich bei ihnen sofort eine Abwehrhaltung bemerkbar. Sie wehren sich dagegen, dies zu erfahren.

Es scheint fast unglaublich, dass Menschen, nicht zuletzt auch solche, die sich auf ihren Intellekt einiges einbilden, jenem Wissen ausweichen, das für ein sinnvolles Leben doch die Basis bilden müsste, und ausserdem für das, was nachher kommt, äusserst bedeutungsvoll ist. Jeder weiss genau, dass dieser Moment mit Sicherheit kommen wird, ja sogar das Einzige ist, das während seines restlichen Lebens mit absoluter Sicherheit sich ereignet, und das jederzeit eintreffen kann.

Mit allen Mitteln wird versucht, das Unausweichliche zu verhindern, obwohl nichts das Unausweichliche aufhalten kann. Einem solchen Verhalten muss eine ungeheuer starke Kraft zugrundeliegen. Nur so kann das verstanden werden, was Christus mit den Worten ausdrückte: «Sie haben Augen und sehen nicht, sie haben Ohren und hören nicht.» (491/3-19)

Das Wissen über die Existenz eines Geistkörpers ist bedeutungsvoll

Solange der geistige Körper mit dem physischen Körper fest verbunden ist, identifizieren sich viele Menschen mit dem physischen Körper. Da leicht feststellbar ist, dass der physische Körper eines Tages zerfällt, glauben viele Menschen, das wäre auch das Ende ihrer Existenz. Spätestens im Zeitpunkt des physischen Todes wird jedoch jeder feststellen, dass es weitergeht.

Je nachdem, wie man sich auf diesen Zeitpunkt vorbereitet hat, ist diese Erkenntnis dann beglückend oder erschreckend. Es lohnt sich daher, sich rechtzeitig darum zu kümmern, was uns erwartet, wenn wir den physischen Körper ablegen. Es gibt heute genügend Literatur aus den verschiedensten Quellen, die man studieren kann, sodass man nicht unwissend diesem Ereignis entgegensehen muss.

Jeder hat seinen eigenen freien Willen, und niemand hat das Recht, sich da einzudrängen. Jeder muss ja auch die Konsequenzen selber tragen aus dem, was er tut. Wir haben das Recht und die Pflicht, Rat zu geben, wo dies erwünscht ist, und dies zu unterlassen, wo dies nicht erwünscht ist. Wer es unterlässt, sich zu erkundigen, was ihn erwartet, dem geht es so wie einem, der in ein fremdes Land reist, ohne eine Ahnung zu haben, was ihn dort erwartet. Er wird Mühe haben, sich zurechtzufinden. Dabei sind die Unterschiede beim Übergang in die jenseitige Welt natürlich unendlich grösser, als beim Besuch eines anderen Landes dieser Erde.

Jeder wird der Stunde der Trennung vom physischen Leib auf seine Weise entgegensehen. Entweder glaubt er, dass dann alles vorüber sein werde – zu 100% wird er dies jedoch nie glauben können – oder er besitzt mehr oder weniger klare Vorstellungen über ein Weiterleben. Die Vorstellungen, die er diesbezüglich mitbringt, sind in diesem Zeitpunkt äusserst bedeutungsvoll.

Wer Berichte aus verschiedensten Quellen studiert hat, der wird immer wieder auf die Tatsache stossen, dass ein «Lebensfilm», ein Rückblick über das eigene Leben zu betrachten sein wird. Er ist die Antwort auf die Frage nach dem Ergebnis des zu Ende gegangenen Lebens. Dabei sind die Schwerpunkte anders gelegt, als es dem irdischen Denken entspricht. Spätestens zu diesem Zeitpunkt wird es jedem klar, dass es weitergeht. Jeder erkennt, dass man auch ausserhalb des physischen Körpers, unabhängig von ihm leben kann.

Die Bewusstheit, dieses Leben nicht besser genutzt zu haben, macht betroffen, und der Gedanke der Konsequenzen steigt auf. Es kommt übrigens in diesem Zeitpunkt immer wieder vor, dass Menschen eine weitere Chance zugestanden wird; sie können nochmals zurückkehren in ihren physischen Körper. Viele nutzen diese Chance und ändern ihr Leben, einige geben auch Zeugnis ab von dem, was sie erlebt haben.

Die Gedanken bezüglich der Konsequenzen, die sich aus der Art der Lebensführung ergeben, hängen einerseits von dem Ergebnis des «Lebensfilms» und anderseits von dem Wissen über den Sinn unseres Daseins und über die grossen Zusammenhänge ab. Wer glaubt, dass eine ewige Verdammnis die Konsequenz eines fehlerhaften Lebens sei, wird Höllenqualen erleben, denn Angst und Hoffnungslosigkeit werden ihn befallen. Wer ein Weiterleben leugnete und jetzt seines Irrtums bewusst wird, wird als Folge seines Unwissens ebenfalls von qualvollen Ängsten geplagt werden.

Wer sich jedoch die Mühe genommen hat, das Wissen zu studieren, das seit Urzeiten immer wieder verkündet wurde, der weiss, dass ein Abschnitt seines Weges zu Ende gegangen ist und dass er die Konsequenzen davon auf sich nehmen muss. Er weiss aber auch, dass ihm Gelegenheit gegeben wird, seine Fehler zu korrigieren und auf seinem Entwicklungsweg weiterzuschreiten. Diese Hoffnung lässt ihn die Konsequenzen seines Handelns anders ertragen, wenngleich auch für ihn die Erkenntnis der Fehler leidvoll ist.

Die Erkenntnis, die erhaltene Chance einer Inkarnation schlecht genutzt zu haben, ist immer leidvoll. Wir sollen daher, solange

wir Zeit haben, diese Chance zu nutzen suchen. Jeder muss dies selbst tun, seinen Weg suchen und ihn gehen. Wir haben die Mittel, dies zu tun. Wenn uns jedoch andere Dinge wichtiger sind, wenn wir unser Glück im Äusseren, im Sinnlich-Materiellen suchen, so werden wir früher, später oder zu spät erkennen müssen, dass dieser Weg falsch war.
Wir müssen in uns gehen; da findet jeder die göttliche Stimme. Wir können sie das ganze Leben hindurch zu unterdrücken suchen, durch sinnlich-materielle Drogen aller Art. In der Stunde unseres Todes wird sie ihr Recht geltend machen, und davor fürchten sich so viele Menschen. Sie versuchen, das immer wieder aufkeimende Wissen zu verdrängen, sich einzureden, dass mit dem Tode alles vorbei sei. Sie vergöttern die Wissenschaft, weil sie sich aus falschem Verständnis an den Grundsatz klammern, dass das, was sich nicht beweisen lasse, auch nicht existiere. Sie kämpfen mit allen Mitteln gegen den Tod, obwohl sie ja genau wissen müssen, dass sie ihm nicht ausweichen können, dass sie das, was unweigerlich eintreten wird, höchstens hinausschieben und damit ihre Angst davor nur verlängern können.

Gott ist gütig und gerecht. Er gibt jedem die Möglichkeit, zurückzukehren zu seinem Ausgangspunkt. Dies muss jedoch jeder aus freien Stücken tun, dazu hat er seinen freien Willen. Er kann immer wieder Irrwege gehen, nur die Konsequenzen in Form von Leid muss er dann auf sich nehmen. Er hat aber auch die Möglichkeit, die Gesetzmässigkeiten kennen zu lernen, ihnen gemäss zu leben und sich damit Leid zu ersparen. Die Rechnungen aus seinen früheren Leben hat er jedoch noch zu begleichen. (330/3–14)

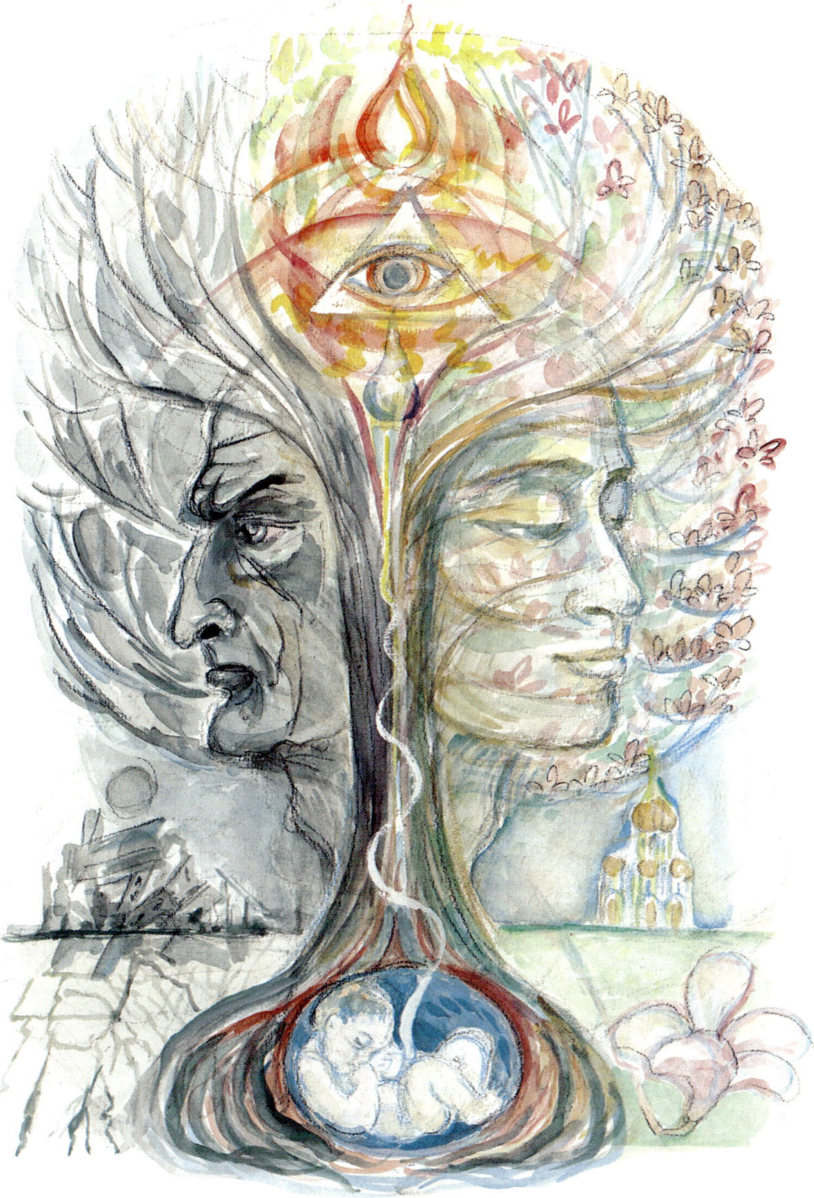

Teil 3

Verhaltensänderung entsprechend den Erkenntnissen

Es ist zu unserem Wohl, das Verhalten den Erkenntnissen entsprechend zu ändern

Unser Verhalten muss den ewigen Gesetzen entsprechen, weshalb wir es in Einklang bringen müssen mit diesen. Dazu ist es einerseits notwendig, die Gesetze zu erkennen, und anderseits in ständiger Anstrengung das Verhalten so zu ändern, dass es den Gesetzen mehr und mehr entspricht. Es nützt nichts, den Weg zu kennen, wenn man nicht bereit ist, die notwendigen Anstrengungen auf sich zu nehmen, um ihn gehen zu können. (198/2)

Wissen ist kein Selbstzweck. Wenn wir nicht in die Tat umsetzen, was wir erkennen durften, dann hat es auch keinen Zweck, nach immer mehr Wissen zu trachten. Erst wenn wir einen Wegabschnitt gegangen sind, eine Erkenntnis verwirklicht haben, erst dann wird uns der nächste Wegabschnitt erkennbar. Es ist zwecklos, immer mehr Wissen sammeln zu wollen, ohne sein Verhalten diesem Wissen entsprechend zu verändern. Wir würden nutzlos Scheinwissen sammeln und auf unserem Wege nicht weiterkommen. Disziplinierte Anstrengung ist notwendig, um den Weg gehen zu können, und auch Dienst am Ganzen. (467/15)

Seinen Weg gehen, die Gesetze befolgen, seiner inneren Stimme folgen, seine Aufgabe erfüllen; es bedeutet immer dasselbe. Es heisst im richtigen Sinn, dem Schöpfungsplan entsprechend zu wirken, und dies können wir mit einem einzigen Wort umschreiben: Liebe. Dies können wir dann verstehen, wenn wir uns bewusst sind, dass alles ein Ganzes ist. Wenn wir diesem Ganzen dienen, dann ist es Liebe.

Wenn wir uns dessen bewusst sind, werden wir aber auch erkennen, dass jede Handlung gegen das Ganze – in welchem Stadium der Entwicklung der entsprechende Teil des Ganzen sich immer befinden mag – eine Handlung gegen sich selbst ist, da man ja selbst ein Teil des Ganzen ist; dass man sich damit selbst vom Ganzen abtrennt, absondert. Diese Absonderung ist mit dem Wort sündigen gemeint, mit dem Ausdruck loslösen vom Ganzen, abtrennen von Gott, und es bedingt wieder die Rückkehr zu Gott, zum Ganzen.

Es bedingt Demut, wieder zurückzukehren zu dem, von dem man sich getrennt hat. Es ist das Gegenstück zum Stolz. Stolz ist es, sich vom Ganzen trennen zu wollen: zu glauben, man wäre mächtig genug, unabhängig vom Ganzen bestehen zu können, mehr zu sein als das Übrige. Eine solche Meinung muss geändert werden, denn sie steht einem harmonischen Zusammenwirken des Ganzen im Weg. So verhält es sich mit allen übrigen negativen Verhaltensweisen.

Wer den andern ihren Teil missgönnt – wir nennen es auch Neid oder Eifersucht, wer zuviel für sich nimmt – wir nennen es auch Egoismus oder Völlerei, wer den andern ihren Teil nicht geben will – wir nennen es auch Geiz, und so fort, der wird sein Verhalten, seine Einstellung ändern müssen.

Daher wird seit jeher immer wieder verkündet, dass man sein Verhalten ändern soll. Dies ist die Aufgabe aller Religionen, ob grosse oder kleine Organisationen, es ist die Erkenntnis aller Mystiker, und es ist dies, was jeder in seinem Inneren erfahren kann, wenn er hinhört: wir sind Teile des Ganzen und haben diesem Ganzen zu dienen; dann sind wir in Harmonie. (227/4–7)

Jeder lernt es irgendwie, irgendwann. Wer den falschen Weg geht, muss ihn ausnahmslos wieder zurückgehen, und je weiter er darauf gegangen ist, umso weiter muss er auch wieder zurückgehen. Wer sich regelmässig in sich selbst versenkt und auf die Stimme in sich hört, wird nicht zu weit vom guten Weg abkommen. (073/7)
Ein Fortschreiten, ohne den Weg immer wieder genau zu über-

prüfen, ist äusserst gefährlich, auch bei bester Motivation am Anfang. Motivation kann sich unbemerkt sehr schnell verändern, und dann geht das Fortschreiten in die falsche Richtung. Darum heisst es, stets wachsam sein und den Kurs ständig überprüfen. (115/2)

Unüberlegte Handlungen stellen Weichen in die falsche Richtung - nur vorübergehend, wie man meint. Aber was einmal getan ist, ist getan, und jeder falsche Schritt erschwert die Rückkehr auf den richtigen Weg. Unsere jetzigen Gedanken, Gefühle und Taten entscheiden den Weg und beeinflussen damit die Bedingungen in der Zukunft.
Es ist daher völlig verkehrt zu glauben, man könne jetzt noch so leben und es später dann ändern. Es muss sofort, in dem Moment, wo man etwas als falsch erkennt, geändert werden. Niemand weiss, wieviel Zeit ihm noch bleibt, und jeder Schritt in die falsche Richtung hat seine Konsequenzen, die viel grösser sind als man gemeinhin denkt.
Jedes Hinausschieben dessen, was getan werden muss, ist daher von Übel. Es werden uns immer Argumente vorgelegt werden, die für ein Zuwarten zu sprechen scheinen. Wir können es auch an unseren Gefühlen erkennen. Wann immer wir aktiv das tun, was zu tun ist, fühlen wir uns gut. Wenn wir passiv dahindämmern, uns auf das Morgen vertröstend, fühlen wir uns nicht gut. Wir sollten daraus die Konsequenzen ziehen, jetzt und sofort. (117/7-8)

Selbsterkenntnis ist die Voraussetzung für die Verhaltensänderung

Selbsterkenntnis bedeutet, sich selber erkennen. Dabei ist wesentlich zu wissen, dass das Selbst ein Teil in uns ist, der uns zu führen in der Lage ist, wenn wir auf ihn hören. Dieses Selbst ist bei vielen Menschen verschüttet, es kann sich nur noch in Krisensituationen bemerkbar machen. Wenn es uns gelingt, dieses Selbst in uns zu erkennen, so werden wir von dort alle Informationen erhalten, die für uns von Bedeutung sind. Wir werden unsere Aufgabe erkennen können und auch Anleitungen erhalten, wie wir diese erfüllen können. Wir werden einen Spiegel vorgehalten bekommen, in dem wir unser Denken und Handeln erkennen können, frei von Täuschungen. So werden wir auch erkennen, wo unsere Schwachpunkte liegen, wo wir an der Änderung unseres Verhaltens arbeiten müssen. (321/9–10)

Wer die Ursachen seiner Leiden erkennen will, muss sich mit sich selbst befassen, alle seine Gefühle, Gedanken und Handlungen analysieren. Dadurch sind wertvolle Erkenntnisse über sich selbst möglich. So wird jeder, der gewissenhaft sucht, auch jene Mängel in seinem Verhalten aufdecken können, die er ändern muss, wenn er von seinen Leiden befreit werden und auf seinem Weg fortschreiten will. (087/8–9)

Wir sollten jeden Abend Rückschau halten, den Tag nochmals im Geiste vor uns passieren lassen und dabei darauf achten, inwiefern wir mit unserem Tagwerk zufrieden sein dürfen und inwiefern nicht. Wie weit hat unser Tun dazu beigetragen, dass wir und andere Wesen auf dem Weg vorwärtsschreiten, dem Ziel entgegenschreiten können? Inwiefern hat unser Verhalten dazu beigetragen, Friede, Gerechtigkeit, Wahrheit, Hoffnung und Liebe zu verbreiten – und inwieweit hat unsere Verfassung, unser Zustand und die daraus resultierenden Handlungsweisen gegenteilige Wirkungen gezeitigt?

Wenn wir solchermassen täglich Rückschau halten, werden uns unsere Verhaltensfehler immer stärker bewusst, und dies bildet die Grundlage für deren Überwindung und damit für unseren geistigen Fortschritt. Unsere tägliche Rückschau würde noch wirksamer, wenn wir die täglichen Schlussfolgerungen schriftlich festhalten würden. So würden nicht nur Tendenzen sichtbar bezüglich Erfolgen und Misserfolgen, sondern auch die Klippen, vor denen wir uns ganz besonders in acht nehmen müssen, wollen wir nicht stets an derselben Stelle Schiffbruch erleiden.

Am Ende eines Jahres Rückschau zu halten ist von ganz besonderer Bedeutung. Diese Arbeit wird umsomehr erleichtert und in ihrem Ergebnis verbessert, je mehr schriftliche Unterlagen aus dieser Zeitspanne vorliegen. Unser Gedächtnis ist diesbezüglich keine unfehlbare Registratur.

Die Erkenntnisse aus der Jahresrückschau schriftlich festzuhalten wäre besonders wertvoll. Die Jahresrückschau ist nämlich nicht nur die Zusammenfassung der Tagesrückschauen, sondern sie bildet gleichzeitig die Grundlage für Rückblicke über ganze Lebensabschnitte. Natürlich könnten wir sie auch dazu verwenden, am Ende unseres Lebens Rückschau zu halten. Wie wir dank der Aussagen von Leuten wissen, die «klinisch tot» waren, und von solchen, die wirklich von dieser Welt Abschied nahmen, kommt diese Rückschau unausweichlich. Hier brauchen wir unsere «Zwischenbilanzen» nicht mehr, unsere «Schlussbilanz» wird ohne bewusste eigene Einflussnahme erstellt.

Wer regelmässig «Zwischenbilanzen» erstellt hat, wird von dieser unausweichlichen «Schlussbilanz» nicht erschreckt werden können, vorausgesetzt, seine «Zwischenbilanzen» waren echt und nicht «frisierte Bilanzen», d.h. Bilanzen, die weniger der Wahrheit als dem eigenen Wunschdenken entsprachen.
Wir können aber auch mit anderen Menschen über unsere Handlungsweisen sprechen: «Was missfällt dir am meisten an meinem Verhalten?», «Denkst du, dass ich mich in diesem Falle richtig verhalten habe?», «Hättest du auch so gehandelt?». Wir können Personen befragen, die uns gut gesinnt sind, und andere. Die Meinung von beiden Gruppen von Menschen können uns bei dieser Art von Selbsterkenntnis nützlich sein. Versuchen wir die Antworten anzunehmen, die wir erhalten. Es ist dann wenig sinnvoll, Rechtfertigungen für unser Verhalten zu suchen oder

gar die Schuld anderen zuweisen zu wollen. Dies brächte uns nur um die Früchte unserer Arbeit, Rückschau zu halten, um uns selbst zu erkennen. (472/2–6)

Der physische Körper ist eine Widerspiegelung des Geistkörpers. Er kann uns daher helfen, Kenntnisse über uns zu erlangen, damit wir daraus jene Konsequenzen ziehen können, die für das Erkennen unserer Aufgabe, sowie für die Erfüllung unserer Aufgabe und damit das Weiterschreiten auf unserem Wege von entscheidender Bedeutung sein können. Es lohnt sich daher in jedem Fall, dieses Wissen zu erlangen. Wenn wir bedenken, dass wir dazu da sind, unseren Weg zu finden und zu gehen, so müssen wir erkennen, dass alles für uns wertvoll ist, was uns bei der Erfüllung dieser Aufgabe dienlich sein kann. (237/3)

Der sicherste Weg eines Menschen, seinen eigenen Entwicklungsstand zu beurteilen, ist es, die eigenen Gedanken und Gefühle zu betrachten. Dieses Erkennen der eigenen Gedanken und Gefühle kann man erlernen. Man begibt sich an einen ruhigen Platz und betrachtet die Gedanken, die da kommen, wie ein Zuschauer. Man geht nicht weiter auf sie ein, stellt sie fest und lässt sie weiterziehen. Man kann, wenn man will, sich Stichwörter notieren. Natürlich darf man dabei den Gedanken keinerlei weitergehende Aufmerksamkeit schenken. Sie sollen alle weiterziehen, sich nicht in unserem Körper – geistigem oder physischem – festsetzen, oder gar mit Gefühlsenergie durchtränkt werden. Es ist dies eine sehr gute Übung, die auch für das «in die Ruhe kommen» eine gute Vorbereitung ist. Diese Übung dient daher ebenso der Selbsterkenntnis wie der eigenen Weiterentwicklung und ist deshalb äusserst wertvoll. (264/4)

Alles was ein Mensch tut, widerspiegelt seinen Charakter, und sein Werk ist ein Foto von ihm selbst. Betrachten wir daher immer wieder das Ergebnis unseres Tuns und versuchen wir, daraus auf unsere Eigenarten zu schliessen – jene, die für unseren Fortschritt nützlich sind und jene, die ihn behindern. (331/11)

Selbstverwirklichung ist das Ziel der Verhaltensänderung

Selbstverwirklichung ist die notwendige Ergänzung der Selbsterkenntnis. Sie bedeutet, das Erkannte zu verwirklichen, die notwendigen Änderungen in die Tat umzusetzen. Dazu ist ausdauernde Arbeit an uns selbst notwendig. Jeder, der schon versucht hat, Verhaltensweisen zu ändern, die er als falsch erkannt hat, kennt die Schwierigkeiten, die dabei auftreten. Es ist, als ob unbekannte Kräfte versuchten, einen daran zu hindern, diese Änderungen vorzunehmen.

Es sind dies die sogenannten «Versuchungen». Natürlich ist dies kein Ausdruck aus dem Wortschatz der modernen Psychologie, sondern aus viel älterem Wissensgut stammend. In unserem Kulturkreis kennen wir es aus dem «Vater unser», jenem Gebete, das uns von Jesus Christus überliefert wurde.

Versuchungen sind Prüfungen, durch die wir hindurch müssen, um weiterzukommen. Wir können sie nicht umgehen, in ihnen müssen wir wachsen, uns bewähren. Darum heisst es im Originaltext auch nicht «führe uns nicht in Versuchung», sondern «führe uns in der Versuchung». Wir wissen, dass auch Jesus Christus in Versuchung geführt wurde, in die Versuchung Macht, Besitz oder Ruhm anzunehmen und dafür seine Aufgabe zu vernachlässigen.

Seine allerletzte Prüfung erschien ihm dann für einen kurzen Moment zu gross, er betete: «Herr, wenn es möglich ist, lass diesen Kelch an mir vorübergehen», fügte dann jedoch sogleich bei: «doch nicht mein Wille geschehe, sondern der Deine.» Wir wissen, dass ihm die Prüfung nicht erspart blieb.

Wir brauchen Hilfe, um in Prüfungen bestehen zu können. Wir können um diese Hilfe bitten, und es ist zugesagt: «Wer bittet, dem wird gegeben; wer anklopft, dem wird aufgetan.» Wir brauchen Demut, um Hilfe zu erbitten, und wir brauchen Demut, um Hilfe anzunehmen. Allein, aus eigener Kraft sind wir nicht stark genug, wir brauchen Hilfe. Sie fliesst uns zu als göttliches Geschenk, es ist die göttliche Gnade.

Auch Demut und Gnade sind Wörter, die heute nicht in hohem Ansehen stehen. Es ist dies die Folge davon, dass sie auf zwischenmenschliche Beziehungen angewandt wurden. Da gehören sie jedoch nicht hin. Wir sollen ihnen ihren wahren Platz wieder zurückgeben, in der Beziehung zwischen Gott und dem Menschen. (321/11–16)

Wir sollen bitten, dass wir unsere Fehler erkennen können, und wir sollen bitten um die Kraft, die wir brauchen, um uns zu ändern. Dies ist das Wichtigste. Wir können uns dies erbitten für uns selbst, für die Menschen, die uns nahestehen, und für alle anderen Menschen, und schliesslich auch für alle anderen Wesen, die unterwegs sind, um eines fernen Tages zurückzukehren zu ihrem Ausgangspunkt, zu Gott. (236/3)

Es genügt nicht, nur den Weg zu erkennen, wir müssen ihn auch gehen. Dabei werden wir immer wieder Hindernisse zu überwinden haben. Es sind dies Prüfungen, immer wieder derselben Art, aber stets in neuer Form. Es ist das Unterordnen unter einen höheren Willen und die Beziehung zu den übrigen Wesen der Schöpfung. Es sind jene Charaktereigenschaften, die es immer wieder zu überprüfen gilt. Wir haben dazu viele Möglichkeiten. Sie hängen zusammen mit unseren Organen und mit Farben, mit Chakren und mit Meridianen. Wenn wir uns bemühen, können wir uns selber beurteilen und verändern lernen.

Es ist dies eine Arbeit, die wir alle selber zu leisten haben. Es gibt dabei zwar Hilfen aus der jenseitigen Welt, doch niemand kann uns unsere Aufgabe abnehmen. Wir haben an uns zu arbeiten, uns zu vervollkommnen. Erst dann können wir zurückkehren zum Ausgangspunkt, wo alle Wege wieder zusammenkommen, in Gott, im Ganzen. (358/13–14)

Welche Möglichkeiten und Mittel hat der Mensch, seinen eigenen Weg zu finden, inmitten der Bevormundungsversuche durch Einzelpersonen und Organisationen aller Art? Dies ist die erste wichtige Frage, sie betrifft die wirkliche Selbsterkenntnis. Die zweite Frage wäre dann diejenige nach den Voraussetzungen für das Gehen des Weges, trotz der vielen Hindernisse, also die Frage nach der Selbstverwirklichung.

Die erste Frage erhielt Antwort in der Erwähnung der Lebensenergie als Orientierungshilfe, das Hören auf die innere Stimme und das Feststellen der Reaktionen des Körpers auf verschiedene Verhaltensweisen und Umwelteinflüsse. Die Antwort auf die zweite Frage betrifft einerseits die bereits bekannten Mittel Disziplin und Demut, sowie die gegenseitige Hilfe. Aber auch hier ist die Lebensenergie von entscheidender Bedeutung. Wenn wir die Erkenntnisse über die Einflüsse auf die Lebensenergie in der Weise nutzen, dass wir unser Verhalten entsprechend ändern, so wird es uns auch leichtfallen, die Voraussetzungen zu erfüllen, die für das Gehen des Weges notwendig sind.

Die Lebensenergie erfüllt daher bei der menschlichen Entwicklung zwei Aufgaben. Einerseits ist sie Orientierungshilfe beim Suchen und Finden des Weges, und anderseits bildet der richtige Umgang mit der Lebensenergie die Voraussetzung für Gesundheit und geistiges Fortschreiten. (341/8–14)

Es gibt eine Kraft, die eine Änderung des Verhaltens verhindern will

Dem Änderungsbeschluss, der aus der Erkenntnis entsteht, dass etwas, was man tut, nicht richtig ist, wirkt fühlbar eine Kraft entgegen. Sie wirkt in Richtung Rückkehr zum alten Zustand, zum alten Verhalten. Sie ist in der Lage, Bilder und Gefühle vorzugaukeln, die diesen Wunsch verstärken.

Diese Kraft kann jedoch auch Einfluss nehmen, ohne dass sich der Änderungswillige dessen bewusst wird. Automatisch ziehen dann die Finger eine Zigarette aus dem Paket und zünden sie an, oder sie ergreifen ein Getränk oder ein Nahrungsmittel, bevor bewusst erkannt wird, dass dies dem bewussten Willen widerspricht. Am zahlreichsten sind es jedoch negative Gefühle, die das beabsichtigte Verhalten überrumpeln. Hier ist Wachsamkeit am allernotwendigsten.

Wenn sich der Mensch bewusst wird, dass er durch sein eigenes geistiges oder physisches Verhalten überrumpelt wurde, so hat er selbstverständlich die Möglichkeit, die Verhaltensweise abzubrechen, das Verhalten zu ändern. Die notwendige Anstrengung ist jedoch grösser, und jene Kräfte, die die Änderung verhindern wollen, besitzen bereits einen Vorsprung.

Schon früh macht ein Mensch die Erfahrung, dass das, was er sich zu tun vornimmt, und das, was er dann wirklich tut, sich häufig widersprechen. Jeder erwachsene Mensch hat diesbezüglich schon reiche Erfahrung. Nur wenige sind jedoch bereit, ehrlich darüber zu sprechen, am ehesten noch bei einem Arzt, einem Psychiater, einem Geistlichen oder einem sehr engen Freund. Lieber spielt man den starken Mann, die starke Frau, den andern gegenüber. Man täuscht vor, dass man eine Änderung eigentlich gar nicht wolle, dass man sich schon ändern könnte, wenn man wollte usw.

So unterstützt ein falscher Stolz jene Kräfte, die die Änderung verhindern wollen. Die Absicht, das Verhalten zu ändern, wird aufgegeben oder auf die lange Bank geschoben. Die eigene

Schwäche wird als Stärke bezeichnet. Unter solchen verkehrten Vorzeichen ist ein Fortschritt weiter erschwert. Es werden ganze Philosophien entwickelt, die das falsche Verhalten zum richtigen erklären wollen. Finanziell interessierte Menschen verstärken das falsche Bild. Pseudowissenschaftliche Behauptungen werden begehrlich akzeptiert und weitergereicht. Man verbaut sich den Weg immer stärker, aus dem Schlamassel herauszukommen. Die Menschen, mit denen man sich umgibt, die Orte, die man aufsucht, der Lesestoff, den man auswählt, die Umwelt, die man sich schafft, sie alle betonieren jene Verhaltensweisen, die man in seinem Innersten ändern möchte und von denen man auch weiss, dass man sie ändern sollte.

Wir müssen die Freiheit selbst erarbeiten, aber wir können die Hilfe Gottes dafür erbitten. Dies mag sehr altmodisch klingen, trotzdem sollten wir es versuchen. Es geht um unsere eigene Befreiung, unseren Fortschritt.

Vielen Menschen stehen Jugenderlebnisse und Vorfälle aus eigener und fremder Vergangenheit im Weg, um dies akzeptieren zu können. Angedrohte Strafen im Diesseits und Jenseits, Machtmissbrauch und Missbrauch des göttlichen Namens ebenso wie der göttlichen Lehre, haben das Verstehen und Akzeptieren erschwert. Dies verstärkt die Bereitschaft, im alten Verhalten zu verharren. Allzu bereitwillig wird manches akzeptiert, was der Notwendigkeit sich zu ändern entgegensteht.

Aber so wie die Stimme, die uns aufhalten will, uns unser ganzes Leben hindurch begleiten wird, so tut es auch die andere Stimme, die uns weiterbringen will. In dieser Auseinandersetzung müssen wir leben und uns bewähren. Wir haben den freien Willen, uns zu entscheiden, für das eine oder für das andere. (374/3–11)

Wenn man im Leben eine Entscheidung sucht und zwei Personen erteilen einem gegenteilige Ratschläge, so ist es oft schwierig, die richtige Entscheidung zu fällen. Genauso ist es, wenn wir auf die beiden gegenteilige Ziele verfolgenden Stimmen in uns hören, jene des Hohen Selbstes und jene des Ego. Da die Stimme des Hohen Selbstes uns vorwärts bringen will und Vorwärtsschreiten stets Anstrengung bedeutet, so ist man oft allzu gerne bereit, sich von der anderen Stimme, jener des Ego, überzeugen zu lassen. Natürlich spüren wir stets, wenn wir das Falsche tun, aber man lässt dies einfach nicht wahr sein, man lehnt sich auf dagegen. Hier sind dann Drogen notwendig, um die Stimme des Selbstes nicht wahrnehmen zu müssen. Natürlich kommen wir auf diese Weise nie zum Ziel; denn die wahre Führung in uns lässt sich nie ganz unterdrücken.

Die Stimme, auf die wir hören, wird sich zunehmend stärker bemerkbar machen. Sie wird zunehmend unser Denken und Handeln bestimmen. Es ist wie wenn in der Verwaltung eines Staates zunehmend die Vertreter der einen oder andern Partei die wichtigen Positionen besetzen. Die Entscheidungen, die dann gefällt werden müssen, entsprechen dann zunehmend den Interessen der stärkeren Partei.

Wir können uns dies auch physiologisch vorstellen. Die Gedanken bilden bevorzugte Bahnen, und neue Gedanken haben tendenziell den Wunsch, den Weg des geringsten Widerstandes zu gehen, also jene Bahnen zu benutzen, die schon möglichst oft benutzt wurden. Es ist dasselbe wie beim Wasser, auch es hat die Tendenz, jene Rinnen zu nutzen, die schon Wasser geschaffen und benutzt hat, das vor ihm floss.

Natürlich haben wir Menschen die Möglichkeit, auf die Gedankenbildung und auf unsere Verhaltensweisen Einfluss zu nehmen. Dazu ist Wachsamkeit und stetes Bemühen notwendig, ansonsten werden wir immer wieder dieselben Fehler machen. Die Änderung falscher geistiger und physischer Verhaltensweisen können wir dann erreichen, wenn wir nach dem richtigen Weg suchen und ihn gehen. Dabei werden wir kaum Leid erfahren. Das Leid hat die Aufgabe zu verhindern, dass wir in falschen Verhaltensweisen verharren, uns stets im Kreis drehen, statt uns fortzuentwickeln. Leid ist daher die grosse Hilfe des Menschen. Bei der Verbreitung dieser Wahrheit stösst man jedoch nicht so leicht auf offene Ohren. Man soll sie auch niemandem aufzudrängen versuchen. (413/3–8)

Die Macht der Gewohnheit wirkt der Verhaltensänderung entgegen

Es gibt Kräfte, die der Verhaltensänderung entgegenwirken. Wenn man sein Ziel, das Verhalten zu ändern, trotzdem erreichen will, so ist es von Bedeutung, diese Kräfte zu erkennen. Es sind die Gewohnheiten, die man ändern muss.

Die Medizin und die Psychologie unterscheiden Abhängigkeiten, die als physische Abhängigkeiten und solche, die als psychische Abhängigkeiten bezeichnet werden. Diese Zweiteilung des Phänomens kann beim Verstehen desselben ein Stück weit hilfreich sein, wenn es auch nicht ganz der Wahrheit entspricht, weil letzten Endes alles im Geistkörper seinen Ausgang nimmt und sich mehr oder weniger auffällig im physischen Körper niederschlägt.

Es ist das Gesetz «Gleiches zu Gleichem», das hier unerbittlich wirkt. Jedes menschliche Wesen zieht gleiche Wesen an, aus der diesseitigen und aus der jenseitigen Welt. Diese Wesen bilden Verknüpfungen, die sich gegenseitig festhalten. Auf der physischen Ebene ist dies leichter zu erkennen. Menschen mit gleichen wirtschaftlichen und politischen Interessen schliessen sich ebenso zusammen, wie solche, die dieselben Hobbys, Musikvorlieben, Verhaltensarten usw. besitzen. Dabei werden die Wertvorstellungen einander angepasst, und die Angleichung wird immer grösser. Sie geht bis zur Kleidung, Freizeitbetätigung, Umwelt, die man sich schafft und schliesslich bis zum Denken in allen Belangen.

Diese Entwicklung geht im Allgemeinen vor sich, ohne dass der Betroffene sich dessen bewusst wird. Bei anderen Personen, wie bei den eigenen Kindern, bei Partnern, bei Arbeitskollegen usw. kann diese Entwicklung oft sehr genau verfolgt werden, wobei das Erleben einer solchen Entwicklung bei einem anderen Menschen sehr schmerzhaft sein kann.

Wesentlich schwieriger feststellbar - und daher auch meist bestritten - sind solche Einflüsse durch Wesen aus der geistigen

Welt. Diese wirken ebenfalls meist in Richtung eines Festhaltens auf dem momentanen Niveau. Solche Wesen wählen die ihnen zusagende Umgebung und verwenden ihre Einflussmöglichkeiten dazu, Änderungen derselben zu verhindern resp. begonnene Veränderungen rückgängig zu machen. (149/3–7)

Wir haben festgestellt, dass unser Befinden im Zusammenhang mit unserem Verhalten steht. Dabei wird auch unser Verhalten wiederum vom Befinden beeinflusst. Es entsteht eine Wechselwirkung, die ein Stehenbleiben auf einem einmal erreichten Niveau begünstigt resp. ein Fortschreiten verhindert. Dabei wirken innere Ursachen - wie die Gewöhnung und Anpassung - mit äusseren Ursachen - wie die Verbindung mit gleichgesinnten diesseitigen und jenseitigen Wesen - zusammen. (124/2)

Der Teufelskreis Verhalten-Befinden-Verhalten usw. verhindert die Verhaltensänderung. Es sind die «Rillen», die uns verleiten, immer wieder auf demselben vorgepfadeten Weg im Kreis herumzugehen. So wie man beim Skifahren im Tiefschnee nicht ohne Anstrengung eine Spur verlassen kann, in der man sich einmal fortbewegt, so kann man sich auch aus geistigen Spuren, Kerben, nur durch eine Anstrengung befreien. Je tiefer eingefahren diese Rillen sind, desto schwieriger ist es, sich aus ihnen zu befreien.

Am ehesten findet man heraus, wenn man Hilfe von jemandem erhält. Aber wer glaubt oder zu wissen vorgibt, dass diese im Kreis herumführende Spur der richtige Weg sei, der wird sich nicht bereitfinden, Hilfe von aussen anzunehmen. Er ist nicht bereit, sein Fehlverhalten zuzugeben. (159/9–10)

Was nun die sogenannten körperlichen Abhängigkeiten betrifft, verhält es sich so, dass der physische Körper, der den geistigen Körper widerspiegelt, sich auch dem Verhalten entsprechend ändert, man könnte auch sagen, sich dem Verhalten anpasst. Bei beabsichtigten Verhaltensänderungen wirken sich die gegebenen Verhältnisse im physischen Körper als Bremse aus, so wie ein lahmer Körperteil einem fröhlichen Herumtollen im Wege sein kann. Je stärker sich Verhaltensweisen im physischen Körper schon niedergeschlagen haben, desto schwieriger sind sie zu ändern, resp. desto grössere Anstrengungen und Hilfen sind notwendig. (149/9)

Wir verwenden das Wort Willen als Mass der Intensität, mit dem wir das Gehen des Weges, den wir gewählt haben, durchzusetzen bereit sind.

Der gewählte Weg kann einerseits von einem oder mehreren anderen Menschen bedroht werden. Der eigene Wille steht dann im Gegensatz zum Willen anderer Menschen, und je nach der eigenen Willensstärke - im Verhältnis zur Stärke des Willens der anderen Menschen - wird das Ergebnis ausfallen.

Anderseits können wir beim Versuch, dem göttlichen Willen nachzuleben, auch von den Wünschen und Begierden des Ego dermassen bedrängt werden, dass die Erfüllung dieses Willens gefährdet wird.

Dabei ist eine Kombination dieser beiden Fälle nicht selten. Der Befolgung des göttlichen Willens stehen nicht nur die Wünsche und Begierden des eigenen Egos, sondern auch Beeinflussungsversuche anderer Menschen gegenüber. Die Willensstärke entscheidet dann über den Ausgang, möglicherweise erst nach hartem Ringen. (329/7–10)

Dauerhafte Verhaltensänderung bedingt Hilfe von aussen und Anstrengung

Die Lebensenergie durchfliesst uns, wenn wir verstehen, sie aufzunehmen und wenn wir ihr keine Hindernisse in den Weg legen. Dann verlässt sie uns wieder. Bei diesem Durchfluss entstehen die sogenannten Lebensfelder. Dies sind magnetische Felder.

Entsprechend dem Gesetz, dass Gleiches von Gleichem angezogen wird, bestimmt die Art des magnetischen Feldes, dass weiterhin solche Qualität durchfliesst, die dieses Feld verursacht hat. Eine Änderung der Qualität der Lebensenergie, die ein Mensch aufnimmt, hat daher die Änderung des Feldes zur Voraussetzung. Die Änderung eines bestehenden Feldes, das mit einem geschlossenen System vergleichbar ist, kann nur mit Hilfe aus der physischen oder geistigen Welt erfolgen.

Geistig hochstehende Wesen aus dem Diesseits und dem Jenseits können uns bei der Verbesserung unserer Felder behilflich sein, so wie ein Stück magnetisches Eisen ein Stück nichtmagnetisches ausrichten kann, sodass es selbst magnetisch wird. Beim Eisenmagneten sind die Verhältnisse jedoch wesentlich einfacher als beim Menschen. So muss vor allem beim Menschen die Bereitschaft bestehen, eine solche Hilfe anzunehmen, was meist erst bei einem bestimmten Ausmass von Leidensdruck der Fall ist. Wenn dann ein solcher Impuls von aussen empfangen werden darf, sind grosse Anstrengungen notwendig, um einer erreichten Änderung Dauer zu verleihen.

Es beginnt jetzt nämlich eine lange Auseinandersetzung, bei der sowohl Kräfte in Richtung Rückkehr zum alten Gleichgewichtszustand wirken, als auch Kräfte in Richtung eines neuen Gleichgewichtszustandes. Es müssen über lange Dauer grosse Anstrengungen gemacht werden, um ein «Zurückkippen» zu verhindern. Es sind die bekannten Mittel, die uns dabei helfen können: der Rückzug aus der Aussenwelt in die Innenwelt, die Schaffung geeigneter Umweltbedingungen bezüglich Menschen, Natur, Farben, Tönen usw., ebenso die Aufnahme entsprechender Nahrung. Es geht mit anderen Worten darum, durch bewusstes Arbeiten dafür sorgen, dass jener Teil in uns, der von aussen angehoben wurde, durch Zufuhr entsprechender Energie gestärkt, und nicht von seinem wieder erstarkenden Gegenspieler erdrückt wird.

Dabei sind die Gedanken und Gefühle, die wir zulassen, von ganz entscheidender Bedeutung. Je grösser jedoch die Flut negativer Gedanken ist, desto weniger können wir uns ihrer erwehren, wenn wir noch nicht innerlich erstarkt sind. Daher müssen wir die äusseren Bedingungen so zu ändern trachten, dass durch sie positive Gedanken ausgelöst werden, solche Gedanken, die den weiterentwickelten Teil stärken, nicht solche, die ihn erdrücken. Solcher Fortschritt ist eine langwierige Aufgabe, Rückfälle sind unvermeidlich, und es ist daher äusserst wertvoll, alle Mittel und Wege zu kennen und zu nutzen, um ein stabiles Gleichgewicht auf einem hohen Niveau zu erreichen. Wer nicht bereit ist, die entsprechende Arbeit zu leisten, wird es nicht schaffen. Standhafte Ausdauer ist vonnöten, und das Spiel mit dem Feuer äusserst gefährlich. (142/3–7)

Die Wesen in der physischen und in der geistigen Welt, die anderen Menschen dazu verhelfen möchten, aus dem «Teufelskreis», in dem sie gefangen sind, auszutreten, sind in ihren Möglichkeiten beschränkt, da sie den freien Willen des Einzelnen nicht tangieren dürfen. Es wurde bereits darauf aufmerksam gemacht, dass Menschen anderen Menschen helfen sollen, damit diese ihren Weg gehen können. Dabei sind jedoch als Mittel nur das Führen eines vorbildlichen Lebens und das Erteilen von Ratschlägen, dort wo solche erwünscht sind, zugelassen. So sind auch die Hilfsmöglichkeiten jenseitiger Wesen Gesetzen unterstellt, die einem höheren Plan unterstehen. (149/8)

Vier Voraussetzungen um in Prüfungen bestehen zu können

Auf unserem Wege gibt es zahlreiche Schwierigkeiten, Hindernisse, Prüfungen. Um sich darin richtig verhalten zu können, ist es bedeutungsvoll, dann, wenn wir in eine solche Situation kommen, uns bewusst zu machen, dass wir uns jetzt in einer solchen Situation befinden und dann die entsprechenden Massnahmen veranlassen. Wenn wir uns bewusst sind, dies ist eine Prüfung, darin sollen und wollen wir uns bewähren, so werden wir sie viel eher bestehen können, als wenn wir das Hindernis als feindlich betrachten und uns negativen Gefühlen ausliefern.

Die erste Voraussetzung eine Prüfung zu bestehen ist die Wachsamkeit. Es ist notwendig wachsam zu sein, damit wir erkennen können: halt, da ist eine Prüfung, in ihr gilt es zu bestehen. Wenn wir mit klarem Kopf, von jeglichem negativen Denken und Fühlen frei, uns fragen, welches der Sinn dieses Widerstandes ist, dann werden wir diese Prüfung auch bestehen können, wenn wir diesen Erkenntnissen entsprechend handeln. Wir kennen dann unsere Aufgabe, werden uns bewusst, welche Möglichkeiten wir haben, sie zu erfüllen und werden die richtige wählen und ausführen können. Wenn wir nicht wachsam sind, werden negative Gedanken in uns ebensolche Gefühle hervorrufen; und wir werden von diesen solchermassen beeinflusst, dass wir uns gar nicht bewusst werden, vor einer Prüfung zu stehen. Wir laufen blindlings in die Falle und glauben uns einer Ungerechtigkeit gegenübergestellt, die wir anderen Menschen anlasten.

Die zweite Voraussetzung um die Prüfung zu bestehen ist es, die uns darin gestellte Aufgabe klar zu erkennen. Es geht stets um Interessen auf der sinnlich - materiellen Ebene, um Besitz, Ehre, Einfluss und dergleichen. Das bedeutet nicht, dass es um etwas Negatives an sich geht. Wir haben das Recht Besitz zu haben, unsere Ehre zu verteidigen, Einfluss zu besitzen. Es sind dies Mitteln, die zur Erfüllung unserer Aufgabe notwendig sind. Alles ist jedoch eine Frage des Masses. «Du sollst den Nächsten lieben wie dich selbst» bedeutet, auch ihm dies zuzugestehen. Es ist daher notwendig uns die Frage zu stellen, welche Interessen von uns und welche Interessen von anderen Menschen hier tangiert werden. So können wir Klarheit gewinnen über die gestellte Aufgabe. Das Erkennen der Aufgabe bedeutet daher das Feststellen, welche Interessen von uns und von anderen Menschen durch diese Prüfung tangiert werden.

Die dritte Voraussetzung um in der Prüfung zu bestehen ist es, die Interessen gegeneinander abzuwägen. Es ist freilich nicht leicht, die korrekte Entscheidung zu fällen. Das eigene Ego versucht einmal mehr, den klaren Blick zu vernebeln. Entscheidend ist es, sich wie ein Richter zu verhalten, dem von einer Partei Beschuldigungen der andern Partei gegenüber vorgetragen werden. Die Fakten, die wesentlichen Punkte gilt es herauszuschälen und diese in weiterem Rahmen zu betrachten. Das Ego als Ankläger wird stets versuchen, die eigenen Interessen als weit wichtiger darzustellen und die Verletzung der Interessen anderer als Folge derer Verhalten darzustellen, als «gerechte Strafe», als «Lehre» für diese usw. Es lohnt sich beide Parteien — die eigene und die «gegnerische» als Wesen auf ihrem Wege zu erkennen zu trachten, geführt vom eigenen Selbst und behindert vom eigenen Ego.

Es ist dabei entscheidend, auf welcher Ebene der geistige Kontakt gesucht wird, Gedanken weitergeleitet werden. Ist dies auf der Ebene des Wahren Selbst oder des Ego? Die Ergebnisse werden recht unterschiedlich sein. Jeder Gedanke, den wir einem Menschen widmen, beeinflusst diesen und es ist die Qualität dieser Gedanken, die bestimmt, in welcher Weise sie ihn beeinflussen. Die dritte Voraussetzung um die Prüfung zu bestehen ist es daher, das richtige eigene Verhalten dem Kontrahenden gegenüber zu bestimmen, sowohl bezüglich der Gedanken, Worte und Taten. Wenn wir uns der wahren Situation beider Teile bewusst werden, sollte dies nie ein unüberwindliches Hindernis sein.

Die vierte Voraussetzung um die Prüfung zu bestehen ist es, das Resultat zu akzeptieren, das anfällt. Jeder Mensch wird in Situationen geführt, die er als ungerecht empfinden mag, ob richtigerweise oder nicht, ist dabei nicht entscheidend. Das Ergebnis akzeptieren verhindert das Entstehen negativer Gedanken und Gefühle. Wie bei den drei vorhergehenden Voraussetzungen stehen hier wieder solche Gedanken und Gefühle im Vordergrund. Sie würden uns auch hier wieder nichts helfen. Ob eine Entscheidung im Nachhinein veränderbar ist oder nicht, negative Gefühle sind dabei im einen wie im andern Falle ein Hindernis. Gibt es eine Möglichkeit im Nachhinein das Ergebnis des Entscheides noch zu verbessern, so erschweren sie das Erkennen und das Nutzen solcher Möglichkeiten, und wenn es keine solchen Möglichkeiten gibt, so erschweren sie das zukünftige Befinden in nutzloser Weise.

Es liegt daher im eigenen, wahren Interesse zu akzeptieren, hinzunehmen, was uns gesandt wird. Dies bedeutet, sich nicht innerlich dagegen aufzulehnen. Im Geiste Widerstand zu leisten bringt nur Leid. An dessen Stelle sollen wir zu ergründen suchen, warum uns dies gesandt wurde — nicht im Sinn von hadern mit dem Schicksal, sondern um daraus zu lernen.
Ungerechtigkeiten, die uns gesandt werden, können am Zusammenhang stehen mit Ungerechtigkeiten, die wir anderen zukommen liessen. Wir werden dann in eine analoge Situation gebracht, damit wir lernen können, dass es falsch ist, was wir andern angetan haben. Es kann aber auch den Sinn haben, unsere Bereitschaft zu prüfen, hinzunehmen, was uns gesandt wird, unsere wirkliche Demut, die aus der Erkenntnis hervorgeht, dass wir kleine Teile eines Ganzen sind, die sich in dieses Ganze einfügen müssen, ohne die grösseren Zusammenhänge zu erkennen.

Akzeptieren bedeutet jedoch nicht, jede Ungerechtigkeit, die uns jemand antun will, hinzunehmen. Es ist unser Recht und unsere Pflicht, unsere gerechten Interessen wahrzunehmen. Um unsere Aufgabe in diesem Leben zu erfüllen, benötigen wir materielle Güter und eine natürliche Autorität. Sich von anderen Menschen freiwillig — aus Angst oder Trägheit — missbrauchen zu lassen ist falsch. Es bringt weder diese, noch uns, auf unserem Wege weiter. Es ist notwendig, für Wahrheit und Gerechtigkeit einzutreten, für sich und für andere. Das richtige Mass und die richtigen Mittel zu finden ist unsere Aufgabe. Wir haben dabei Hilfen, in dieser und vorallem in jener anderen Welt, der geistigen. Wir müssen uns jedoch darum bemühen.

Leid steigert die Bereitschaft, das Verhalten zu ändern

Je weiter wir uns vom richtigen Weg, von den Gesetzen entfernen, desto schwieriger wird die Umkehr. Ja, wenn nicht noch eine andere Kraft wirken würde, wäre eine Umkehr bei einem gewissen Punkt ausgeschlossen. Diese andere Kraft muss, aus verständlichen Gründen, mit der Entfernung vom richtigen Weg auch zunehmen, sonst wäre sie ja entweder am Anfang so gross, dass ein Entfernen vom Weg gar nicht möglich wäre - und damit auch der freie Wille illusorisch - oder aber sie würde mit der zunehmenden Entfernung vom Weg relativ immer schwächer und damit auch bedeutungslos.

Diese Kraft, die mit der Entfernung vom richtigen Weg stets zunimmt, ist das Leid. Je weiter wir uns aus dem Gesetz, aus der Ganzheit entfernen, desto mehr Leid schaffen wir uns. Diese Kraft vergrössert die Bereitschaft, auf den richtigen Weg zurückzukehren. Jeder hat die Freiheit, sein Leid so gross anwachsen zu lassen, wie er will. Es erfolgt in jedem Fall eine gerechte Abrechnung.

Um auf den richtigen Weg zurückzukehren, muss man denselben auch kennen. Dies wird immer schwieriger, je weiter man sich von ihm entfernt hat. Ohne Hilfe weiterentwickelter Wesen wäre ein Zurückfinden kaum mehr möglich, wenn man sich zu weit entfernt hat.

Das Leid nun schafft die Bereitschaft, Hilfen anzunehmen, aus der diesseitigen oder aus der jenseitigen Welt: Not lehrt beten. Daraus folgt dann die Erkenntnis des falschen Verhaltens, und damit ist die Voraussetzung für die Verhaltensänderung gegeben. Ohne Anstrengung wird jedoch eine Verhaltensänderung nicht zu erreichen sein. Diesen Teil hat jeder selber zu leisten. Ratschläge dafür, wie dies zu erreichen ist, kann er sich beschaffen, wenn er sich bemüht. (149/10–13)

Wer seinen Weg geht, wird von grossem Leid verschont bleiben, denn wer freiwillig seinen Weg geht, seine Aufgabe erfüllt, wird

nicht die Hilfe des Leides in Anspruch nehmen müssen.
Wer diese Chance jedoch nicht versteht und wer sie nicht nutzt, der wird durch Erfahrungen darauf hingewiesen, die er als leidvoll empfinden mag. Viele werden diese Zeichen verstehen und sich ändern, andere werden nicht bereit sein, Einsicht zu üben; sie werden die Konsequenzen zu tragen haben. (234/5–6)

Wir haben die Freiheit, uns zu verweigern. Dies führt zu Disharmonie, zu Leid, damit wir erkennen können, dass dies der falsche Weg ist, und damit wir uns ändern. Aber auch hier haben wir wieder die Freiheit zu handeln oder nicht. Wir können einsichtig werden oder uneinsichtig bleiben, es ist unsere freie Wahl. Niemand hat das Recht, uns da Vorschriften zu machen, aber wir müssen auch die Konsequenzen unseres Handelns tragen; und wenn wir noch nicht einsichtig geworden sind, wenn wir diese Erde verlassen, dann werden wir mit dieser ungelösten Aufgabe wieder antreten. (227/8)

Die Führung will uns dazu bringen, dass wir uns auf unserem Weg weiterentwickeln, dass wir lernen, den Einfluss des Ego zu überwinden, und uns dem Dienst am Ganzen hinzugeben. Wir dürfen dabei nie vergessen, dass es ein Weg ist, den wir zu gehen haben, und nicht ein Sprung. Er braucht Zeit, und jeder muss ihn aus eigener Erkenntnis gehen. Dies schliesst auch das Recht ein, Irrwege zu gehen und so zu lernen, den richtigen Weg zu finden.

Niemand hat das Recht, jemanden dieser Möglichkeit zu berauben. Es ist oft nicht leicht zuzusehen, wenn Eltern, Geschwister, Kinder oder Freunde einen offensichtlichen Irrweg gehen. Aber wir haben kein Recht, uns da einzumischen, wenn es von diesen Menschen nicht gewünscht wird. Wir haben auch hier zu akzeptieren. Den freien Willen, den jeder Mensch besitzt, dürfen wir nicht in Frage stellen. (433/5–8)

Demut ist eine bedeutungsvolle Hilfe bei der Verhaltensänderung

Die Gesetze kennenzulernen ist unsere eine Aufgabe, und damit fest verbunden ist die andere, die so erlangten Kenntnisse auch zu befolgen. Wir wissen, dass alle diese Gesetze in dem einen Hauptgesetz enthalten sind, und wir wissen auch, dass Liebe bedeutet, sich und anderen auf ihrem Weg vorwärtszuhelfen. Dadurch steht fest, wo und in welcher Weise wir zu suchen und zu prüfen haben. Den Gesetzen entsprechend zu leben ist lustvoll, ihnen entgegen leben zu wollen ist unlustvoll, leidvoll. Es ist die Basis des Leides, das uns widerfährt und das wir umgehen können, wenn wir den Gesetzen entsprechend leben.

Die Gesetze nicht befolgen zu wollen bedeutet, sich über sie stellen zu wollen. Nur der Schöpfer der Gesetze steht über ihnen, die Geschöpfe sind ihnen unterstellt. Die Sünde wider den Geist ist der Versuch eines Geschöpfes, Schöpfer spielen zu wollen. Dies kann stets nur schweres Leid erzeugen, dessen Überwindung mühsame Arbeit erfordern wird.

Demut ist daher ein Mittel, sich grosses Leid zu ersparen; es ist die Demut dem Schöpfer gegenüber. Unterwürfigkeit anderen Geschöpfen gegenüber ist jedoch gefährlich und nicht angebracht. (116/8–10)

Demut bedeutet, sich in die Schöpfung einzuordnen und die übrigen Teile der Schöpfung als gleichbedeutend zu betrachten, unabhängig davon, ob sie auf dem Entwicklungsweg weiter fortgeschritten sind oder weniger weit. Alle haben sie ihren Weg zu gehen und zurückzukehren zum Ausgangspunkt. Dabei sollen sich alle gegenseitig unterstützen. Der weiter Fortgeschrittene hat dabei dem weniger weit Fortgeschrittenen beizustehen, ohne dabei dessen Recht auf Freiheit zu tangieren.

Demut gegenüber dem Schöpfer bedeutet, seinen Willen zu akzeptieren. Dies schliesst den ehrfürchtigen Umgang mit dem Werk des Schöpfers, der Schöpfung, ein. Es bedeutet aber auch, unser Schicksal zu akzeptieren, positiv anzunehmen. Wir sind hier um zu lernen, um uns weiterzuentwickeln. Dazu ist es notwendig, in Situationen geführt zu werden, die uns Zusammenhänge erkennen lassen. Solche Situationen mögen häufig leidvoll sein, mögen uns unverständlich und hart erscheinen. Es hängt alles davon ab, wie wir uns in diesen Situationen verhalten, welche Konsequenzen wir ziehen. Akzeptieren, den Sinn zu erkennen suchen und das Verhalten ändern ist die eine Möglichkeit; auflehnen, schimpfen, Widerstand zu leisten suchen und im alten Verhalten verharren ist die andere. Es ist nicht schwierig zu erkennen, welches die leidvollere Variante ist. Schwieriger ist es dann, wenn man in eine entsprechende Situation geführt wird. Prägen wir es uns daher jetzt ein, damit wir uns im entscheidenden Moment erinnern und richtig verhalten können.

Kommen wir nochmals auf jene Menschen zurück, die nicht bereit sind, sich Gedanken zu machen über ein Weiterleben nach dem Tod. Damit sie ihr Verhalten ändern, werden sie in Situationen geführt, die sie zum Nachdenken veranlassen wollen.

Unsere Aufgabe ist es jedoch keineswegs, andere Menschen in solche Situationen führen zu wollen. Wir haben nicht Schicksal zu spielen. Wir würden uns dadurch Leid einhandeln, d.h. wir müssten in eine ebensolche Situation geführt werden, um dies verstehen zu lernen. Was wir jedoch tun können, ist die Erkenntnis verbreiten, dass das Leid uns etwas sagen, uns helfen will, damit jene, die dieser Situation dann begegnen, sich zu ihrem Vorteil verhalten können. Aber auch hier haben wir die Freiheit der Mitmenschen zu respektieren, wir dürfen uns ihnen nicht aufdrängen - nur Rat geben, wo solcher erwünscht ist, und Vorbild sein.

Das Wort Demut wurde in der Vergangenheit häufig missbraucht. Die sozial Stärkeren - Eltern, Arbeitgeber, Amtsinhaber weltlicher und religiöser Organisationen usw. - verlangten Demut. Dadurch hat das Wort einen unangenehmen Beigeschmack bekommen. Dies ändert jedoch nichts an der Tatsache, dass Demut gegenüber dem Schöpfer notwendig ist, zu unserem Wohl in diesem Leben und auch danach. (455/9-12)

Geduld und Disziplin als Hilfe bei der Verhaltensänderung

Geduld und Disziplin gehören zusammen. Es gibt keine Geduld ohne Disziplin, und es gibt keine Disziplin ohne Geduld. Wir können Disziplin als ein Bemühen zur Erreichung eines Zieles über längere Zeit umschreiben, und Geduld als Erwarten eines Zieles über längere Zeit. Dieses Erwarten kann aktiv sein - dann würde es der Definition von Disziplin entsprechen - oder passiv. So gesehen wäre Disziplin nichts anderes als aktive Geduld und damit auch eine Form der Geduld. Wir können jedoch auch die Geduld als eine Komponente der Disziplin betrachten.

Wenn wir eine Änderung des Verhaltens erreichen wollen, müssen wir uns vorerst klar darüber werden, dass diese Änderung zu unserem Wohl ist. Wir können diesen Vorgang als Bewusstwerdung bezeichnen. Wir können ihn aber auch als Erkenntnis bezeichnen, da wir ja eine notwendige Änderung erkennen müssen. Mit Recht sagt der Volksmund: «Erkenntnis ist der erste Schritt zur Besserung.» Er ist nicht die Besserung selbst, sondern nur der Anfang, die notwendige Voraussetzung.

Nach der Erkenntnis beginnt die Arbeit. Bei jeder Arbeit - im Materiellen wie im Geistigen - muss man sich zuerst darüber klar werden, was man will, und dann daran gehen, dieses Ziel zu erreichen, es zu verwirklichen, es in die Wirklichkeit umzusetzen. Im Materiellen kann, je nach dem Ziel, die Arbeit von langer oder kurzer Dauer sein.

Im Geistigen sind Änderungen immer das Resultat längeren Bemühens. Wir müssen das Erkannte im Alltagsleben immer wieder verwirklichen, unter den verschiedensten Situationen. Es sind letzten Endes immer wieder Prüfungen, die wir zu bestehen haben, in denen wir die Anwendung des Erkannten unter Beweis zu stellen haben.

Ob wir in der Prüfung erfolgreich waren, können wir immer wieder feststellen. Wenn wir bezüglich des Rauchens, des Trinkens oder einer anderen materiellen Gewohnheit entgegen des Erkannten, entgegen dem gefassten Vorsatz handeln, können wir dies durch die materiellen Veränderungen, das gebrauchte Glas oder den Zigarettenstummel feststellen.

Wir können es aber auch durch das Gefühl feststellen. Es ist einerseits das Gefühl am Anfang, beispielsweise wenn wir die Zigarette anzünden, und es ist anderseits das Gefühl im nachhinein. Wenn wir entgegen unserem Vorsatz, entgegen unserer Erkenntnis gehandelt haben, dann ist das Gefühl unlustvoll. Wir können natürlich versuchen, uns etwas vorzumachen; manchmal gelingt es besser, manchmal weniger gut.

Verhaltensänderungen im Geistigen können wir nur im Geistigen feststellen. Wenn wir uns vornehmen, nicht mehr gekränkt zu sein, und es tut jemand etwas, auf das wir üblicherweise mit Gekränktheit reagieren, so weist kein Glas und kein Zigarettenstummel auf einen Erfolg oder einen Misserfolg bei der Verhaltensänderung hin.

Wenn wir auf unsere Gefühle achten, so werden wir jedoch leicht feststellen, ob wir bestanden haben oder nicht. Wenn es uns nicht gelungen ist, die Prüfung zu bestehen, das Gekränktsein zu verhindern, so ist das damit verbundene negative Gefühl die klare Antwort: wir fühlen uns schlecht. Dies gilt selbstverständlich für alle negativen Gefühle: Eifersucht, Hass, Neid, Angst usw. Das negative Gefühl, die unlustvolle Empfindung ist die sofortige Bestätigung, die negative Quittung.

Wenn wir unser Verhalten ändern wollen, gibt es verschiedene Wege. Es ist das Erbitten von Hilfe aus der irdischen oder der geistigen Welt, und es ist das eigene Bemühen. Das Erbitten von Hilfe macht jedoch das eigene Bemühen keineswegs überflüssig. Ganz im Gegenteil, eigenes Bemühen ist die Voraussetzung für Hilfe. Hilfe aus der jenseitigen Welt wird uns ebensowenig zufliessen, wenn wir uns nicht ehrlich bemühen, wie auch der Besuch von Kursen und das Hilfe-Erbitten bei anderen Menschen nichts nützt, wenn wir nicht bereit sind, die erhaltenen Ratschläge auch zu verwirklichen. Jeder muss seinen Weg selber gehen.

Die Verhaltensänderung braucht immer ihre Zeit. Wenn wir einen falschen Weg gehen, müssen wir ihn auch wieder zurückgehen. Es gibt viele Theorien - biologische, psychologische und soziologische - wie falsche Gewohnheiten und Süchte entstehen und wie man wieder davon frei wird. Aber alle wirklich ernsthaften Theorien sind sich darin einig, dass Arbeit während längerer Zeit notwendig ist.

Arbeit über längere Zeit braucht Geduld, braucht Disziplin. Wenn wir diese Arbeit unterbrechen, fallen wir unweigerlich wieder zurück. Es gibt Kräfte, die immmer wieder zurückziehen und die wir überwinden müssen, wenn wir auf unserem Wege fortschreiten wollen. Es ergibt keinen Sinn, Wege zu suchen, die uns ohne die geduldige, die disziplinierte Arbeit dem Ziel näher bringen sollen. Es sind Irrwege, die uns ganz im Gegenteil vom Ziel wegführen.

Es gibt Techniken, die uns helfen können, von falschen Gewohnheiten und Süchten besser loszukommen. Es gibt aber auch Reflexhandlungen, Verhaltensweisen, die wir in bestimmten Situationen unbewusst vornehmen, und es gibt Orte und Personen, die uns immer wieder zu bestimmten Handlungsweisen veranlassen, und es gibt auch Gedanken, die - wenn wir ihnen Gastrecht gewähren - uns zu gewissen Handlungen veranlassen. Um solche Gefahren zu erkennen, dürfen und sollen wir auch unseren Verstand einsetzen.

Wir müssen unsere Gedanken und Verhaltensweisen genau beobachten. So werden wir uns der kritischen Momente bewusst, in denen wir reagieren müssen, wenn wir unser Verhalten den Erkenntnissen entsprechend ändern wollen. Disziplinierte Arbeit, geduldiges Bemühen ist dabei in jedem Falle notwendig. (481/2-14)

Diszipliniertes Bemühen ist ebenso unerlässlich wie Demut, wenn falsche Verhaltensweisen überwunden werden sollen. Was im Laufe der Zeit falsch gelaufen ist, braucht auch wieder seine Zeit, um ausgeglichen zu werden. Wer einen Irrweg gegangen ist, muss ihn auch wieder zurückgehen. (450/10-12)

Drogen sind keine Alternative zur Verhaltensänderung

Das Verlernen des Sinns des Leides ist eine der grossen Tragiken der Gegenwart. Der Glaube, das Leid mit Hilfe von Drogen überwinden zu können, ist eine Täuschung, und jede Täuschung muss eines Tages zu einer Ent-Täuschung werden.

Es spielt keine Rolle, ob diese Drogen Medikamente, Alkohol oder eine verbotene Art sind. Das Ziel der Drogen ist immer dasselbe: dem Leid zu entfliehen, ohne sein Verhalten ändern zu müssen. Scheinbar gelingt dies denn auch einige Zeit, aber unweigerlich macht sich die Depression, die Krankheit oder eine andere Form des Leides immer wieder bemerkbar. Stärkere Mittel scheinen für einige Zeit Hilfe zu bringen, aber dass auch dies wieder nur eine Täuschung ist, wird man allzubald wieder erfahren müssen. Es wird immer schwieriger, der Wahrheit auszuweichen zu können, je länger der Versuch dauert.

Auch die Ablenkung durch äussere Aktivitäten führt unweigerlich einmal zu einen Punkt, wo dieses Mittel versagt. Im Grunde ist dies nicht anders, als bei den Drogen, meist führt es mit der Zeit auch zu denselben.

Die innere Leere kann durch äussere Aktivitäten überspielt werden, oder durch Drogen, die das Erkennen der Leere verhindern sollen. Die innere Stimme wird jedoch niemals ganz unterdrückt werden können. Es wäre besser, dies gar nicht erst zu versuchen. (403/5-8)

Das Leid ist eine Hilfe, die uns gesandt wurde. Wenn wir uns vom Leid in der richtigen Weise führen lassen, dann verliert es seinen Stachel. Wenn wir uns ihm jedoch widersetzen, nicht verstehen wollen, was es uns sagen will, dann dringt dieser Stachel immer schmerzhafter in uns. Der Grossteil der Menschen versucht dann, mittels Drogen irgendwelcher Art diesen Schmerz zu übertönen. Dies gelingt am Anfang gut und allmählich immer schlechter.
Einmal kommt der Zeitpunkt, wo diese Methode nicht mehr

wirkt. Die Wirkung immer stärkerer Drogen und immer stärkerer Leiden wechseln gegenseitig ab. Anstelle dieses langsamen Dahinsterbens versuchen solche Menschen oft ihr Leben gewaltsam zu beenden. Es gibt dabei alternative, wie auch systemkonforme Methoden. Das Ergebnis bleibt dabei dasselbe. Die Erfahrungen, die solche Menschen dann machen müssen, sind leidvoll. Sie bezwecken, auch in der jenseitigen Welt den Menschen zu belehren, zu erziehen, ihm verständlich zu machen, dass sein Wille einem höheren, ganzheitlichen Willen untergeordnet werden muss. (283/3-4)

Der falsche Weg wird uns mit Hilfe des Leides als solcher erkennbar gemacht. Unlustgefühle machen uns darauf aufmerksam, dass etwas nicht stimmt, und der Kluge wird sich dann die Frage stellen, was ihm dieses Gefühl sagen will und daraus die Konsequenzen ziehen.

Der Unwissende jedoch wird versuchen, sich dieser Unlustgefühle zu entledigen. Er hat dazu viele Möglichkeiten: legale und illegale Drogen - im weitesten Sinne dieses Wortes - bieten sich in reicher Zahl an, um diese Unlustgefühle wegzuschwemmen, zu unterdrücken.

Solche Symptombeseitigung ist jedoch nicht auf Dauer wirksam. Über kurz oder lang meldet sich das Leid in neuer Form. Das Ausweichen wird immer schwieriger, aber die Menschen legen hier eine fast unglaubliche Ausdauer an den Tag, um den entscheidenden Schritt nicht tun zu müssen.

Irgendwann ist dann die letzte Gelegenheit vertan; ein Leben wurde umsonst gelebt. Die Chance, die uns eine Inkarnation auf dieser Erde bietet, wurde nicht genutzt. (351/23-26)

Dies ist eine Schreibweise der Gesetze: sie ist in jedem Menschen festgehalten, und wenn er sich bemüht, wird er sie auch lesen können. Das eigene Wohlbefinden ist der Kompass auf dem Weg. Wer sich gut fühlt, in Übereinstimmung mit dem Schöpfungsplan, der wandert auf dem richtigen Weg; wer sich stets oder zeitweise schlecht fühlt, der befindet sich auf einem Irrweg

– dies soll ihm das schlechte Gefühl signalisieren.

Man kann dieses Signal zeitweilig ausschalten; dies ist mit Hilfe des Rausches möglich. Es kann Geld-, Macht-, Sex-, Alkohol- oder irgend ein anderer Rausch sein. Aber jeder Rausch geht irgendwann zu Ende, und dann kommt der Kater, die eigentlich lichten Momente, in denen man fühlt, dass so der richtige Weg doch nicht sein kann. Diese Erkenntnis kann man unterdrücken, doch je weiter man auf dem falschen Weg fortschreitet, desto mehr von der Droge ist notwendig, um die innere Stimme, das Gewissen zu unterdrücken. Die Sucht nimmt ihren Lauf.

Ob und wann eine Umkehr, eine Rückkehr auf den richtigen Weg erfolgt, hängt von der Einsichtsfähigkeit des Individuums ab. Diese wiederum hängt mit den bekannten Tugenden zusammen: Glaube, Vertrauen, Demut und vor allem von der Liebe, Liebe zum Schöpfer und zur gesamten Schöpfung. Da in dieser Liebe automatisch alle die anderen Tugenden enthalten sind – eine Liebe zum Schöpfer und zur Schöpfung ohne Glaube, ohne Demut, ohne Vertrauen ist gar nicht möglich – ist dies das Hauptgesetz, das alles umschliesst. (089/5–6)

Sucht ist eine Form des Suchens, in einer falschen Richtung allerdings

Sucht ist eine Form des Suchens. Man fühlt, dass etwas fehlt, man möchte das, was fehlt, finden. Da man nicht weiss wo suchen, macht man eine verzweifelte Handlung, eine Handlung, die einem eine gewisse Hoffnung bietet, irgendwo das Hellere zu finden. Auch wenn man dann schon längst gemerkt hat, dass man so nicht zum Licht kommt, rennt man sich immer wieder den Kopf an dieselbe Mauer. Wie die Fliege immer wieder gegen die Fensterscheibe anrennt - auch wenn vielleicht ein anderes Fenster offen steht - bis sie tot herunterfällt.

Keine Fliege rennt jedoch gegen die Scheibe, wenn sie den rechten Weg weiss. So ist es auch beim Menschen. Die Türe ist offen, er aber will mit dem Kopf durch die Wand. Wer den richtigen Weg erkennt, wird auch den falschen als falsch erkennen. Kein Mensch geht freiwillig den falschen Weg. Er will nicht die Sucht, die ihn nur plagt, aber er will es oft nach aussen nicht zugeben. Falsche Gewohnheiten müssen abgebaut werden. Es gibt dazu viele Wege: Verbindung mit Unlusterlebnissen, Überdenken der Folgen, Übungen aller Art. Alles geht aber einfacher im Glauben, dass man es schafft, wenn man nur den Willen dazu hat. Dann hat man aus sich heraus eine grosse Hilfe. (003/3–6)

Sucht ist eine Form des Suchens – in einer falschen Richtung allerdings. Es sind Irrwege, die aber oft schwer als solche zu erkennen sind. Immer wieder gibt es jedoch auf diesen Wegen lichte Momente, in denen erkennbar wird, dass mit diesem Weg etwas nicht stimmen kann. Es hängt von jedem selbst ab, ob er aus dieser Erkenntnis die Konsequenzen zieht oder nicht. Je nachdem werden die Folgen sein, die er auf sich nehmen muss. (132/6)

Wenn man von einem Menschen loskommen will, ist es wertvoll, sich mit anderen Menschen zu befassen. Auch wenn sich dann die unerwünschte Person stets einmischen will, wird sie mit der Zeit aufgeben, wenn wir ihr keinerlei Beachtung schenken. Genauso ist es, wenn man von einer Sucht loskommen will, beispielsweise dem Rauchen. Wenn man immer Rauchereien um sich hat, mit Rauchern zusammen ist und schliesslich ans Rauchen denkt, wird es viel schwieriger sein, vom Rauchen loszukommen. Gewisse Situationen kehren immer wieder zurück. Man kann sich darauf vorbereiten. Daher ist Disziplin unbedingte Voraussetzung, um auf seinem Weg fortschreiten zu können.

Hindernisse auf unserem Weg müssen beseitigt werden. Es sind immer dieselben Mittel, die wir dabei einsetzen können. Ausser der Disziplin ist es die Hilfe aus der jenseitigen Welt, um die wir bitten können und die uns auch zukommt, wenn wir unsern Teil beitragen. Zur Annahme dieser Hilfe braucht es Demut.

Demut - die Annahme von Hilfe - und Disziplin - konsequente Verhaltensweisen - sind nicht zwei rivalisierende, gegensätzliche Methoden, um ein Ziel zu erreichen, sondern zwei ergänzende. Unterstützung bringt auch der Umgang mit den richtigen Menschen. Es gibt viele Selbsthilfegruppen, die sich gegenseitig unterstützen zur Erreichung eines bestimmten Zieles. Auch ein verständnisvoller Partner oder Freund kann hilfreich sein.

Es sind jedoch nicht nur die wohlbekannten Süchte, die uns am Fortschreiten hindern. Neid und Misstrauen, Stolz und Machtbedürfnis, Raffsucht und Eifersucht, Schaffung sexueller Abhängigkeiten und viele andere Gefahren, die viel schwerer zu erkennen sind, besonders wenn sie einen selbst betreffen, sind bedeutungsvolle Hindernisse. Sie alle müssen erkannt und überwunden werden. Nur so wird der Mensch frei von seinen Abhängigkeiten, glücklich und fähig seinen Weg weiterzuschreiten, sein Ziel zu erreichen. Jeder hat diesbezüglich seine Aufgabe. Ständige Wachsamkeit ist Voraussetzung. Seien wir uns dessen stets bewusst, und treffen wir die notwendigen Massnahmen. Hilfe wird uns zufliessen, wenn wir sie erbitten. (425/4–10)

Eine Sucht ist etwas, das wir immer wieder benötigen, und ohne das wir nicht leben zu können glauben, obwohl es uns auf unserem Weg nicht weiterbringt. Es ist ein Ersatz, eine Droge, anstelle des wahren Mediums, der Lebensenergie. (313/15)

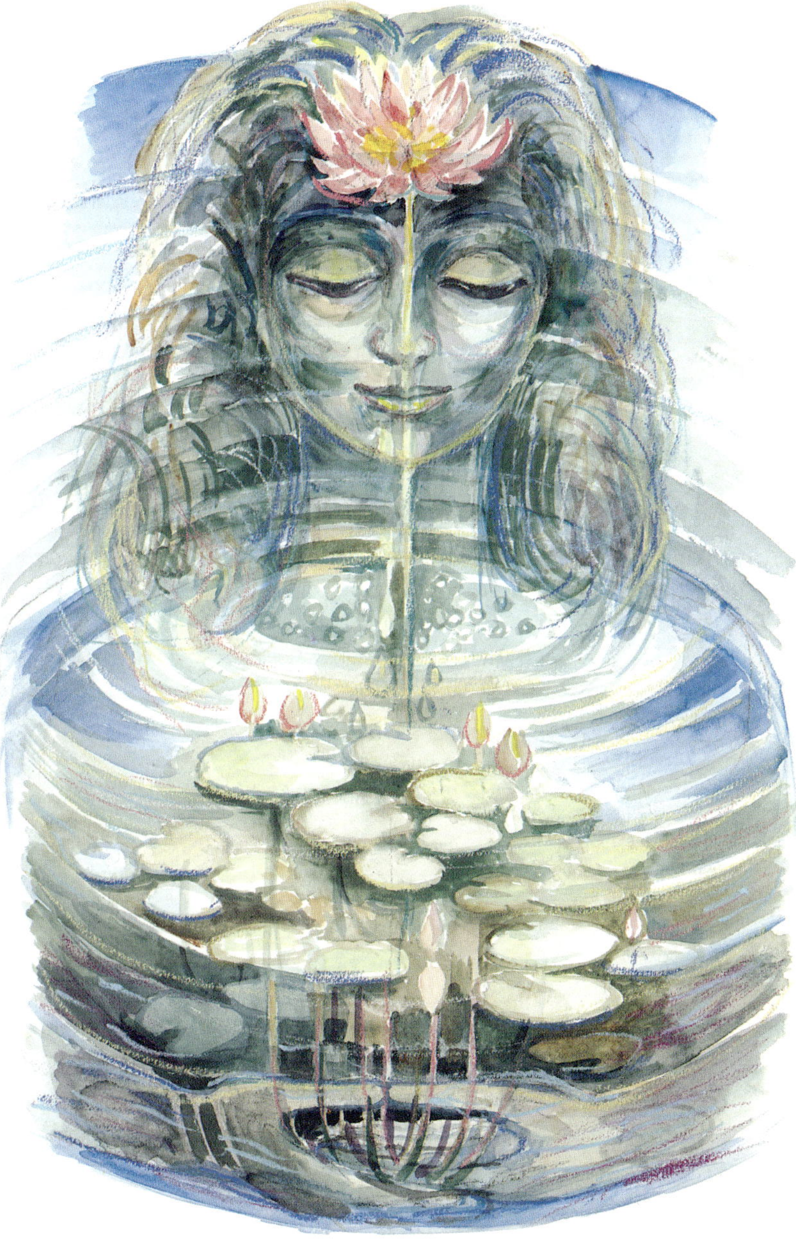

Teil 4

Verhaltensänderung beginnt bei den Gedanken und Gefühlen

Verhaltensänderung beginnt bei den Gedanken, Gefühlen und Gewohnheiten

Die Ansatzpunkte, die für die Verhaltensänderung von entscheidender Bedeutung sind, sind die Gedanken, die Gefühle und die Gewohnheiten. An diesen Punkten muss angesetzt werden, wenn unsere Taten sich ändern sollen. Die Taten sind also nicht das Entscheidende, sie sind lediglich die Früchte, die anfallen und an denen jemand erkennbar ist. Die Absichten, die Motivationen, die zur Tat führen, sind von grösserer Bedeutung.

Es gibt Techniken, wie Gedanken, Gefühle und Gewohnheiten verändert werden können. Wenn wir diese Techniken im richtigen Geist anwenden, so werden wir auf unserem Weg weiterschreiten.

Die Einflussnahme kann auf geistigem oder physischem Weg erfolgen; die Wirkung tritt in jedem Fall zuerst im Geistkörper und erst dann im physischen Körper auf, auch wenn es uns – wie beispielsweise bei körperlicher Betätigung – umgekehrt erscheinen mag. Die Verhaltensänderung ist gleichbedeutend mit der Beseitigung der Hindernisse im Energiefluss. (124/6–8)

Hindernisse in unserem Geistkörper entstehen immer durch unseren Geist. Es sind Gedanken, und wenn sie vom Gefühl gestärkt werden, so materialisieren sie sich. Sie bestehen dann im Geist und im Körper und belasten uns zweifach. Es ist daher besser, Gedanken, die uns vom Diesseits oder vom Jenseits eingegeben werden, gar nicht erst keimen zu lassen, sondern sie vorbeiziehen zu lassen wie Wolken.

Nur jene Gedanken, die aus unserem Inneren, aus dem Göttlichen in uns stammen, verdienen in unser Bewusstsein aufgenommen, mit Gefühlen durchtränkt und verwirklicht zu werden. So werden wir uns gut fühlen und auf dem richtigen Weg fortschreiten.

Es liegt an uns, welche geistige Haltung wir einnehmen, entsprechend kommen auch die Gedanken. Man kann dies üben, sich positiv einstellen bringt positive Gedanken, sich negativ einstellen bringt negative Gedanken. Natürlich gelingt eine Änderung nicht auf Anhieb, es muss wie alles erarbeitet und geübt werden, wenn es zu einem dauerhaften Erfolg führen soll. Aber es ist ein gewaltiger Unterschied im Lebensgefühl, ob positive oder negative Gedanken in unserem Bewusstsein keimen und wachsen. Ein Zustand von himmlischer Freude oder höllischer Pein ist das Ergebnis unserer Selbst - Programmierung. Unser Schicksal liegt in unserer Hand. (088/5-7)

Wir müssen die Kraft stets fliessen lassen, ohne ihr Widerstand entgegenzusetzen. Wenn die richtige Kraft fliesst, so fliessen auch die richtigen Gedanken. Bleibt diese Kraft jedoch in Hindernissen hängen, so wird sie uns nicht weiterbringen können. Wenn die Kraft fliesst, haben wir Verbindung zum All-Bewusstsein wie der elektrische Strom, der in unserem Haus fliesst, Verbindung mit dem ganzen Stromnetz besitzt. Wir können das All-Bewusstsein anzapfen, wie wir das Stromnetz anzapfen können, vorausgesetzt, dass keine Hindernisse dem Fluss im Weg stehen.

Wo der elektrische Strom fliesst, kann all das funktionieren, was vom Strom ausgeht. So ist es auch mit der göttlichen Kraft, wenn sie fliesst bewirkt sie all das, was wir als Leben kennen - als Bewegung, Farbe usw. - aber auch jene Funktionen, die im geistigen Körper vor sich gehen, im Zusammenspiel mit dem physischen Körper. (120/5-6)

Ob die Energie in uns fliessen, uns durchströmen kann, hängt von unserem Verhalten ab, unserem geistigen Verhalten, unserem Denken und Fühlen. Selbstverständlich ist auch unser physisches Verhalten bedeutungsvoll, es hängt jedoch mit unserem geistigen Verhalten zusammen. Unsere Gedanken und Gefühle bestimmen unsere Taten, Anderseits beeinflussen unsere Taten auch wieder unser Denken und Fühlen. Um aus diesem Teufelskreis auszubrechen, müssen wir unsere Gedanken und Gefühle in den Griff bekommen. Dort müssen wir ansetzen, wenn wir unser Verhalten ändern wollen. (448/6)

Schliesslich sind die negativen Gewohnheiten zu bekämpfen, was bereits vereinfacht ist, wenn man die negativen Gedanken und Gefühle in den Griff bekommt. Ausserdem muss man sich mit den negativen Gewohnheiten auseinandersetzen, indem man sie gedanklich druchspielt und die dabei entstehenden Gefühle nutzbringend umwandelt. Auch müssen Reflexe, die bei der Entstehung dieser Gewohnheiten mitwirken, erkannt und bewusst ausgeschaltet werden. (001/7)

Gedanken entstehen im Zusammenwirken äusserer und innerer Gegebenheiten

Gedanken sind das Ergebnis eines Zusammentreffens äusserer Gegebenheiten mit inneren Gegebenheiten. Wir kennen die Aussage, «jeder zieht jene Gedanken an, die seiner eigenen Entwicklungsstufe entsprechen».

Betrachten wir vorerst die innere Situation. Wir bezeichnen diese als den Entwicklungsgrad. Wir können sie auch bezeichnen als die eigene Frequenz oder aber als den Bewusstseinsgrad. Wir hören an anderer Stelle darüber, welche Faktoren diese innere Situation bestimmen. Dabei ist das gegenwärtige Leben nur zu einem kleinen Teil bestimmend gewesen.

Diese innere Situation ist nun also massgebend dafür, welche Gedanken angezogen werden. Aus dieser Umschreibung geht bereits hervor, dass die Gedanken von aussen kommen, dass sie in der Aussenwelt vorhanden sind und von uns angezogen werden. Gedanken sind Energien; denn alles ist Energie. Gedanken sind somit Energien, die in der Aussenwelt sind und von uns angezogen werden.

Da die Gedanken unserem Entwicklungsstand entsprechend angezogen werden, weist dies daraufhin, dass es verschiedenwertige Gedanken geben muss. Diese äusseren Gedanken vagabundieren umher und suchen sich Wesen, die ihrem Niveau entsprechen. Es ist sehr schwierig, solche Gedanken abzuweisen. Voraussetzung dazu ist Aufmerksamkeit. Nach dem Gesetz «Gleiches zu Gleichem», fliesst ein endloser Gedankenstrom beständig auf jeden Menschen zu.

Entscheidend für uns ist dann, wie wir auf diesen Gedankenstrom reagieren. Wir können auf diesen Gedankenstrom Einfluss nehmen, indem wir Gedanken annehmen oder ablehnen können. Gedanken ablehnen bedeutet, sie bewusst zur Kenntnis zu nehmen, sie dann als für uns wertlos, unerwünscht zu beurteilen und uns von ihnen wieder abzuwenden. Der Vorgang wäre etwa vergleichbar mit einer Auktion, an der Tiere, Gebrauchs-

oder Kunstgegenstände usw. angeboten werden. Um beurteilen zu können, was von dem Angebotenen interessiert, muss man es bewusst zur Kenntnis nehmen. Der Grad der Bewusstheit kann dabei verschieden gross sein. Werden Güter einer bestimmten Art angeboten, die einen grundsätzlich nicht interessieren, kann man jemanden beauftragen zu melden, wenn diese Güterart vorbei ist, man könnte auch sagen, man «stellt auf Automat». Man nimmt dann nicht mehr jedes Stück einzeln zur Kenntnis, wird aber hellhörig, wenn die Angebotsart wechselt.

Das Gegenstück hierzu ist das Annehmen von Gedanken. Wir können von herumschwirrenden Gedanken solche, die unserem Entwicklungsstand entsprechen, annehmen. Wir schenken ihnen unsere Aufmerksamkeit, dadurch werden sie gestärkt. Sie nehmen von uns Energie auf, wir durchtränken sie mit der Energie unserer Gefühle, sie werden «existent im Geiste». Sie leben mit uns, sind ständig in unserer Nähe, in unserer Aura, in unserem geistigen Körper. Sie wollen uns nicht mehr verlassen, sondern sich von unserer Energie am Leben halten. Sie sind unsere ständigen Begleiter, die wir ohne Anstrengung nicht mehr losbekommen.

Der Versuch, sie wieder loszuwerden, kann äusserst mühsam sein; je länger sie uns bereits anhängen, desto schwieriger. Ihr physisches Gegenstück sind die Läuse, die Flöhe und anderes Ungeziefer. Freiwillig gehen diese nur, wenn wir Voraussetzungen schaffen, die ihnen nicht mehr zusagen.

Wenn wir solchen Gedanken Obdach gewähren, machen sie sich immer dann bemerkbar, wenn eine Situation eintritt, die für sie «energieträchtig» ist. Neid, Schadenfreude, Herrschsucht usw. sind solche Gedanken, die sich dann jeweils bemerkbar machen, wenn die Situation günstig ist dazu. Sie können dabei ihre Wirkweise der Situation entsprechend ändern, bis zur Unkenntlichkeit. Aber sie können erkannt, durchschaut werden, man ist ihnen nicht hoffnungslos ausgeliefert. Wachsamkeit ist jedoch stets vonnöten, um nicht auf Täuschungen hereinzufallen.

Diese Gedankenarten kommen von aussen zu uns und werden in

gewissem Sinn ein Teil von uns, wenn auch ein Teil, von dem wir eines Tages wieder loskommen sollen und auch werden. Es ist lediglich eine Frage der Zeit.

Woher kommen nun diese Gedanken? Es sind negative Energien, die von menschlichen Wesen - lebenden oder verstorbenen - genährt, vermehrt und weitergegeben werden. Sie können sich äusserst schnell vermehren, wenn sie auf günstigen Boden fallen. Dies ist beispielsweise bei Massenanlässen der Fall und gilt für aktives wie passives Verhalten. So wie es in einem Fall zu Gewalttaten, Aggressivität führen kann, besteht im anderen Fall ein passives Unterwerfen unter einen Führer, dem man sich oft, wider besseren Wissens, unterordnet. Dies gilt auch in Vereinen, Gesellschaften usw. (261/2-11)

Wir haben die Möglichkeit, auf die Entwicklung der Gedanken Einfluss zu nehmen

Wir wissen, dass Gedanken Energien sind, und Energien bewegen sich im Normalfall mit einer bestimmten Frequenz weiter; sie fliessen. Grundsätzlich kann der Fluss der Energie mit dem Fluss des Wassers verglichen werden. Das Wasser fliesst von höheren Punkten zu tieferen Punkten, wo immer es die Möglichkeit dazu besitzt.

Auf diesem Fluss kann das Wasser jederzeit wieder emporsteigen. Dazu ist es jedoch notwendig, den Aggregatszustand zu ändern. Die Schwingung muss erhöht werden: Wasser kann in flüssigem Zustand nicht nach oben fliessen. Sobald es jedoch in den gasförmigen Zustand übergeht, kann es emporsteigen. Gelangt es dann wieder in kältere Luftregionen, dann kann es wieder abkühlen und zurückfallen. In flüssigem Zustand bleibt ihm nur eine Möglichkeit: nach unten.

Wo bleibt hier der Vergleich mit den Gedanken? Wir wissen, dass es Gedanken gibt, die einen «erheben», und dass es Gedanken gibt, die einen nach unten ziehen, depressive Gedanken. Es ist ganz klar, dass Gedanken der Freude eine viel höhere Frequenz besitzen als Gedanken der Trauer. Daher steigern auch positive Gedanken unsere Frequenz, und negative Gedanken wirken in umgekehrter Richtung.

Die äusseren Umstände bewirken beim Wasser und bei den Gedanken die Frequenz. So wären wir also mit unseren Gedanken in derselben Lage wie das Wasser: äussere Umstände allein bestimmen, was geschieht.

So wirken denn die äusseren Gegebenheiten auf unsere Frequenz und damit auf die Gedanken; die wir anziehen, denn es wirkt das Gesetz «Gleiches zu Gleichem». Wir können auch sagen, die Umwelt wirkt auf unsere Gedanken, und diese wieder auf unsere Frequenz. Es führt zum selben Resultat und entspricht auch der Wahrheit. Es ist jedoch nicht die ganze Wahrheit.

Wir Menschen haben die Möglichkeit, auf die Entwicklung der Gedanken Einfluss zu nehmen. Hier liegt die Bedeutung unseres freien Willens, hier liegt unsere schöpferische Tätigkeit.

Während alles, was wir in der materiellen Welt unternehmen, eines Tages von selbst zerfällt, bleiben die von uns geschöpften Gedanken bestehen. Sie müssen wieder aufgelöst, abgearbeitet werden. Wir können dies noch nicht voll verstehen, aber es genügt, wenn wir uns bewusst werden, dass wir für alles, was wir an Gedanken in die Welt setzen, die Verantwortung zu tragen haben.

Die Gedanken schwirren umher, als Energien einer bestimmten Frequenz. Sie suchen stets Menschen derselben Frequenz, um sich dort anzuschliessen, dem Gesetze «Gleiches zu Gleichem» gerecht werdend. Wenn wir uns tatenlos diesen Gedanken ausliefern, sie bei uns dulden und mit Gefühlen durchtränken, dann fehlen uns diese Energien in unserem Energiehaushalt, und früher oder später erkranken wir.

Wir müssen daher erkennen lernen, wo wir stehen, vor welchen Gedanken wir uns hüten müssen. Es wäre sehr gefährlich zu glauben, man könne mit den Gedanken spielen. Wenn man sie erst einmal zulässt, dann werden sie über kurz oder lang unsere Taten bestimmen, auch wenn wir dann glauben, es wäre unser eigener Wille.

Wir können und sollen uns vor negativen Gedanken schützen. Es gibt dazu viele Ebenen. Die Gestaltung unserer Umwelt, die Wahl unserer Freunde ist eine Ebene. Ausserdem können wir einen geistigen Panzer anziehen, einen Schutzwall uns vorstellen und damit kreieren. Wir können die geistige Welt, Gott, Christus oder ein anderes hochentwickeltes Wesen um Schutz bitten. Dazu gehören auch Engel, Schutzengel, Geistführer usw. Schliesslich können wir – und dies ist die Arbeit, die wir selber leisten müssen – wachsamer werden, unsere Gedanken kontrollieren; entscheiden, welche Gedanken wir zulassen wollen. (263/2–11)

Dies bedeutet, dass wir wachsamer werden müssen, dass wir uns nicht den Gedanken passiv ausliefern sollen, sondern aktiv in die Gedankenbildung eingreifen müssen. Dazu haben wir verschiedene Möglichkeiten, die es zu erkennen und zu nutzen gilt.

Wir können Techniken im richtigen Geist anwenden. Voraussetzung dazu ist einerseits das Kennenlernen solcher Techniken und anderseits das Arbeiten mit ihnen.

Dann müssen wir auf unsere Ernährung achten. Es gibt Nahrung, die die Willensbildung positiv beeinflusst und andere, die sie negativ beeinflusst. Insbesondere Drogen wie Alkohol, Haschisch usw. erleichtern den Zugang äusserer Einflüsse durch starke Verminderung der willentlichen Kontrolle und Einflussnahme. Mit Recht bezeichnet der Volksmund wertlose Gedanken als Bierideen und Schnapsideen. (162/8–10)

Auch soll das Gehirn nicht ständig irgend etwas - meist etwas Halbes - tun, sondern es soll mit Ordnung und Disziplin eingesetzt werden. Es braucht Pausen und es braucht volle Beanspruchung, dann wird es auch rechte Arbeit leisten, und für unkontrollierte Gedankenproduktionen bleibt dann wenig oder kein Raum. Die Gedankenproduktion abschalten zu lernen ist genau so wichtig, wie sie einschalten zu lernen; beides ist notwendig. Die Gedanken müssen kontrolliert werden. Einfach das Denken dem Zufall überlassen ist so, wie wenn wir einen Ziegelstein aufs Gaspedal legen und das Fahrzeug dann sich selber überlassen. Es wird nicht sein Ziel erreichen, sondern mit grösster Wahrscheinlichkeit Unheil anrichten.

Genauso verhält es sich mit wild herumschwirrenden Gedanken. Unkontrolliert kommen und gehen sie, bleiben so lange es ihnen passt und lösen dann Gefühle aus, die Energien an sich binden und in negativer Weise verbrauchen. (150/4–5)

Die Umwelt, die wir wählen, beeinflusst langfristig die Gedanken, die entstehen

Was immer wir tun, es wird uns weiterbringen, auf dem richtigen oder auf einem falschen Weg. Es sind unsere Gedanken, Gefühle, Worte und Taten, die darüber entscheiden, wohin wir gelangen. Da auch unsere Worte und unsere Taten die Folge unserer Gedanken sind, sind unsere Gedanken entscheidend dafür, wohin wir gelangen.

Es ist daher entscheidend, die Gedanken zu kontrollieren. So wie eine Mutter beständig - was immer sie tut - ihr Kind im Auge hat, so sollen auch wir stets auf die Gedanken achten und sofort eingreifen, wenn etwas nicht stimmt.

Wir können auch einen Rahmen schaffen, der die Gefahr negativer Gedanken verkleinert. So wie die Mutter mit dem Kind in eine Umgebung gehen kann, die weniger gefährlich oder nahezu gefahrlos ist, so können auch wir Bedingungen schaffen, die positiven Gedanken förderlich sind.

Menge und Qualität der Nahrung, die wir zu uns nehmen, beeinflussen unsere Gedanken ebenso wie die Menschen, mit denen wir zusammen sind. Auch die Musik, die Farben, der Ort, wo wir uns aufhalten oder uns bewegen, wirken auf unsere Gedanken. Pflanzen und Tiere, Luft und Wasser, alles beeinflusst uns. Das Geistige, beispielsweise das, was wir lesen, ist ebenso entscheidend wie das Physische, beispielsweise die Art, wie wir mit unserem Körper umgehen. Je nach den Umweltbedingungen, die wir schaffen, werden die Gedanken sein, die auf uns einwirken, und umso schwerer oder leichter sind auch die Gedanken erfolgreich zu kontrollieren oder nicht.

Die Umwelt, die wir uns schafften, beeinflusst unsere Gedanken von heute, und die Umwelt von heute beeinflusst die Gedanken von morgen. Wir können unsere nähere Umgebung beeinflussen durch die Kleider, die wir tragen, die Bilder, die wir aufhängen, die Nahrung, die wir aufnehmen und die Körperhaltung, die wir einnehmen, usw. (436/2–6)

Wer sich bemüht, sich eine wertvolle Umgebung zu schaffen, wird aus dieser wertvolle Gedankenimpulse erhalten. Bei gleicher willentlicher Anstrengung wird dann die Gedankenqualität höher ausfallen und dadurch sich auch die innere Situation allmählich verändern.

Die innere und die äussere Situation stehen nämlich in einer Wechselwirkung; das eine beeinflusst das andere. Die dazwischenliegende Kontrollstelle bestimmt die Qualität und die Quantität der von aussen zugelassenen Impulse. Das Ergebnis ihrer Tätigkeit wird jedoch von der inneren und der äusseren Situation mitbestimmt. (162/13–14)

Es wurde gesagt, wir sollen darauf achten, dass wir uns die richtige Umwelt schaffen, inbegriffen die Menschen, mit denen wir zusammen sind, damit von dort möglichst solche Reize zu uns gelangen, die positive Reaktionen auslösen.

Die Reaktionen bei Gesprächen können positive oder negative Gedanken sein. Wenn wir mit der richtigen Einstellung diskutieren und dabei aufmerksam sind, werden die Gedanken, die so ausgelöst werden, positiv sein. Je wertvoller der Gesprächspartner ist, umso weniger Aufmerksamkeit ist nötig, damit nicht negative Gedanken entstehen. Wesentlicher ist es, sich des Gegenteils stets bewusst zu sein. Je primitiver der Geist eines Menschen ist, mit dem wir zusammen sind, desto grössere Aufmerksamkeit ist vonnöten.

Es geht also nicht darum, die Gedanken anderer Menschen aufzunehmen. Es geht vielmehr darum, die Gedanken, die die Reden anderer Menschen in uns auslösen, aufzunehmen. Dies gilt genauso für das geschriebene Wort, wie für das gesprochene, und ganz besonders für Aussagen, die in Bildern dargestellt werden, Einzelbilder und in extremer Weise für Filme, wie wir sie in Kinos und im Fernsehen zu sehen bekommen. Die Wirkung, die diese sowohl auf Auge und Ohr besitzen, verlangen eine besonders grosse Aufmerksamkeit. Zerstörerisch kann daher ständiges, kritikloses Einwirkenlassen solcher Medien sein, wenn die Sendungen von entsprechendem Niveau sind. Sie löschen selbständiges Denken bei vielen Menschen aus und impfen ihnen vorgefertigte Gedanken ein.

Diese Art der Manipulation ist nicht nur in der Produkte-Reklame gefährlich, sondern vielmehr überall dort, wo die Machthabenden sie dafür verwenden, ihre Machtansprüche durchzusetzen und Schwarzweiss-Malerei zu betreiben, um Feindbilder in die Welt zu setzen, die ihren Machtansprüchen dienen, gleichgültig ob es sich bei diesen «Feinden» um Oppositionelle des eigenen Machtbereiches oder um Angehörige anderer Machtbereiche handelt.

Wer sich solchen Informationen kritiklos ausliefert, wird zum Sklaven der Machthabenden, die aus diesem Grunde immer versuchen, ihren Einfluss auf die Medien zu vergrössern. Es ist dabei kaum ein Unterschied, ob es sich um Inhaber wirtschaftlicher, politischer oder anderer Macht handelt. Die Unabhängigkeit der Medien muss daher jedem verantwortungsvollen Menschen ein Anliegen sein.

Wir können und sollen daher Informationen aus der Umwelt entgegennehmen, dabei jedoch darauf achten, welcher Art diese Informationen sind, die wertvollen auswählen und die negativen möglichst meiden. Dabei sollen wir die Quantität von Informationen soweit reduzieren, als unsere Aufmerksamkeit ausreicht, diese Informationen kritisch zu prüfen. Wenn wir uns daran halten, so werden in uns – als Reaktion auf diese Informationen – die richtigen Gedanken aufsteigen und uns auch durch schwierige Situationen führen. Wenn wir uns jedoch den Informationen ausliefern, so werden fremde Gedanken unser Verhalten bestimmen, und wir werden unsere Aufgaben nicht erfüllen können, um deretwillen wir hier sind. (164/1–6)

Die positiven Gedanken stammen in ihrem Ursprung aus dem Göttlichen in uns

Die positiven Gedanken stammen in ihrem Ursprung aus dem Göttlichen, das sich in jedem Menschen befindet. Um zu ihm zu gelangen und damit zum positiven Denken, ist der Weg ein anderer; er führt nach innen. Es ist wichtig, um Schutz zu bitten, und dann loszulassen. So gelangt man nach innen und damit zu den guten Gedanken. Sie schwirren nicht in derselben Art umher, wie die äusseren Gedanken.

Trotzdem sind sie nicht ohne Einfluss auf andere Menschen. Wir können sie auch weitergeben, wie man ein Licht weitergeben kann. Und wenn dieses Licht brennt, wird es in der Umgebung heller; mit jedem zusätzlichen Licht noch heller.

Wenn Menschen zusammen sind, dann wirken auch die von ihnen ausgestrahlten Schwingungen zusammen. Je mehr Schwingungen gleicher Art - positive oder negative - desto stärker wird ihr Einfluss auf andere Menschen. Diese Schwingungen verstärken sich gegenseitig, und es ist äusserst schwierig, sich ihrer Wirkung zu entziehen, wenn sie ein bestimmtes Ausmass angenommen haben. Es gibt entsprechende Techniken. Die eigene Stärke ist dabei jedoch wesentlich.

Wir Menschen sind dazu bestimmt, in dieser Auseinandersetzung zwischen positiven (aufbauenden) und negativen (zerstörenden) Energien unseren Weg zu finden. Es ist eine ständige Herausforderung, solange wir leben. Am Ende des Lebens zeigt sich das Ergebnis. Es bildet die Voraussetzung für das, was nach diesem Leben kommt. (261/13–16)

Aus unserem Inneren steigen Gedanken auf, sie führen uns auf unserem Weg, wenn wir ihnen Folge leisten. Sie betreffen ebenso das physische Wohl, wie das geistige. Diesen Gedanken müssen wir folgen und nicht jenen anderen, die uns Versprechungen vorspiegeln, die sie nicht halten. Letztere stammen aus dem niederen Ego, und wenn wir ihnen Folge leisten, ist es weder zu unserem leiblichen, noch zu unserem geistigen Wohl.

Wir müssen daher hellhörig werden betreffend der Herkunft der Gedanken. Wenn wir aufmerksam sind, können wir die Unterscheidung treffen. Wenn wir aber unaufmerksam sind, die Herkunft nicht beachten, so werden wir negative Erfahrungen machen müssen.

Gedanken aus dem niederen Ego sind nicht Gedanken von uns. Wir empören uns oft über solche Gedanken, von denen wir annehmen, sie stammen aus uns; sie werden uns jedoch von aussen eingegeben. Für sie sind wir nur verantwortlich, wenn wir sie in uns keimen lassen, mit Gefühlen versehen, oder sie in die Tat umsetzen. Dann müssen wir auch die Folgen auf uns nehmen, die oft nicht angenehm sind, die wir aber zu verantworten haben.

Gedanken aus uns selbst sind also die Gedanken aus dem Höheren Selbst, dem Göttlichen in uns.

Das Höhere Selbst ist für unser physisches Wohl in jeder Beziehung besorgt, inbegriffen beispielsweise die Sexualität, die körperlicher Ausdruck der Liebe ist, nicht jedoch jene Sexualität, die rein triebhafte Sexualität ist. Liebe und Leidenschaft sind Gegensätze. Ersteres schafft Glück, letzteres Leid. Man muss sich jedoch vor dem Wolf im Schafspelz hüten; Leidenschaft täuscht oft Liebe vor, aber wer aufmerksam ist, kann sehr wohl unterscheiden. (163/2–6)

Wer der Gedanken und der Gefühle Herr ist, der ist auch der Taten Herr. Ein Mensch ist ein freier Mensch, wenn er selbst über seine Gedanken und Gefühle – und damit auch über seine Taten – Herr ist. Ein Mensch ist unfrei, ein Sklave, wenn andere über seine Gedanken und Gefühle Herr sind. Selber Herr über seine Gedanken und Gefühle zu sein heisst, dass die Gedanken und Gefühle in einem selbst, im eigenen Selbst keimen. Dieses Selbst ist der göttliche Kern in uns, jenes höhere Selbst, das ein Teil Gottes ist. Wenn wir auf diese Stimme hören, d.h. wenn wir für die Gedanken und Gefühle jener Welt offen sind, dann werden wir auch lernen, mit den Kräften jener Welt umzugehen, und dann sind wir auch bereit, in jene Welt einzugehen.

Solange jedoch andere über unsere Gedanken und Gefühle bestimmen, seien es Wesen aus dem Diesseits oder dem Jenseits, sei es, dass wir uns ihnen bewusst ausliefern oder dass sie unsere Unachtsamkeit ausnutzen und uns manipulieren, auch wenn wir uns nicht einmal darüber im Klaren sind, solange werden wir mit Sicherheit nicht jene Voraussetzungen erfüllen, die für den Eintritt in die geistige Welt notwendig sind.

Dies ist es also, was wir lernen müssen, um auf unserem Weg fortzuschreiten: auf die Stimme in uns zu horchen und ihr Folge zu leisten. (114/4–6)

Es gibt verschiedene Techniken, um den Weg nach innen zu beschreiten. Die Basis bildet die Kontrolle der Gedanken und der mit ihnen verbundenen Gefühle. Dies ist vorwiegend eine Sache der Übung. Wir müssen lernen loszulassen, wie dies beispielsweise beim Autogenen Training der Fall ist. Solange unsere Muskeln angespannt sind, kann die Energie nicht fliessen. Das Fliessen der Energie ist aber die Voraussetzung für den Weg nach innen. Die Gedankenkontrolle ist daher notwendig. Negative Gedanken und Gefühle führen stets zu Blockaden im Energiefluss.

Das Ausschalten der Gedanken ist jedoch auch aus einem anderen Grund notwendig. Der Kontakt mit unserem Höheren Selbst erfolgt teilweise über dieselben Kanäle wie unser Denken. Dadurch stört das eine das andere, das Denken verhindert das Empfangen anderer Informationen. So wie wir Informationen von jenem Sender erhalten, auf den wir unser Radio eingeschaltet haben, ist es auch hier. Gleichzeitig zwei Sender zu empfangen ist nicht möglich. (288/6–7)

Die grösste Bedeutung des entwickelten Menschen besteht jedoch darin, dass er sich bewusst wird, dass er in der Lage ist, in der Tiefe seines Herzens Gedanken der Liebe zu gebären und sie in Umlauf zu setzen. Indem er sich mit seiner Urquelle, mit dem Ganzen, mit Gott vereinigt, kann er selber zu einem Schöpfer solcher Gedanken werden, diese in Umlauf setzen und damit Einfluss nehmen auf die Entwicklung des Ganzen.

Liebe ist die höchste Energie. Sie vollbringt alles, sie heilt, tröstet, führt, gibt guten Rat und hilft da, wo Hilfe notwendig. Sie frägt nicht nach Schuld, nicht nach Lohn, nicht nach Rang und Namen.

Sie fliesst dahin, wo sie benötigt wird und erfüllt da ihre Aufgabe mitzuhelfen, dass alles dem Plan der Schöpfung entsprechend gedeihen und sich entwickeln kann. Sie kann die Wirkung negativer Energien, negativer Gedanken aufheben; denn sie ist die stärkste Kraft, sie ist das Licht, das die Dunkelheit besiegt. (263/12–14)

Die Gedanken zur Ruhe zu bringen ist oft eine fast unlösbare Aufgabe

Unsere Gedanken sind oft wie ein Feuerwerk. Der eine spriesst aus dem andern, und auch gleiche Gedanken wiederholen sich immer wieder. Oft möchte man die Gedanken zur Ruhe bringen, aber es gelingt nicht. Man kann darauf lauern, das Entstehen von Gedanken verhindern zu wollen, und währenddem ist längst schon wieder ein neuer Gedanke da. Man weiss nie genau, wo der nächste Gedanke entsteht.

Die Gedanken zur Ruhe zu bringen ist oft eine fast unlösbare Aufgabe. Dies erleben viele Menschen besonders auch dann, wenn sie einschlafen möchten. Um Gedanken zur Ruhe zu bringen, ist es besser, sie auf ein bestimmtes Ziel hin zu lenken, als sie ganz verhindern zu wollen. Wir können Energien lenken - und Gedanken sind Energien - aber wir können Energien nicht aufhalten. So wie die Möve beim Fliegen die Kräfte des Windes nutzt, um ans Ziel zu gelangen, so sollen wir die Gedankenenergie nutzen - nicht uns von den Gedanken beherrschen lassen.

Es ist gut, den Umgang mit den Gedanken zu üben. Es gibt immer Möglichkeiten dazu. Oft muss man irgendwo warten, hat eine Bahn- oder Strassenbahnfahrt, ist in der Nacht aufgewacht usw.

Wenn uns negative Gedanken plagen, beispielsweise vor dem Einschlafen, weil wir Unrecht erfahren haben oder uns eine unangenehme Begegnung am andern Tage bevorsteht oder weil wir ein Problem haben, für das wir im Moment keine Lösung sehen, dann gilt es, solche negative Gedanken in positive Gedanken umzuformen. Es gibt nicht ein allgemeingültiges Rezept für die Umgestaltung solcher Gedanken, aber es gibt Regeln, wie wir solche Gedanken in den Griff bekommen können.

Wir wollen diesen negativen Gedanken erst einmal richtig betrachten. Versuchen wir dabei, allmählich etwas Abstand zu gewinnen, die negativen Gefühle etwas zu dämpfen. Stellen wir uns vor, wir sähen in einem Kino diese Geschichte, oder jemand erzähle sie uns. Wir müssen versuchen, eine Zusammenfassung zu machen, so als wären wir nicht selbst daran beteiligt.

Versuchen wir die Ereignisse möglichst objektiv zusammenzufassen und für jede beteiligte Person zu ergründen, warum sie wohl so gehandelt hat, wie sie handelte. Versuchen wir dabei jede Person aus ihrer Situation heraus zu verstehen. Lassen wir nicht locker, insbesondere die Gründe des Verhaltens allfälliger Gegenspieler zu verstehen. Schlüpfen wir in Gedanken in die Gestalt eines Verteidigers dieser Personen vor Gericht. Prüfen wir, welche Milderungsgründe es gibt: Jugend, Krankheit, Leid, Enttäuschung. Versuchen wir diese Menschen aus ihrem Werdegang heraus zu verstehen. Standen sie im Schatten ihrer Eltern, Geschwister usw., haben sie einen Komplex, das Bedürfnis immer wieder etwas zu beweisen? War eine Einschränkung des Bewusstseins durch Alkohol o.ä. mit im Spiel?

Betrachten wir dann unsere eigene Rolle: war nur edles, selbstloses Bestreben die wahre Motivation unseres Handelns? Wollten wir nur das Beste, auch für die anderen? Haben wir das Recht des anderen respektiert, durch das Gehen von Irrwegen diese kennenzulernen?

Es ist ein gutes Gefühl, zu versuchen, sich solche Fragen ehrlich zu beantworten. Man kommt langsam wieder auf den Boden, und die gefühlsdurchtränkten negativen Gedanken werden langsam weniger bedrohlich. Sicher werden sie dazwischen immer wieder versuchen, wie ein unruhiger Hund an der Leine, davonzugehen und uns mitzureissen.

Wenn wir die Gedanken einigermassen zur Ruhe gebracht haben, so fragen wir uns, was wohl der tiefere Sinn sein mag, dass wir in diese Situation gebracht wurden. Seien wir uns bewusst, dass uns nichts begegnet, das nicht seinen Sinn hat. Ist es eine Prüfung, ob wir gelernt haben, was wir zu lernen hatten – Toleranz, Verzichtenkönnen auf Besitz von Geld, Güter oder gar Menschen? Haben wir den andern geliebt wie uns selbst, oder hat uns unser Ego einen Streich gespielt? Wurde unser Stolz getroffen, unser Besitztrieb oder sonst eine Form des Ego?

Schliesslich werden wir in den meisten Fällen feststellen können, dass das, was uns hier plagt, auf unseren ganzen Entwicklungsweg gesehen gar nicht so bedeutungsvoll und negativ ist, wie wir glaubten.

Verzeihen wir allen Betroffenen, unseren Gegenspielern und uns selbst. Sehen wir uns als das, was wir wirklich sind: Wesen auf ihrem langen Weg, die einander helfen sollen in Liebe, damit alle das Ziel erreichen können, das allen gemeinsame Ziel. Bedenken wir, dass wir alle Teile eines Ganzen sind, die wieder zusammengeführt werden, wobei es die besondere Aufgabe der weiter Fortgeschrittenen ist, den weniger weit Entwickelten weiterzuhelfen, damit schliesslich alle zurückkehren können zum Ganzen, zu Gott. (412/2-12)

Die Gefühle wollen uns zeigen, was wir zu unserem Vorteil tun sollen

Gefühle sind Empfindungen, Emotionen. Sie begleiten Gedanken, können jedoch auch ohne gleichzeitiges bewusstes Denken wahrgenommen werden. Die verbreitetsten Gefühle sind einerseits Angst, Schmerz, Trauer, Wut, Missgunst usw. bei jenen Gefühlen, die wir als unangenehm empfinden - und anderseits Freude, Glück, Dankbarkeit, Vertrauen und Liebe bei jenen Gefühlen, die wir als angenehm empfinden.

Der Sinn dieser Gefühle ist es, unser Verhalten zu steuern, uns zu veranlassen, einerseits Gedanken und Verhaltensweisen zu wählen, die mit angenehmen Gefühlen verbunden sind - und anderseits Gedanken und Verhaltensweisen zu meiden, die mit unangenehmen Gefühlen verbunden sind. (387/2–3)

Wir haben viele Mittel zu prüfen, was wir zu unserem Vorteil tun und was wir lassen sollen. Der Verstand gibt uns die Möglichkeit, eine Tat auf ihre Übereinstimmung mit dem Gesetz der Liebe hin zu prüfen. Das Gefühl lässt uns spüren, ob das, was wir tun, richtig ist. Aber es gibt auch Wege mittels Tests und sogar Geräten, unser Tun zu kontrollieren. Wir haben überdies Schriften, die uns seit alter Zeit darüber berichten, was richtig ist, und es gibt auch heute immer wieder Mitteilungen aus der jenseitigen Welt, die uns belehren. Zudem ist in jedem von uns eine Stimme, die sich bemerkbar macht, wenn wir sie nicht daran hindern, sie nicht unterdrücken. (080/5)

Die subjektive Feststellung durch die Gefühle ist eine Methode, die jeder Mensch - meist ohne es zu bemerken - ständig anwendet. Wenn er der Hitze oder der Kälte ausweicht oder in anderer Weise auf sie reagiert, so ist dies nur, weil er feinfühlig genug ist, seine eigenen körperlichen Veränderungen festzustellen. So reagiert er auch auf Gerüche, auf Sauerstoffmangel, auf Juckgefühle, auf Müdigkeit und Bewegungsdrang usw. (119/5)

Unsere ursprünglichen, natürlichen Triebe sagen uns, was wir zu tun haben. Diese Bedürfnisse werden uns, nach den entsprechenden inneren Vorgängen, durch die Gefühle kundgetan. Dabei gibt es Bedürfnisse verschiedener Wichtigkeit.

Zuunterst sind die biologischen, den eigenen Organismus betreffend. Dann kommen die sozialen, unsere Mitmenschen und unsere Umwelt betreffend. Schliesslich, an oberster Stelle, die göttlichen, das ganze Universum betreffend.

Die Erfüllung der Bedürfnisse einer Stufe ist die Voraussetzung zur Erfüllung der Bedürfnisse der nächstfolgenden Stufe. (027/8–10)

Jeder, der seinen Weg geht, wird dabei ein gutes, beglückendes Gefühl haben. Jeder, der seinen Weg - aus welchen Gründen auch immer - nicht geht, wird schlechte Gefühle haben, sich nicht wohl fühlen und, je länger er auf anderen Wegen wandelt, sich Leid einhandeln, das ihm dazu verhelfen soll, auf den richtigen Weg zurückzufinden und auf diesem fortzuschreiten. (141/2)

Der Begriff des physischen Wohlergehens muss dabei richtig verstanden werden. Es sind nicht sinnlich-materielle Höhepunkte gemeint, sondern das Befinden über längere Zeiträume. Solange depressive Perioden, körperliches Unbehagen oder eine andere Form negativer Gefühle noch auftreten, kann von physischem Wohlergehen nicht gesprochen werden. (187/10)

Die Resonanzmethode wirkt auf der geistigen Ebene ebenso wie auf der physischen. Die Gesetze sind da wie dort dieselben, wenn sie auch auf der einen Seite von endlicher und auf der anderen von ewiger Dauer sind. In einer endlichen Welt gelten endliche Gesetze und in einer ewigen Welt gelten ewige Gesetze.

Die Resonanzmethode beruht auf dem Gesetz„ dass Gleiches von Gleichem angezogen wird. Äussere Einflüsse bewirken in uns eine Resonanz, wenn in unserem Inneren diesbezügliche Energien vorhanden sind. Die Gefühle, die wir dabei empfinden, sind unterschiedlicher Art; entweder von tiefer Beglükkung, wenn sie mit unserer inneren Führung übereinstimmen, oder aber von recht zwiespältiger Natur, wenn sie dies nicht oder nur in sehr beschränkter Weise tun.

Daraus können wir ohne grosse Mühe erkennen, dass in uns noch etwas vorhanden ist, das es aufzuarbeiten gilt, da es uns am Weiterschreiten hindert. (089/8–10)

Was ist denn nun aber die Aufgabe des Intellekts? Ist er nutzlos? Ist es nicht ein Widerspruch, wenn geschrieben steht, «Prüfet alles und behaltet das Beste»? Es ist nur dann ein Widerspruch, wenn wir den Sinn dieser Aussage nicht richtig verstehen: wir sollen das, was an uns herangetragen wird, überprüfen, mit unserem Verstand und mit unseren Gefühlen, den Resonanzen, die es in uns auslöst.

Mit dem Intellekt prüfen heisst, die Übereinstimmung mit den ewigen Wahrheiten, die wir bereits kennen, überprüfen; die Konsequenzen, die etwas hat, überlegen, sowohl bezüglich der Möglichkeiten des eigenen Weiterschreitens, als auch des Weiterschreitens anderer Wesen. Wir sollen auch die Quellen prüfen, von wo eine Aussage kommt – an den Früchten werdet ihr sie erkennen! (248/6)

Es kann daher nicht der menschlichen Entwicklung dienend sein, die Intelligenz abzulehnen und die Wegfindung und Weggehung allein als Sache der Gefühle zu betrachten. Die Geschichte kennt genügend Beispiele, wohin diese Haltung geführt hat. Grosse Grausamkeiten sind immer wieder die Folge einer solchen Fehlhaltung gewesen. Es kann weder darum gehen, den Intellekt, oder eine andere menschliche Fähigkeit als die einzig richtige anzuerkennen. Alle Mittel, die uns gegeben sind, sollen wir dazu einsetzen, um unser Ziel zu erreichen, unsere Aufgabe zu erfüllen. Nutzen wir alle uns gegebenen Fähigkeiten; nur so werden wir das Ziel erreichen und nicht immer wieder abstürzen. (468/12)

Die Lebensenergie und die Gefühle beeinflussen sich gegenseitig

Wenn wir uns der göttlichen Kraft öffnen, so wird sie uns auf unserem Weg weiterbringen; wenn wir uns ihr verschliessen, werden wir auf unserem Weg nicht fortschreiten können. Die fliessende göttliche Kraft beeinflusst unser Bewusstsein, und unser Bewusstseinszustand - was identisch ist mit unserem Entwicklungsstand - bestimmt unsere Gedanken und Gefühle, unsere Wünsche und Bedürfnisse. Er entscheidet darüber, was uns gefällt, was uns Befriedigung schenkt, was wir als lustvoll empfinden.

Das Lustprinzip funktioniert auf allen Stufen der Entwicklung. Was ändert sind die Gedanken und Verhaltensweisen, die wir als lustvoll oder als unlustvoll empfinden. (475/5)

Nur der reine Geist kann zurückkehren zu Gott. In der Materie wird er gereinigt, wie das Wasser im Erdreich, bevor es als klare Quelle hervortreten kann. Man kann diesen Vorgang nicht abkürzen und soll es auch nicht versuchen. Nur ausgereifte Früchte besitzen die volle Kraft.

Wir können und sollen versuchen, unserem Körper Energie zuzuführen, in einer Menge und Qualität, die für ihn wertvoll ist. Die Gefühle gehen mit einer Aenderung im Energiefluss einher. Gute Gefühle stehen mit Energie - Zuwachs, schlechte Gefühle mit Energie - Verlust in Beziehung. Dies ist jedoch nur eine quantitative, nicht eine qualitative Aussage.

Um weiter zu kommen auf unserem Weg, muss die Qualität der Energie gesteigert werden. Jeder Energiezuwachs ist lustvoll. Es gibt jedoch primitive und wertvolle Lustgefühle, entsprechend wird auch die Energie sein, die uns zufliesst, und auch die Auswirkungen auf unsere Entwicklung. Veredelte Energie bringt uns weiter, grobe Energie hält uns zurück.

Wir können an der Art der Gefühle feststellen, welche Qualität von Energie uns zufliesst. Primitive Lustgefühle weisen auf ungereinigte Energie, erhabene Gefühle auf verfeinerte Energie hin. Wir müssen daher stets danach trachten, die Qualität der mit unseren Sinnesempfindungen verbundenen Lustgefühle zu steigern, um so immer wertvollere Energien aufzunehmen und damit auf unserem Weg fortschreiten zu können. (070/8–11)

Wie gelangt man in den Besitz hochwertiger, reiner Lebensenergie? Dies ist dann der Fall, wenn wir primitive Lustgefühle vermeiden und danach trachten, edle Gefühle der Freude auszulösen. Dies sind jene Gefühle, die aus der Befolgung der Gesetze resultieren und die sich dadurch auszeichnen, dass sie dauerhaft sind und nicht von depressiven Perioden abgelöst werden. (126/5)

Wieviel Lebensenergie fliessen kann, ist abhängig von den Hindernissen, die ihrem Fliessen im Weg stehen. Diese Hindernisse stammen aus unserem Denken und Fühlen. Wir müssen daher unser Denken und Fühlen so beeinflussen, dass es keine Hindernisse bildet, damit die Kraft fliessen kann und die Felder stark sind. Je stärker negative Gedanken mit Gefühlen durchtränkt werden, desto stärkere Hindernisse im physischen Körper bewirken sie. (171/17)

Höheres Bewusstsein äussert sich in einem Erkennen höherer Zusammenhänge. Mit steigendem Bewusstsein steigt auch die Fähigkeit, sich der Verantwortung für immer grössere Verbände – Einzelwesen, Familienverband, weiterer Sozialverband, Rasse, Menschheit, Gesamtheit der Lebewesen, Erde, Kosmos – bewusst zu werden.

Dass dies mit der Steigerung der Lebensenergie-Qualität verbunden ist, lässt sich an der mit ihr verbundenen Gefühls-Qualität erkennen. Es ist ein tieferes, beglückenderes Gefühl, sich für das Wohl eines grösseren Verbandes im vorerwähnten Sinn einzusetzen, als nur für die eigenen Interessen. (136/9)

Die Kraft Gottes aufzunehmen ist das höchste der Gefühle und zugleich das Beste, was wir für unsere geistige und körperliche Gesundheit tun können, für unser geistiges und körperliches Wohlbefinden. (429/3)

Es ist entscheidend, welche Art Gefühle wir auslösen

Es gibt Kräfte, die uns herunterziehen, und es gibt Kräfte, die uns emporziehen. Wir können dies durch unsere Gefühle wahrnehmen, und wir finden auch im Volksmund entsprechende Ausdrücke. Die Stimmung kann «gedrückt», «depressiv», «niedergeschlagen» sein. Man kann sich in einem «Tief befinden», das Gefühl haben, in ein «Loch hinunterzustürzen». Im Gegensatz dazu kann man «himmelhoch jauchzend», «aufgestellt» oder in «den Wolken» sein. Das, was wir fühlen, ist in einem Fall «Schwere», es ist schwer; im andern Fall «Leichtigkeit», es ist leicht.

Im ersten Fall können wir, wenn wir uns der Situation bewusst werden, etwas gegen die Gedrücktheit unternehmen. Wir sollen weder in masochistischer Weise in diesen negativen Gefühlen hängen bleiben, noch sie durch Drogen – irgendwelcher Art – zu überwinden suchen. Wir sollen uns auf die Aufnahme göttlicher Kraft konzentrieren, oder aber, positive Kräfte in die Welt senden, die immer auf uns zurückwirken.

Diese Rückwirkung wird durch die richtige Einstellung in uns selbst entstehen, sie hat nichts zu tun mit Dank, den wir dann erwarten dürfen, oder einer anderen Form von Gegenleistung. Es sind Taten, die wir aus Liebe vollbringen, indem wir anderen Wesen dieser Schöpfung helfen. Es kann geistige oder physische Hilfe sein, die andere Menschen benötigen. Es kann aber auch ein Liebesdienst an Tieren oder gar Pflanzen sein. Ja, wir können sogar mit lieben Gedanken über Materie streichen, die wir üblicherweise als unbelebt betrachten. Wir werden ein gleiches Gefühl in uns feststellen können.

Die Beherrschung unserer Gedanken und Gefühle ist nicht einfach, aber wir können es lernen. Wenn wir uns die Fähigkeit erarbeiten, wird es uns leichter fallen, aus einem Tief herauszufinden.

Gedanken der Liebe zu erzeugen, und sie eventuell mit einfachen

Taten zu verstärken, sind die grössten Kräfte. Sie können uns jedoch nur helfen, wenn wir sie auch einsetzen. Wenn wir es vorziehen, im Tief steckenzubleiben und negative Gedanken und Gefühle zu produzieren, so werden die Kräfte, die wir so erzeugen, unweigerlich wieder auf uns zurückwirken; es ist dies das Gesetz des Karmas. Aber auch die guten Gedanken und Gefühle kommen wieder zu uns zurück. In solcher Weise programmieren wir unsere Zukunft. Was sie uns bringt, braucht uns nicht zu erstaunen. Was man sät, das wird man ernten. (452/7–11)

Wir müssen daher stets, bei allem was wir tun und lassen, darauf achten, was negative Gedanken und Gefühle auslösen kann; und wie wir verhindern können, dass diese gegebenenfalls in uns Schaden anrichten; und darauf, was positive Gedanken und Gefühle auslösen kann, und wie wir damit sinnvoll umgehen.

Dies alles sollen wir zu unserem Vorteil lernen und es auch an jene weitergeben, die sich darum bemühen. (142/8–9)

Wer das Spiel des Lebens spielt, ohne sich bewusst zu sein, was er tut, wird immer wieder mit anderen Menschen zusammenstossen. Die Folgen sind schlechte Gefühle, die eine Eigenexistenz bekommen können, wenn man Energie in sie investiert. Es ist daher notwendig, Energien in andere Gedanken und Gefühle zu investieren. (425/2)

Wir können und sollen die Entstehung positiver Gefühle fördern

Gute Gefühle gegenüber der Welt und den Mitmenschen kann man nicht heucheln. Man muss sie spüren, sie müssen wirklich vorhanden sein. Und solche Gefühle können wir jedem Menschen gegenüber nur haben, wenn wir ihn verstehen, wenn wir ihn aus seinem Lebensweg heraus verstehen können, auch wenn er gerade bei einem Punkt anlangt, an dem er uns Leid zufügt. (019/2)

Die Umgebung, die wir uns schaffen, ist von entscheidender Bedeutung dafür, welcher Art unsere Lustempfindung und damit die Lebenskraft ist, die wir aufnehmen. Daher muss die richtige Umwelt geschaffen werden, in jeder Beziehung. Alles soll dahin wirken, die richtigen Gedanken und Gefühle zu fördern.

Es handelt sich dabei darum, uns mit den richtigen Menschen zu umgeben, der richtigen Musik, den richtigen Informationsmitteln, den richtigen Farben, der richtigen Körperbeeinflussung: gesunde Luft, gesundes Licht, gesundes Wasser, gesunde Nahrung, gesunde Ausstrahlungen. Die Verbindung mit unzerstörter Natur, glücklichen Tieren, Ordnung in allem - im Geistigen ebenso wie im Materiellen - sind Voraussetzungen, die alle zusammen jene Umwelt bilden, die unserem Fortschreiten förderlich ist. Sie wird unsere Gedanken und Gefühle in die richtige Richtung lenken.
Wir müssen dabei versuchen, alles zu vermeiden, was die Aufrechterhaltung dieser Umwelt gefährdet. Zu viel Aktivität kann alles durcheinanderbringen. Wenn man zuviel improvisieren muss, wenn durch Disziplinlosigkeit ruhiges in sich Zurückziehen immer häufiger entfällt, wenn zu grosses Engagement in der materiellen Welt die notwendige geistige Orientierung verhindert wird, so haben all jene Kräfte leichtes Spiel, die ein Vorwärtsschreiten verhindern wollen. (117/5–6)

Ein weiterer wichtiger Punkt ist es, verständlich machen zu können, dass wir in unserem irdischen Dasein umso glücklicher und freier werden, je mehr es uns gelingt, von den sinnlich-materiellen Zwängen loskommen. Etwas zu wollen und es nicht zu haben macht unglücklich, bedeutet Leiden. Daher ist es notwendig, von diesen materiellen Verlangen freizuwerden, nicht zu versuchen, mit Gewalt diesen Wünschen zu trotzen. Dies ist der Grund, weshalb wir uns zuerst im Geistigen ändern müssen: unsere Gedanken und Gefühle in den Griff bekommen.

Entweder werden wir von diesen geistigen Kräften dominiert, oder wir dominieren sie. Es ist wie beim Hund an der Leine: entweder werden wir von ihm hin- und hergerissen und finden keine Ruhe, oder wir bestimmen die Richtung und fühlen uns gut. Dies zu erreichen ist das Ergebnis der eigenen disziplinierten Arbeit und der demütigen Annahme von Hilfe. (171/7–8)

Sich von unnötigem Besitz trennen macht frei für den Fortschritt zum Geistigen. Positive Gedanken und Gefühle treten an die Stelle der negativen. Der Unterschied ist charakterisiert durch den Unterschied der Gefühle während der Auseinandersetzung mit den Problemen, die der Besitz bringt, und den Gefühlen während der Meditation. Zeiten qualvoller Probleme werden durch solche grosser Freude ersetzt. (283/7)

Es ist jedem sein freier Wille gegeben, und niemand darf sich da einmischen. Jeder muss selbst, aus eigener Erfahrung, erkennen können, dass das Verharren im Sinnlich-Materiellen die Voraussetzung für negative Gefühle ist. Nur so können Neid, Eifersucht, Hass, Geiz und Ähnliches erfahren werden, die leidvoll sind.
Je mehr wir uns vom Sinnlich-Materiellen lösen können, um so mehr werden positive Gefühle, Liebe fürs Ganze, Vertrauen in die göttliche Führung anstelle von Angst aller Art, in uns vorherrschen und Gefühle des Glücks und der Freude bewirken. Depressive Perioden werden immer seltener und schwächer. Die eigene Freude wirkt sich auf andere ebenfalls beglückend aus und hilft ihnen, und fällt auch wieder positiv auf uns zurück. Demgegenüber verbreitet ein unglücklicher Mensch auch in seiner Umgebung nur Negatives, das wieder auf ihn zurückfällt. (172/10)

Friede und Freiheit, dies ist der Zustand wirklichen Glücks

Friede ist uns verheissen. Es ist der innere Friede, das innere Glück. Es sind nicht äusserliche Werte wie Besitz, Macht und Ansehen, sondern innere Werte, die weniger stark in Erscheinung treten, die jedoch auch erkennbar werden, wenn man darauf achtet.

Es gibt Menschen, die diesen inneren Frieden besitzen und leider allzu viele, die ihn noch nicht gefunden haben. Sie brauchen Drogen aller Art. Auch äussere Werte wie Besitz, Macht und Ruhm sind nichts anderes als Drogen. Sie gaukeln uns Glück vor und lassen uns dann immer wieder die innere Leere fühlen. Dies ist das Merkmal von Drogen.

Drogen beinhalten immer den Wunsch nach mehr, dies ist ein weiteres Merkmal. Dadurch ist es auch ausgeschlossen, dass sie inneren Frieden, innere Ruhe bringen können.

Es ist ähnlich wie beim Esel, dem an einer Stange ein Leckerbissen ein Stück vor seinem Kopf festgemacht ist. Er mag rennen wie er will, der Leckerbissen ist immer noch ein kurzes Stück vor ihm. Immer glaubt er, es jetzt gleich zu erhaschen.

«Friede den Menschen auf Erden, die guten Willens sind». Diese Verheissung enthält auch eine Bedingung: man muss guten Willens sein. Guter Wille ist das Gegenteil von bösem Willen, von böswillig. Dies sagt, dass unsere Absicht, unsere Motivation entscheidend ist. Wenn wir das Gute anstreben, uns darum bemühen, so werden wir unseren Frieden finden, unser Glück, unsere Ruhe.

Wir wissen, dass wir zwei Stimmen in uns haben, die Stimme des Höheren Selbst und die Stimme des Ego. Wir können sie unterscheiden, wenn wir uns bemühen. Man kann sie nicht verwechseln. Jeder kann erkennen, welcher Vorschlag im Interesse des Ganzen liegt, Menschen auf ihrem Weg vorwärts helfen will und welcher dem Gegenteil dient.

Es ist richtig, wie der Begriff «wunschlos glücklich» sagt: wahres Glück heisst Freiheit von Wünschen, Bedürfnissen, Begierden. Aber mit Gewalt lässt sich dieses Ziel nicht erreichen. Solange wir glauben, dass Besitz, Macht, Ruhm usw. das Glück beinhalten, werden wir es nicht finden können. Wir müssen zuerst erkennen, dass das Glück nicht dort liegt. Dazu sind Erfahrungen notwendig, die wir selber machen können, oder aber, indem wir andere Menschen studieren.

Wie können wir jedoch die innere Situation eines Menschen kennenlernen? Lehrreich ist beispielsweise, mit Menschen zu sprechen, wenn sie krank sind, wenn sie zuviel getrunken oder gerade eine Enttäuschung erlebt haben; dann lernt man sie wirklich kennen. Besonders wertvoll ist es natürlich, mit Menschen auf ihrem Totenbett zu sprechen, wenn sie sich bewusst sind, dass dieses Leben zu Ende geht.

Man muss nicht unbedingt alle Erfahrungen selber machen, aber es ist besser, eigene Erfahrungen zu machen, als sich selbst etwas verbieten zu wollen, solange man glaubt, dass dies doch das Glück enthalte. Genauso sinnlos ist es, einem anderen etwas verbieten zu wollen, wenn er darin das wahre Glück vermutet. Nur Erfahrungen – an sich oder andern – können uns helfen, Irrwege zu vermeiden oder zu verlassen.

Den wahren Frieden, das wahre Glück, kann nur der erreichen, der vorerst gelernt hat, das falsche Glück, den Flitter als solchen zu erkennen. (474/4–6)

Wie Friede ist auch Freiheit eine innere Grösse. Auch dieses Wort wird häufig missverstanden. Freiheit bedeutet, nicht gebunden zu sein an andere Menschen, an materielle Güter, an Süchte, an Untugenden. Freiheit bedeutet nicht, sich über die göttlichen Gesetze hinwegsetzen zu können. (446/2)

Freiheit bedeutet, nicht von unerfüllten Wünschen bedrängt zu werden, nicht Dinge tun zu müssen, die unlustvoll, leidvoll sind. Als Zustand ist Freiheit wohl dasselbe, was wir unter Glück verstehen und was Menschen normalerweise zu erreichen suchen.

Der Entwicklungsgrad ist massgebend dafür, was ein Mensch als lustvoll oder unlustvoll empfindet und welchen Weg er, zur Erreichung des Zustandes Freiheit, wählen wird. Es gibt dabei zwei gegensätzliche Möglichkeiten:

Man kann versuchen, alle Wünsche des Egos zu befriedigen – Macht und Ruhm und Besitz usw. Dazu ist es notwendig, andere Menschen mit List und Gewalt so zu manipulieren, dass sie zur Erreichung dieses Zieles benutzt werden können.

Wünsche des Ego erlöschen jedoch mit ihrer Befriedigung nicht, sondern gehen immer weiter. Eine endgültige Erfüllung und damit die Erreichung der dauernden Befriedigung ist auf diese Weise nicht möglich. Darin liegt die Tragik dieser Methode. Wie eine Fata Morgana glauben wir, das Ziel stets kurz vor uns zu haben. Wenn wir es dann «erreichen», stellen wir fest, dass wir noch weitergehen müssen.

Der andere Weg zur Erreichung des Zustandes von Freiheit ist derjenige, der von weisen Menschen zu allen Zeiten gelehrt wird: sich von den Wünschen und Ansprüchen des Ego freizumachen. Nur so ist es möglich, «wunschlos glücklich» zu werden, wirkliche Freiheit zu erlangen. (446/4–8)

Wer Glück und Freiheit in einer möglichst grossen Zahl befriedigter Wünsche vermutet, wird sein ganzes Streben und Tun darauf ausrichten. Er wird die Widerstände, die sich ihm dabei in den Weg stellen, kaum richtig zu deuten vermögen, und zwischen kurzfristigen Erfolgserlebnissen und darauffolgender Unbefriedigtheit weitergetrieben werden. (446/10)

Wir können immer wieder feststellen, besonders eindrücklich auch bei alten Menschen, dass jene, die den anderen Menschen selbstlos dienen wollen, glücklich sind, während jene, die nur von den anderen profitieren wollen, unglücklich sind. Unglücklich sind auch jene, die den Dienst an anderen nur vortäuschen, um in Wirklichkeit Gegenleistungen zu erwirken oder Abhängigkeiten zu schaffen. (458/7)

Es gibt drei Möglichkeiten, wie wir mit negativen Gefühlen umgehen können

Es gibt drei Wege, mit negativen Gefühlen umzugehen:

1) Die Unterdrückung. Wenn negative Gefühle entstehen, werden diese verleugnet. Im physischen Körper gehen jedoch entsprechende Vorgänge vor sich. So werden Hormone ausgeschüttet, die beispielsweise die Aufgabe haben, unsere Körperkräfte für einen physischen Kampf zu verstärken, Reserven zu mobilisieren. Wenn nun dieser Kampf jedoch - aus sozialen oder anderen Gegebenheiten - unterbleiben muss, so wirkt sich dies auf unseren physischen oder psychischen Zustand unangenehm aus.

2) Diese Erkenntnis bewirkte die heute vorherrschende wissenschaftliche Meinung, dass es richtig ist, die Gefühle herauszulassen, auszuleben. Dies kann einerseits dadurch geschehen, dass man jene Person, die man als schuldig für das unangenehme Gefühl betrachtet, mit Worten oder Taten angreift. Wo dies leicht möglich ist, beispielsweise beim Ehepartner, bei den Kindern, bei Untergebenen jeder Art, wird dadurch eine Entspannung erreicht.

In sehr vielen Fällen wird es jedoch nicht möglich sein, das Leid den vermeintlich Schuldigen zurückzuzahlen. Es wird dann eine Ersatzhandlung vorgenommen: der erwähnte Personenkreis (Kinder, Ehepartner, Untergebene) wird als Sündenbock gewählt. Es versteht sich, dass dadurch neue negative Gefühle bei den Betroffenen entstehen, die diese dann kaum ausleben können, wodurch entsprechende Störungen in ihnen aufgebaut werden.

Andere Menschen oder auch Tiere als Sündenbock zu wählen ist daher eine schlechte Art zur Wiederherstellung des körperlichen Gleichgewichts. Wir können, wie der Name sagt, einen Holzbock als Sündenbock wählen und an ihm unsere negativen Gefühle auslassen. Das Schlagen auf den Tisch, Boxen an die Wand und dergleichen sind solche Handlungsweisen. Wir können aber auch schreien, wenn wir die Möglichkeit dazu besitzen. Körperliche Betätigung ist eine sehr einfache Ersatzhandlung. Holzspalten, aber auch sportliche Betätigungen können solchermassen Entspannung bringen. Weitere Möglichkeiten der Auflösung von Gedankenmaterialisation wurden bereits früher erwähnt.

3) Die dritte Möglichkeit des Umganges mit negativen Gefühlen ist, sie erst gar nicht entstehen zu lassen. Für viele Menschen ist dies mehr oder weniger dasselbe, wie deren Unterdrückung. Dies ist jedoch nicht der Fall.

Negative Gefühle nicht entstehen lassen bedeutet, die Voraussetzungen zu verhindern, die Ursachen zu vermeiden, dass solche Gefühle überhaupt entstehen. Wer die angegebenen Wege, wie dies erreicht werden kann, studiert, der wird verstehen, dass ein deutlicher Unterschied zur Unterdrückung der Gefühle besteht. Es ist letzten Endes nichts anderes als der Weg der Liebe, der hier empfohlen wird: den anderen zu verstehen suchen aus seinem Werdegang; die richtigen Dimensionen zu sehen im Verhältnis zum Ganzen; auf den eigenen Zustand zu achten.

Jeder Mensch hat das Recht, frei zu wählen, in welcher Weise er mit den negativen Gefühlen umgehen will; er muss ja auch die Folgen selber tragen. Was er weitergibt, wird eines Tages unweigerlich auf ihn zurückfallen. Dies ist das Gesetz des Karmas, das wir in unserem Kulturkreis zwar nicht unter diesem Namen kennen. Im alten Testament ist es mit «Auge um Auge, Zahn um Zahn» umschrieben. Irrtümlicherweise wurde dies oft so aufgefasst, als wäre es des Menschen Aufgabe, in solcher Weise zurückzuzahlen.

Es sind die ewigen, göttlichen, kosmischen Gesetze, die wir erforschen und befolgen sollen. So könnten wir uns Leid ersparen. Das Grundgesetz des Christentums lehrt uns, wie wir uns vor Leid schützen können: «Du sollst Gott den Herrn ehren über alles und deinen Nächsten lieben wie dich selbst.»

Gott über alles ehren bedeutet, ihm zu vertrauen, zu akzeptieren, was er uns sendet. Dadurch entfällt das grösste der negativen Gefühle, die Angst. Den Nächsten lieben wie sich selbst, verstehen, dass wir alle Teile eines Ganzen sind, von dem wir uns nicht abtrennen sollen, verhindert die negativen Gefühle der zwischenmenschlichen Beziehung: Hass, Neid, Eifersucht usw.

Dies ist die frohe Botschaft, die uns vor Leid verschonen kann und will. Als Menschen mit freiem Willen haben wir das Recht, sie anzunehmen oder abzulehnen. Entsprechend wird unser Befinden sein. (387/6–16)

Das Grösste der negativen Gefühle ist die Angst

Angst ist das Gegenstück zur Vorfreude; man könnte sagen das Vorleid. Wenn man weiss, dass man Leid erfahren wird, bewirkt der Gedanke daran seinerseits Leid. Analog macht es Freude, an ein bevorstehendes freudvolles Ereignis zu denken.

Wir wissen von den Pawlow'schen Versuchen, dass die Vorfreude auf Nahrung, die verabreicht werden wird, im Körper gewisse Vorgänge auslöst, die lustvoll sind. Analog bewirken bevorstehende leidvolle Ereignisse Vorgänge, die man messen kann und die als unangenehm empfunden werden. Es sind Angstgefühle.

Nun gibt es sehr viele Ereignisse, deren Ausgang nicht zum vornherein bekannt ist. Sie können freudvoll oder leidvoll sein. Die Erwartungen, die wir hegen, bestimmen dann, ob Vorfreude oder Angst sich bemerkbar machen. Diese Erwartungen besitzen eine objektive und eine subjektive Komponente. Die objektive Komponente wird bestimmt durch die Wahrscheinlichkeit, mit der das Ereignis lustvoll oder leidvoll ist.

Die subjektive Komponente ist das Resultat des eigenen Zustandes. Entscheidend ist dabei die Bereitschaft, das Ereignis, wie immer es ausfällt, als richtig zu akzeptieren. Es ist eine Frage des Gottvertrauens, des Vertrauens auf eine höhere Macht. Dies wirkt sich immer sogleich und unwillkürlich auf den physischen Körper aus. Die Muskeln werden verspannt oder entspannt. Das Leid wird dann grösser oder kleiner ausfallen, im Extremfall gleich Null sein.

Man kann dies unter einer kalten Dusche experimentell feststellen: sobald man sich verspannt, ist das kalte Wasser unlustvoll; wenn man sich richtig entspannen kann, entsteht kein solches Gefühl.

Bei richtigem Gottvertrauen, wenn wir akzeptieren, dass es richtig ist, wie uns die Ereignisse begegnen, fühlen wir ähnlich wie in einer Zuschauerrolle. Wir stellen zwar fest, dass etwas geschieht, aber es ist, als wären nicht wir die Betroffenen. (380/2–7)

Wo wahres Vertrauen vorhanden ist, bleibt kein Platz für Angst, und wo dieses Vertrauen fehlt, da manifestiert sich Angst. Angst kann die verschiedensten Formen annehmen: Angst vor dem Verlust der materiellen Güter, Angst vor der Trennung von geliebten Menschen, Angst vor dem Verlust des physischen Körpers, dem «Tod», Angst vor den unvermeidlichen Prüfungen des Lebens usw.

Zu diesen Ängsten vor mit Sicherheit eintretenden Ereignissen kommen Ängste vor möglichen Ereignissen wie Krieg, Hunger, Prestigeverlust usw. Es spielt dabei keine Rolle, ob diese Ängste bezüglich des zu erwartenden Ereignisses realistisch sind oder nicht. Sie können ein entsetzlich grosses Ausmass annehmen, auch wenn sie völlig unbegründet sind.

Man kann die Ängste auch zu überspielen suchen mit Drogen im weitesten Sinne. Es ist dies etwa so erfolgreich, wie wenn man Schulden mit immer neuen Krediten zurückzahlt: einmal kommt der Tag der Wahrheit, auch wenn man ihn noch so lange hinausschiebt. (349/17–19)

Angst und Sorgen sind Zeichen, dass das Vertrauen und der Glaube in Gott zu klein sind. Wer Gott vertraut, wird nicht enttäuscht werden, auch wenn oft etwas anderes kommt, als wir meinen, dass es kommen sollte; denn unsere Sicht ist oft zu beschränkt, sodass wir nicht erkennen können, was zu unserem Heil ist. Niemand kennt die Ratschlüsse Gottes. Vertrauen und Glauben bedeutet, sie als richtig anzunehmen, auch wenn man sie nicht verstehen kann; sie sind in jedem Fall zu unserem Heil. (315/3)

Angst ist das Gegenteil von Vertrauen, vom Glauben an die höhere Führung, die alles zu unserem Wohl, zu unserem geistigen Fortschritt veranlasst. Diese höhere Macht bezeichnen wir als Gott. Dieser Name wurde von den Menschen immer wieder missbraucht für Versklavung, für Morde und für Kriege. Es gibt Hunderte von anderen Namen; wir könnten einen anderen wählen. Dies würde jedoch wenig nützen; auch dieser würde wieder missbraucht werden.

Wenn wir also dieser hohen Macht, die wir Gott nennen, vertrauen, so schliessen wir die Angst aus unserem Leben aus. Wirkliches Vertrauen zu erlangen ist jedoch nicht einfach. Es verlangt auch Arbeit an sich selbst. Wir können es kontrollieren an der Anspannung unseres Körpers. Die Verspannung ist die Folge der Angst. Wir Menschen werden das Absolute kaum erreichen. Angst und Anspannung werden wir wohl immer wieder erliegen; alles ist jedoch eine Frage des Masses. (443/3–4)

Wenn wir den Glauben haben, das Wissen, dass alles Teil eines höheren Planes ist, der zu unserem Wohl besteht, so können wir alles akzeptieren, ohne Angst. Zu allen Zeiten sind Menschen in diesem Sinn auch dem Tod begegnet, den andere Menschen ihnen in ihrem Wahn zugefügt haben; denken wir nur an Sokrates, an die christlichen Märtyrer, an Personen in Konzentrationslagern und viele, auch in der heutigen Zeit. Sie zeigen immer wieder, dass man nicht nur für das Leben Kraft aus dem Glauben schöpfen kann, sondern auch für den Übergang in die andere Welt, den sogenannten Tod.

Glauben heisst jedoch nicht, Dogmen ungesehen hinzunehmen oder sogenannten Meistern bedingungslos anzuhängen. Wir haben die Möglichkeit, die Wahrheit zu erforschen, und wir haben auch die Pflicht, dies zu tun. Jeder muss seinen Weg selber suchen und gehen. Die Mittel dazu sind uns gegeben; ob wir sie nutzen oder nicht, hängt von uns selbst ab. (443/7–8)

Mit Gefühlsenergie durchtränkte Gedanken bilden Hindernisse im Energiefluss

Gedankenmaterialisationen sind die Folge der Nichtbeherrschung der Gedanken und Gefühle. Wenn die gegebene Frequenz - aus welchen Gründen auch immer - absinkt, dann haben negative Gedanken die Möglichkeit, sich festzusetzen und Energie an sich zu ziehen.

Die Gründe, die zu einem solchen Abfall der eigenen Frequenz führen können, sind bekannt. Sie können durch äussere Umstände hervorgerufen werden, wie durch den Umgang mit bestimmten Menschen, den Aufenthalt an bestimmten Orten usw. Aber auch gewisse Wettersituationen, Stress und dergleichen können sich negativ auswirken. Wenn solche äussere Situationen, die in anderen Fällen ohne Wirkung wären, auf eine ungünstige innere Situation treffen, dann kann die Energiesituation extrem absinken.

Die innere Situation hängt mit den Bio - Rhythmen zusammen; gewisse Leute würden sagen, mit der astrologischen Konstellation.

Es gibt verschiedene innere und äussere Situationen. Wenn man darüber Bescheid weiss, kann man sich entsprechend verhalten. Wenn man nicht Bescheid weiss, so kann man blindlings in eine Falle laufen. Es lohnt sich, sich diesbezügliches Wissen anzueignen. Heute ist dies auch relativ einfach. Selbstverständlich kann man durch ständige Aufmerksamkeit solche Hilfsmittel überflüssig machen, aber es ist einfacher und sicherer, die Hilfen, die man besitzt, zu nutzen.

In einer solchen geschwächten inneren Energiesituation wirken äussere Ereignisse weiter schwächend, und die herumvagabundierenden Energien nutzen die Gelegenheiten und versuchen, Fuss zu fassen. Ob sie dabei erfolgreich sind, hängt von der Aufmerksamkeit und vom diesbezüglichen Wissensstand der gefährdeten Person ab. Es geht einerseits darum, die Situation zu erkennen und anderseits, die notwendigen Gegenmassnahmen zu treffen. Solche Techniken kann und soll man erlernen.

Wenn die Widerstandskraft der befallenen Person zu klein ist, können sich die negativen Gedanken festsetzen und in stets steigendem Mass Energien an sich ziehen. Sie können das gesamte Geschehen im betreffenden Menschen beherrschen, das ganze Denken und Fühlen mit Beschlag belegen. Der betreffende Gedanke kehrt in kurzen Zeiträumen zurück und bewirkt stets die gleichen Gefühlsreaktionen. Ist der Weg einmal vorgespurt, so kann er leichter befahren werden, und je öfter der Gedankengang wiederholt wird, desto kleiner wird der Widerstand...

...Der Teufelskreis ist vollkommen. Jedesmal werden Hormone ausgeschüttet, deren Wegschaffung schlechterdings nicht mehr möglich ist. Sie beginnen sich an ganz bestimmten Orten zu stauen und so die Versorgung einzelner Organe mit Energie zu blockieren. Wenn der Zustand lange genug anhält, erkrankt das betreffende Organ.

Es ist daher wesentlich, Bescheid zu wissen über die Beherrschung der Gedanken und Gefühle. Beherrschen heisst Herr zu sein über sie. Das Gegenteil ist, ihr Sklave zu sein. Der freie Mensch ist Herr über seine Gedanken und Gefühle. Daher ist Freiheit eine innere Grösse. Wer keine innere Freiheit besitzt, kämpft umsonst um äussere Freiheit. (268/2-8)

Verkrampfungen verhindern den Energiefluss und müssen beseitigt werden. Sie stammen aus unserer Gedankenwelt, es sind Gedanken, die zu Materie geworden sind. Sie ziehen beständig Energie an sich, solange sie leben; sie sind richtige Blutgerinnsel.

Solange diese Gedankenmaterialisationen nicht weggeschafft sind, kann an diesen Stellen keine Energie fliessen, und so können Organe erkranken - und zwar jene Organe, zu denen die Emotionen gehören, die mit jenen Gedanken verbunden sind.

Es gibt verschiedene Wege, wie Gedankenmaterialisationen beseitigt werden können. Am wirksamsten ist die Kombination solcher Wege. Möglichkeiten, Staus zu beseitigen, sind folgende:

1) Zuführung gesunder Energien eines anderen Menschen
2) Körperliche Übungen, sportliche Betätigung usw.
3) Entspannungsübungen, Kontemplationen, Autogenes Training, Meditation, Gebet
4) Hochwertige Energie aus hochwertiger Nahrung
5) Hochwertige Energie durch Aufsuchen besonders heilkräftiger Orte
6) Verstärkte Aufnahme hochwertiger Energie aus der «Luft» durch Konzentration und entsprchender körperlicher Haltung
7) Gewinnung von besserer Energie durch verbesserte, harmonischere Umwelt bezüglich Farben, Lebenshaltung, Freude
8) Positive Energie gewinnt man auch durch Werke der Nächstenliebe
9) Wiedergutmachung begangener Verfehlungen
10) Verzicht auf schädliche Handlungen aller Art, wie:
    a) Aufnahme schlechter Nahrung
    b) Schlechte Gedanken
    c) Schlechte Gewohnheiten wie Rauchen
    d) Meiden ungesunder Orte
    e) Vermeidung negativer Umwelteindrücke
    f) Vermeidung des Umganges mit destruktiven Kräften.
    (038/3–6)

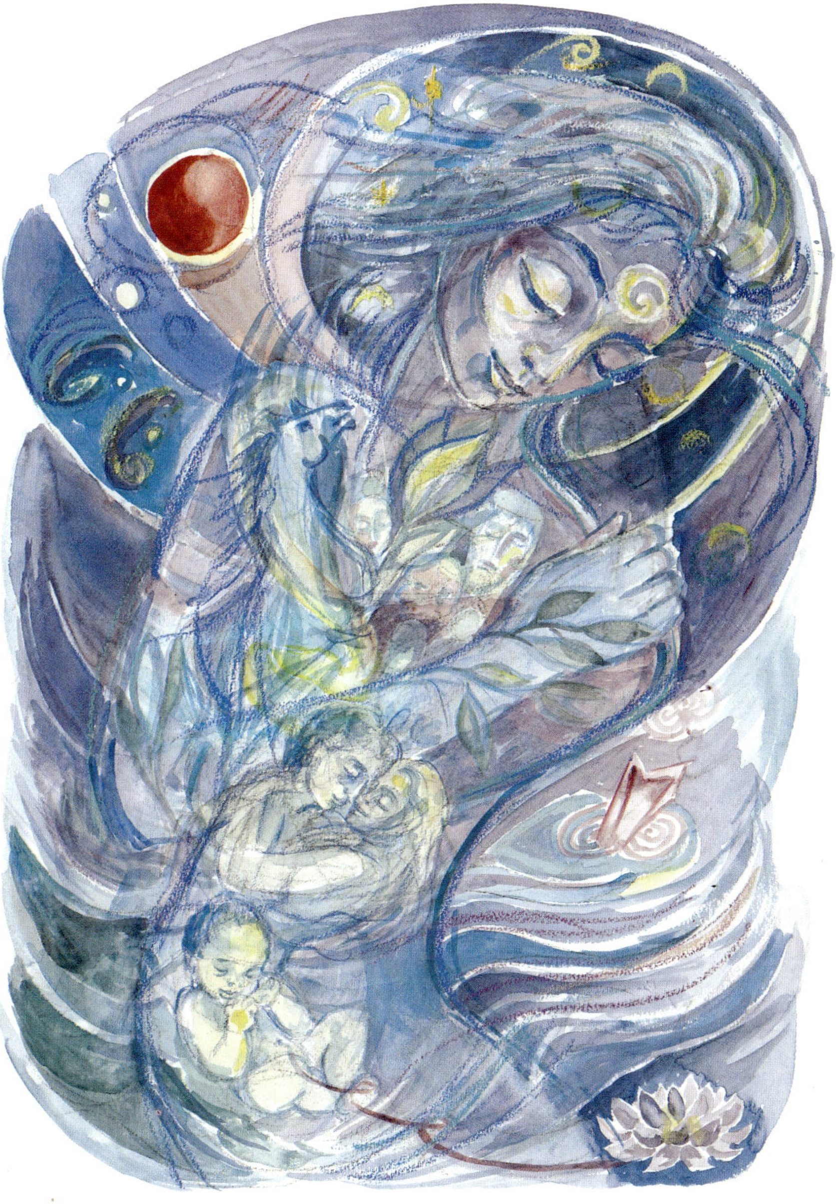

Teil 5

Ziel unseres Weges ist die Entwicklung vom Materiellen zum Geistigen

Ziel unseres Weges ist die Entwicklung vom Materiellen zum Geistigen

Der Mensch ist ein Wesen zweier Welten, und seine Aufgabe ist es, in Harmonie mit diesen beiden Welten zu leben, sich gleichzeitig jedoch von der sinnlich-materiellen zur seelisch-geistigen hin zu entwickeln. Wenn ihm das gelingt, so kann er auf seinem Weg weiterschreiten zu jenen Zielen, die für ihn heute noch unbegreiflich sind. (086/9)

Materielles und Geistiges sind dabei nicht eigentlich Gegensätze, sondern zwei Punkte auf einer Linie, zwei Ausdrucksformen des Gleichen, zwei Zustände desselben oder, um es noch klarer zu sagen: zwei Entwicklungszustände.
Alles hat denselben Ausgangspunkt und dasselbe Ziel. Wenn wir uns dessen bewusst sind, so können wir auch besser verstehen, dass alles, was besteht, Eins ist, in sich verbunden, so wie die verschiedenen Schaumkronen auf dem Meer eins sind, auch wenn wir glauben, verschiedene Dinge zu sehen. Niemand könnte klar abgrenzen, was zur einen Krone gehört und was zur anderen, da alles eins ist und dazu fortlaufend Form und Zusammensetzung wechselt. Nur weil wir zeitlich und räumlich eingeschränkt sind, glauben wir, solche Einzelerscheinungen «bestehen» wirklich.

Der Weg, den wir zu gehen haben, ist kein räumlicher. Er wird nur so umschrieben, damit wir uns etwas vorstellen können. Wir wissen jedoch sehr wohl, dass jemand immer an demselben Wohnort sein kann, und trotzdem geistig fortschreiten, und dass er im Gegensatz dazu auf der Erde ständig umherziehen kann, und geistig keinen Fortschritt machen.

Den Weg gehen ist daher eine innere Entwicklung, eine innere Veränderung, eine Änderung unserer Frequenz, unserer Schwingung, unserer Stofflichkeit. Den Weg vom Materiellen zum Geistigen könnten wir auch bezeichnen als einen Weg vom Grobstofflichen zum Feinstofflichen, aber auch dies sind immer nur Versuche, etwas verständlich zu machen, was wir während unseres Aufenthaltes im physischen Körper kaum verstehen können. Es ist eine Veränderung unseres Zustandes, unseres Fühlens, unseres Bewusstseins. (233/2–3)

Wenn wir unsere Sicherheit in materiellen Gütern suchen, so ist die Enttäuschung, das Leid, unausweichlich. Das Wort Ent-Täuschung sagt es aus: die Täuschung wird einmal wegfallen; denn die materielle Welt ist die Welt der Täuschung, Maya. Wenn wir auf sie bauen, ist Enttäuschung unausweichlich.

Wenn wir unsere Liebe nur einzelnen Menschen, einzelnen Tieren, einzelnen Pflanzen schenken, so haben wir nicht begriffen, was es heisst, das Ganze zu lieben, Gott zu lieben. Liebe zum Ganzen bedeutet, nicht nur das zu lieben, was einem gefällt, was einem Vorteile irgendwelcher Art bezüglich der Befriedigung der Bedürfnisse des niederen Ego bietet. Es bedeutet Liebe zu jedem Teil der Schöpfung, und da wahre Liebe bedeutet, jemandem auf seinem Weg weiterzuhelfen, so kann es sich nicht darum handeln, etwas konservieren zu wollen, um es für immer zu besitzen.

Jemanden oder etwas besitzen zu wollen bedeutet nicht, es zu lieben. Denn besitzen schliesst die Weiterentwicklung aus. Was sich entwickelt wandelt sich, und ist dann nicht mehr dasselbe, es ist etwas Neues. Entwicklung heisst Veränderung, und da wir die Entwicklung nicht behindern sollen, sollen wir auch nicht die Veränderung behindern. (347/7–9)

Fortschreiten auf dem Wege bedeutet, sich vom Materiellen zu lösen. Solange wir auf dieser Erde in unserem physischen Körper weilen, benötigen wir auch Nahrung und manch anderes aus dieser Welt des Materiellen. Wir sind jedoch zugleich Wesen einer anderen Welt, der geistigen Welt. Wir gehören beiden Welten an, dies ist das Wesen des Menschen, das ihn unterscheidet von allen anderen Wesen , den weniger weit entwickelten und den weiter entwickelten.

Jeder hat die Fähigkeit zu erkennen, dass die weniger weit Entwickelten jene Wesen sind, die noch stärker im Materiellen verharren, die Weiterentwickelten dagegen jene, die sich aus dem Materiellen befreien konnten. Woran ist dies erkennbar?

Der materiell ausgerichtete Mensch ist ein Sklave des Materiellen. Sein Streben ist darauf ausgerichtet, immer mehr materielle Güter zur Befriedigung seiner Bedürfnisse zu verwenden: Geld, Land, Häuser, Wertsachen, Drogen, Nahrung, auch Tiere und sogar Menschen. Er glaubt, je mehr er davon benutzen könnte, desto glücklicher würde er sein. Aber er muss eines Tages feststellen, dass er einer Täuschung aufgesessen ist. Wenn er dies feststellt, erlangt er die Erkenntnis. Dies ist der Anfang seines Weges zurück, aus dem Gefängnis des Materiellen heraus.

Erkenntnis heisst verstehen; dass es andere Werte sind, die uns zum Glück führen, heisst erkennen, dass alles Eins ist, und dass es nicht das Ziel eines Teiles des Ganzen sein kann, andere Teile dieses Ganzen beherrschen und benutzen zu wollen. (314/5-8)

Frei werden, sich aus dem Materiellen befreien, bedeutet, dass die Gedanken, die Bestrebungen nicht mehr aufs Materielle ausgerichtet sind, sondern aufs Geistige, aufs Ganze. Es ist die Entscheidung, ob wir dem niederen Ego dienen wollen oder den Weisungen des Höheren Selbstes Folge leisten.

Wessen Geist im Materiellen verhaftet bleibt, wessen Gedanken stets um die Befriedigung seiner sinnlich-matriellen Bedürfnisse kreisen, der kann nicht frei, nicht glücklich werden. Angst, Eifersucht, Hass und ähnliche Gefühle sind die Begleiterscheinungen dieser Art von Gedanken.

Wer jedoch seine Gedanken dem Höheren Selbst gemäss darauf ausrichtet, dem Ganzen zu dienen, den Nächsten zu lieben wie sich selbst, der wird Gefühle des Glücks und der Freude kennenlernen. Das Materielle, das er für seine physische Existenz benötigt, ist ihm verheissen; er wird es erhalten.

Wer seine Gedanken betrachtet, der weiss, wo er steht. Sind diese aufs Sinnlich-Materielle fixiert, auf die Wünsche des niederen Ego, so sind die entsprechenden Konsequenzen zu ziehen. Wer jedoch seine Gedanken auf das Wohl des Ganzen ausrichtet, auf das Wohl aller Wesen, nicht auf eigene Vorteile zulasten der Mitmenschen, der Tiere, der Umwelt, der wird sich gut fühlen. Dabei ist aber immer wieder Aufmerksamkeit vonnöten, denn es gibt auf dem ganzen Weg Prüfungen zu bestehen, die immer wieder in anderer Form an uns herantreten, und nur wer diese Prüfungen besteht, wird weiterschreiten können in die geistige Welt. (168/3–6)

Wenn jemand diese Chance nutzt, die ihm geboten wird, kann er vorwärtsschreiten, andernfalls muss er wiederkommen und von neuem versuchen, das zu vollbringen, um dessentwillen er hierher gesandt wurde. Dies allein ist das, was am Ende eines Lebens zählt, was er als Frucht seines Wirkens mitnehmen kann. Alles Materielle bleibt zurück. (194/2)

Wir wissen, dass die Frequenz unseres geistigen Körpers soweit gesteigert werden muss, dass wir der Anziehung der Materie nicht mehr unterworfen sind; dass wir eine Freiheit erreichen können, die für uns unvorstellbar ist. Mit Recht heisst es in dem Lied: «Über den Wolken muss die Freiheit wohl grenzenlos sein». Aber dies ist nur die nächste Stufe unseres Entwicklungsweges. Es ergibt keinen Sinn, sich dies vorstellen zu wollen – unsere Vorstellungen sind zu beschränkt. Wir können, wie man so schön sagt, nicht über unseren eigenen Schatten springen. Wir haben ihn aufzuarbeiten, und dann brauchen wir nicht über ihn zu springen, weil er weg ist, sich aufgelöst hat.

So wie wir in der physischen Welt nicht über den Schatten springen können, können wir es in der geistigen Welt auch nicht. Solange er besteht, sind wir ihm verbunden, an ihn gebunden. Er verschwindet erst dann, wenn überall Licht ist. Nichts ist dann, was einen Schatten werfen kann, und nichts Dunkles mehr ist dann mit uns verbunden.

Solange noch überall Dunkelheit herrscht, kann man auch keinen Schatten sehen. Erst wenn Licht kommt, kann man ihn erkennen. Die Erkenntnis kommt mit dem Licht, vom Licht. Vorher ist alles Schatten. Deshalb kann man ihn nicht sehen, aber deshalb kann man auch nicht weiterschreiten; man sieht den Weg nicht und irrt herum in der Dunkelheit und im Leid.

Deshalb sind wir alle aufgerufen mitzuhelfen, dass immer mehr Licht in diese Welt kommt, dass immer mehr Menschen ihren Schatten zu erkennen und aufzulösen vermögen, dass immer mehr ihren Weg zu erkennen und zu gehen vermögen. (194/4–7)

Vergeistigung soll am Ende unseres Lebens und nicht am Anfang stehen

Wir haben die Wahl, uns im Laufe unseres Lebens aus dem materiellen Gefängnis zu befreien, indem wir dem Licht, dem Geistigen entgegenstreben. Dies bedeutet eine Erweiterung unseres Bewusstseins, was wiederum die Folge der Aufnahme der göttlichen Kraft ist.

Wir haben aber auch die Möglichkeit, uns dieser Hilfe zu verweigern und im Materiellen zu verharren. Die Folge dieser Entscheidung wird zunehmend leidvolle Erfahrung sein, die wir durch Drogen irgendwelcher Art zu übertünchen versuchen können. Die materialistische Einstellung der Gegenwart ist daher auch verbunden mit einem Ansteigen des Verbrauches von Alkohol, Medikamenten, illegalen Drogen usw., aber auch von krampfhaftem Unterdrücken der inneren Stimme durch Hingabe an geistige Drogen, durch fortwährende Berieselung mittels der Massenmedien oder durch den Versuch, mit Hilfe von ständiger, nach aussen gerichteter Aktivität zu Ruhm auf sportlichen, wirtschaftlichen oder anderen Gebieten zu gelangen. (340/5–6)

Jedenfalls muss man sich bewusst sein, dass im Laufe des Lebens verschiedene Entwicklungen möglich sind. Es muss klargestellt werden, dass es nicht darum geht, sich zeitlebens vom Sinnlich-Materiellen fernzuhalten, es als etwas Satanisches zu meiden. Schlimm ist nicht, sich mit dem Materiellen zu befassen, sondern darin hängen zu bleiben! (212/13–14)

Wir sollen uns in eine bestimmte Richtung entwickeln, im Laufe unseres Lebens. Je früher wir damit beginnen, desto besser. Dies darf jedoch nicht dazu führen, junge Menschen in eine bestimmte Richtung zwingen zu wollen. Jeder hat nicht nur die Pflicht, seinen Weg selbst zu suchen, sondern auch das Recht dazu. Dies schliesst jedoch auch das Recht ein, Fehler zu machen. Wer dieses Recht jemandem verweigert, hindert ihn am Suchen und Gehen des richtigen Weges, seines richtigen Weges. (340/11)

Materieller Besitz ist für das Leben in dieser Welt notwendig. Die richtige Einstellung zu ihm zu finden ist die Voraussetzung des geistigen Fortschrittes. Steckenbleiben im Materiellen bedeutet mit zunehmendem Alter zunehmendes Leid. Es ist die Folge des damit verbundenen negativen Denkens. Es ist eine Folge der Einstellung zum Besitz, nicht der Menge des Besitzes. Dies ist eine wesentliche Unterscheidung.

Wer sich seinem Besitz gegenüber als Verwalter fühlt, der weiss, dass er ihn zum Wohl des Ganzen einsetzen muss und dafür einmal Rechenschaft abzulegen hat. Er ist nicht ein Sklave des Materiellen. Wer dagegen nach immer mehr Besitz strebt, um damit Wünsche seines Egos zu befriedigen, beispielsweise solche der Macht, der Völlerei usw., der ist im Materiellen verhaftet, auch wenn sein Besitz noch so unbedeutend ist.

Nicht die Menge des Besitzes ist entscheidend, sondern die Einstellung dazu. Allerdings birgt der Besitz die Gefahr in sich, dass die häufige Beschäftigung mit demselben die Gedanken in eine Richtung leitet, die dem geistigen Fortschreiten hinderlich sein kann. (340/7–9)

Wenn wir die göttliche Kraft erbitten, die Lebensenergie, so wird sie uns durchfliessen und dadurch auch unser Bewusstsein, unsere Erkenntnisfähigkeit erhöhen. Ohne diese Hilfe würden wir umherirren in der Finsternis. Unsere Gedanken wären im Materiellen gefangen, unausweichlich verbunden mit Angst, die mit zunehmendem Alter immer grösser wird, verbunden mit anderen negativen Gedanken wie Neid, Eifersucht, Geiz usw., die das Verharren im Materiellen unweigerlich mit sich bringt. (340/2–3)

Demgegenüber gelangt der an sich arbeitende Mensch immer mehr zu Ausgeglichenheit und Ruhe. Immer weniger wird er diese verlieren, wird er unglückliche, depressive Perioden durchzustehen haben. Er entwickelt sich immer mehr zu dem, was man als weisen, alten Menschen bezeichnet. Er findet Ruhe und Ausgeglichenheit in seinem Inneren und kann anderen Menschen als Beispiel und Ratgeber hilfreich zur Seite stehen. (171/10)

Gerechte Verteilung der materiellen Güter ermöglicht optimale Entwicklung für alle

Niemand erhält eine Aufgabe zu lösen, zu der er nicht die Fähigkeiten und Möglichkeiten mitbekommt. Wir können daher unsere Fähigkeiten als Mittel erkennen, über unsere Aufgabe Klarheit zu erhalten. Ob wir die Aufgabe haben zu lehren oder zu heilen, das Land zu bebauen oder Menschen die Inkarnation zu ermöglichen, Tiere zu hegen oder Wohnungen zu bauen, Musik niederzuschreiben oder Kunstwerke aus Materie zu schaffen, wissenschaftlich zu forschen oder Geräte herzustellen, jeder hat seinen Beitrag zu leisten für die Entwicklung des Ganzen.

So hat jeder seine Aufgabe, die er erkennen und erfüllen soll. Es ist sein individueller Beitrag zum Ganzen, der ihm auch das Anrecht darauf gibt, vom Ganzen das zu erhalten, was er benötigt, um sein Leben zu fristen und seine Aufgabe erfüllen zu können. Nach welchem System auch immer die Güter und Dienstleistungen verteilt werden - es ist dann gerecht, wenn jeder solchermassen seinen Anteil erhält, wenn er seinen Beitrag leistet. Um zu beurteilen, was gerecht ist, muss diese Überlegung herangezogen werden und nicht ein von Menschen ausgeklügeltes System, das Überfluss für die einen und Mangel für die andern bewirkt.

Soziale Gerechtigkeit ist Grundlage für sozialen Frieden, und wo soziale Gerechtigkeit und sozialer Frieden herrschen, ist eine wesentliche Grundlage geschaffen, dass die Menschen ihre Aufgabe, um deretwillen sie hier sind, auch erfüllen können.

Streit als Folge sozialer Ungerechtigkeit erschwert die Erfüllung der Aufgabe und verzögert daher die geistige Entwicklung des Menschen. Jeder ist seines Lohnes Wert. Dieses Grundsatzes soll man sich stets bewusst sein. Natürlich soll jeder die Möglichkeit haben, seinen Beitrag selbst zu bestimmen. Ein gerechtes System sichert ihm seinen Anteil aufgrund seines Beitrages. Wer mehr möchte vom Ganzen, der sollte auch mehr beitragen ans Ganze, und wer kleinere Ansprüche stellt, braucht auch weniger beizutragen.

Es ist die Aufgabe jedes Menschen mitzuhelfen, dass soziale Gerechtigkeit herrscht. Raffgier soll als solche erkannt und dargestellt werden, ebenso Verschwendungssucht. Dies sind Entartungen auf dem Gebiet des Besitzes, wie sie auch auf allen anderen Gebieten bestehen. Ihre Kehrseite ist Not, Hunger und Entbehrung auf der anderen Seite. Die einen leben auf Kosten der anderen und laden sich dadurch Schuld auf. Sie werden dies lernen müssen, in diesem oder in einem späteren Leben. (424/4–8)

Die Entwicklung vom Materiellen zum Geistigen setzt eine richtige Einstellung zum Materiellen voraus. Diese können Menschen am ehesten dann gewinnen, wenn sie weder in Not noch in Überfluss leben. Mitzuhelfen, dass eine gerechte Verfügung über die materiellen Mittel besteht, heisst daher zugleich mitzuhelfen, dass Menschen auf ihrem Weg vorwärtsschreiten können. Wer seine Gedanken stets aufs Materielle lenkt, weil er viel zu viel oder viel zu wenig besitzt, wird es schwerer haben, vom materiellen Denken loszukommen, und dies ist doch eine Voraussetzung der Entwicklung. (379/10)

Wir müssen uns stets bewusst sein: wer mithilft, Gerechtigkeit in die Welt zu bringen, hilft gleichzeitig mit, den geistigen Fortschritt, die menschliche Entwicklung zu fördern. Gerechtigkeit ist - bewusst oder unbewusst - die Folge des Entwicklungsstandes eines Menschen. Sie ist allumfassend wie jede Tugend.

Nach Gerechtigkeit zu rufen und dabei nur eigene Vorteile anzustreben, ohne alle Aspekte der Gerechtigkeit zu berücksichtigen, ist eine Farce. Gerechtigkeit schliesst die Rechte der unbelebten Natur, der Pflanzen und Tiere und der Mitmenschen aller Rassen, Altersklassen, sozialen Gruppen und beider Geschlechter ein. All dies hängt zusammen, und es genügt nicht, nur auf jenem Gebiet sich um Gerechtigkeit zu bemühen, auf dem man sich selbst als benachteiligt betrachtet.

Die Mittel, die wir für die Erlangung einer gerechteren Ordnung einsetzen sollen, sind ebenso beschränkt wie auf allen anderen Gebieten. Gewalt gehört jedenfalls nicht dazu. Anderseits ist es nicht unsere Aufgabe, jene zu verurteilen, die Gewalt anwenden, weil sie unterdrückt werden von Machthabenden, die eine ungerechte Situation gewaltsam zu verteidigen bereit sind.

Unrecht wird nicht dadurch zu Recht, dass eine herrschende Gruppe es als Recht deklariert, selbst wenn sie eine Mehrheit von Menschen durch List oder Macht dazu bringen kann, dem Unrecht zuzustimmen.

Wahres Recht ist eine Ordnung, die jedem Wesen die Möglichkeit gibt, sich im Sinne seiner Aufgabe zu entwickeln, fortzuschreiten auf jenem Weg, der für es bestimmt ist, ohne dabei andere auf ihrem Weg zu behindern.

Wie weit eine gegebene Ordnung dies sicherstellt, bestimmt ihre Rechtlichkeit, nicht das Ausmass der Zustimmung im Volk und auch nicht der Name, der dieser Ordnung gegeben wird.

Wir alle sind aufgerufen mitzuhelfen, dass Gerechtigkeit immer weiter verbreitet wird. Seien wir dabei kritisch uns selbst gegenüber und all jenen, die versuchen, Unrecht als Recht darzustellen. (424/10–16)

Es gibt viele Möglichkeiten, Besitz zu erlangen: Arbeit, Erbschaft, Diebstahl, Spekulation, Betrug usw. Unrechtmässig erworbener Besitz ist all jener Besitz, den jemand erlangt, ohne dafür entsprechende Leistungen vollbracht zu haben. Die Beurteilung erfolgt nach den ewigen Gesetzen, nicht nach kurzfristigen weltlichen.

Wichtiger als die Frage, wie jemand in den Besitz gelangt ist, ist die Frage, was er damit tut. Besitz kann zur Befriedigung der Wünsche des Ego oder zum Dienst am Ganzen verwendet werden. Jeder Mensch hat das Recht, seine Grundbedürfnisse zu befriedigen und auch Vorräte in sinnvollem Ausmasse zu schaffen. Die Verwendung des weiteren Besitzes ist massgebend für das Ausmass seiner Pflichterfüllung, Erfüllung seiner Aufgabe Dabei ist die Motivation bedeutungsvoller als das wirklich erzielte Resultat.

Diese Erkenntnis ist wichtig, um das eigene Verhalten beurteilen zu können - nicht, um andere Menschen zu beurteilen. Es ist auch ein Grundsatz, der bei der Festlegung einer Gesellschaftsordnung zu vertreten ist. Die Mittel, die zur Verwirklichung einer gerechten Gesellschaftsordnung einzusetzen sind, haben den allgemeinen göttlichen Gesetzen zu entsprechen.

Es wird immer Menschen geben, die sich gegen eine gerechte Verteilung wenden werden, mit erlaubten und mit unerlaubten Mitteln, und es wird immer Menschen geben, die eine gerechte Ordnung einführen wollen, mit erlaubten und mit unerlaubten Mitteln. Jeder trägt die Verantwortung für sein Handeln selbst. Dieses Handeln hängt vom erreichten Entwicklungsstand ab. Daher ist es nicht unsere Aufgabe, das Verhalten anderer Menschen zu beurteilen. Wir können und sollen niemanden zwingen wollen, sich anders als seinem Entwicklungsstand entsprechend zu verhalten.

Eine gegebene Gesellschaftsordnung wird von den Besitzern der Macht stets zu erzwingen versucht werden. Bemühen wir uns darum, dass diese Ordnung möglichst den göttlichen Gesetzen entspricht, sowohl bezüglich der Rechtsnormen, wie auch betreffend der Mittel zu deren Durchsetzung. Wir müssen jedoch akzeptieren können, dass wir dieses Ziel kaum je ganz erreichen können, und lernen, mit ungerechten Gesetzen zu leben und auch mit deren Durchsetzung mit ungerechten Mitteln. Wir tragen dabei stets selbst die Verantwortung für unser eigenes Handeln und können uns nicht auf weltliche Gesetze berufen, die göttlichen Gesetzen widersprechen. (434/2-6)

Was ist Gerechtigkeit ? In seiner einfachsten Form bedeutet Gerechtigkeit: für jeden gleich viel, dieselbe Menge von allem. Diese Form der Gerechtigkeit wird zumeist von jenen vertreten, die weniger haben als andere, bezüglich der materiellen Güter und auch der sinnlichen Freuden. Dieses Gerechtigkeitsverständnis ist meist in jenen Kulturen verbreitet, in denen ungleiche Verteilung herrscht, und führt dann häufig zum Umsturz der herrschenden Verhältnisse.

Der Gerechtigkeitsbegriff innerhalb der bevorzugten Gruppe eines Systems, einer Wirtschaftsordnung, geht von dem Standpunkt aus, dass der, der mehr leistet, entsprechend auch Anrecht auf einen grösseren Anteil hat. Innerhalb einer gewissen Toleranzbreite kann dieses Prinzip funktionieren. Es veranlasst die Menschen, viel zu leisten, um auch viel zur Verfügung zu haben, zum Leben, als Vorsorge und als Standessymbol, zum Beweis der eigenen Tüchtigkeit, die ihrerseits Achtung und Macht bedeutet.

Im Extremfall führt dieses System dazu, dass die Gruppe der Besitzenden auch mit immer mehr Macht ausgestattet wird, die ihr ermöglicht, das Recht so zu verändern, dass ihr eigener Anteil am Gesamtergebnis immer grösser wird, während ihre Leistung, die sie dafür erbringt, immer kleiner wird. Es ist dann nur noch eine Frage der Zeit, bis ein solches System zusammenbricht.

Die Meinung, was soziale Gerechtigkeit ist, schwankt zwischen diesen beiden Extremen. Wer mit den herrschenden Zuständen in einem System unzufrieden ist, versucht eine Änderung herbeizuführen. Je nach der Situation kann dies offen oder im Geheimen zu erreichen versucht werden. (265/2-5)

Was bedeutet nun Gerechtigkeit? Gerechtigkeit bedeutet eine Ordnung, die mit dem Schöpfungsplan übereinstimmt, jedem soviel zuspricht, als für seine Entwicklung optimal ist. Wer zuviel hat und wer zuwenig besitzt, sie beide werden in ihrer Entwicklung vom Materiellen zum Geistigen Schwierigkeiten haben. Ihre Gedanken werden im Materiellen verhaftet sein, und wer diesen Zuständen Vorschub leistet, lädt sich Schuld auf. (265/7)

Gerecht ist jene Ordnung, die den Rahmen schafft, in dem jedes Wesen, das sich darum bemüht, seiner Aufgabe gemäss voranschreiten kann. Der göttliche Schöpfungsplan ist die verbindliche Grundlage all unseres Strebens. Ihn müssen wir zu erkennen suchen, dann wird auch unser Handeln richtig, gerecht im guten Sinne sein. (265/12)

Eine gerechte Rechtsordnung aufzubauen ist eine Frage der geistigen Entwicklung

Gerechtigkeit ist eines jener Wörter, die breite Zustimmung finden. Kaum jemand ist gegen die Gerechtigkeit. Dass es trotzdem so wenig Gerechtigkeit gibt, hat seine Ursache darin, dass nicht jeder dasselbe unter diesem Begriff versteht. Nicht nur in der Wirtschaftsordnung oder den zwischenstaatlichen Beziehungen, der Stellung verschiedener Volksgruppen oder sozialen Gruppen innerhalb eines Staates, auch zwischen Familienangehörigen und Verwandten bestehen hier Meinungsverschiedenheiten.

In jeder mehr oder weniger funktionierenden Gruppierung, von der Familie bis zur Weltorganisation, gibt es eine bestimmte Rechtsordnung. Diese kann schriftlich festgelegt sein oder «Usanz», das heisst eine Rechtsordnung, die durch Gewohnheit entstanden ist, sogenanntes Gewohnheitsrecht. Wenn beispielsweise in einer Familie der Mann auswärts arbeiten geht und die Frau den Haushalt und die Kinder besorgt, so ist dies Gewohnheitsrecht, und jeder Teil ist für sein Gebiet zuständig und verantwortlich. Der andere Teil wird reklamieren, wenn der eine seiner Aufgabe nicht oder nicht genügend nachkommt.

Die gegebene Ordnung kann jederzeit geändert werden, durch übereinstimmenden Beschluss oder durch Beschluss jenes Teiles der Gruppierung, der stark genug ist, seinen Willen zu erzwingen. Der schwächere Teil kann versuchen, Widerstand zu leisten oder nachgeben. Dies gilt ebensosehr in der Familie wie im Staat oder auch bei zwischenstaatlichen Beziehungen.

Die stillschweigend anerkannte oder durch Übereinstimmung geschaffene Rechtsordnung kann gerecht sein oder ungerecht. Eine gerechte Rechtsordnung aufzubauen ist eine Frage der geistigen Entwicklung. Wir kennen den Entwicklungsweg, der aus elf Stufen besteht: die Individuum-Stufe, die Paar-Stufe, die Familien-Stufe, die Clan-Stufe, die Gebiets-Stufe, die Rassen-Stufe, die Menschheits-Stufe, die Mensch- und Tier-Stufe, die Lebewesen-Stufe, die Erd-Stufe und Kosmos-Stufe. Wer eine solche Stufe erreicht hat, d.h. die Interessen einer solchen Stufe wahrnimmt, wird auch für eine gerechte Ordnung auf dieser Stufe eintreten können. Wer einen Entwicklungsschritt noch nicht gemacht hat, kann für eine gerechte Lösung für diese Stufe nicht befähigt sein.

Es wäre dabei sinnvoll zu prüfen, ob derjenige, der die Ordnung auf einer Stufe bestimmen will, auf der vorgelagerten Stufe einer solchen Ordnung fähig ist. Eine Rechtsordnung ist in dem Ausmass gerecht, wie sie auch die Interessen der schwächeren Teile der betreffenden Gemeinschaft vertritt. Der stärkere Teil wird seine Interessen stets einbringen können.

Der Selbstbevorzugung des stärkeren Teiles braucht nicht böse Absicht zugrunde zu liegen. Sie kann auch damit zusammenhängen, dass jeder Einzelne oder jede Gruppierung ihre eigenen Interessen leichter erkennen kann. Wenn beispielsweise die Menschen erkennen könnten, was ihr übertriebener Fleischkonsum für die Menschen anderer, ärmerer Länder und auch für die Tiere selbst für Auswirkungen hat, würde ein grosser Teil von ihnen ihre Ernährungsgewohnheiten ändern.

Unwissenheit, Nichterkennenkönnen ist ein viel wichtigerer Faktor als böse Absicht. Es ist daher eine wichtige Aufgabe mitzuhelfen, dass das Bewusstsein der Menschen erweitert wird. Dabei besteht jedoch keine absolute Freiheit in der Wahl der Mittel. Die individuelle Freiheit des Menschen ist zu respektieren. Man kann den Entwicklungsweg eines Menschen nicht mittels Zwang abkürzen. Geduldige Arbeit im richtigen Geist ist notwendig. Der Weg der Gerechtigkeit ist ein langsamer Weg. Der Ausspruch «Gottes Mühlen mahlen langsam» will dies ebenso besagen. Wer die Geduld nicht aufbringt, arbeite vorerst diesbezüglich an sich.

Es mag oft nicht leicht fallen, all die Ungerechtigkeiten, denen wir täglich begegnen, zu akzeptieren. Aber wir können nicht aus dem kleinen Ausschnitt der Wirklichkeit, den wir feststellen können, Rückschlüsse aufs Ganze ziehen wollen. Wenn wir verstehen lernen, dass man das Ganze kennen muss, um eine

Einzelerscheinung beurteilen zu können, so werden wir besser akzeptieren können, dass es einen höheren Willen gibt, der alles zum Guten lenkt. (410/2–11)

Wann kann nun eine Rechtsordnung als gerecht bezeichnet werden? Zweifellos dann, wenn sie jedem Wesen die Möglichkeit gibt, auf seinem Wege vorwärts zu schreiten, wenn sie diesem Vorwärtsschreiten nicht hinderlich, sondern förderlich ist.

Eine solche Ordnung muss vorerst die äussere Freiheit jedes Individuums sicherstellen. Die wirkliche Freiheit, die innere Freiheit kann jeder nur selbst erarbeiten. Die äussere Freiheit kann jedoch die innere Freiheit beeinflussen. Der Mensch hat nur dann die Möglichkeit, seinen Weg zu finden, wenn er das Recht hat zu suchen. Dazu ist es notwendig, auch die Irrwege kennenlernen zu dürfen. Nur wer die Irrwege als Irrwege zu erkennen vermag, kann auch den richtigen Weg als richtigen Weg erkennen.

Es versteht sich, dass die Freiheit eines Menschen ihre Grenze da findet, wo sie die Freiheit eines anderen Menschen tangiert. Hier und nur hier hat die Gesellschaft das Recht einzugreifen, auch wenn es für sie oft bequemer wäre, die Freiheit ihrer Mitglieder zu unterdrücken.

Wenn die Gesellschaft auch nicht das Recht hat, sich in die Intimsphäre eines Menschen einzudrängen, so hat sie doch das Recht und auch die Pflicht, den Menschen Rat zu erteilen, die dies wünschen. Ebenso sollen ihre Vertreter ein Leben führen, das vorbildlich ist. Die Gesetze, die allgemeine Gültigkeit besitzen, gelten genauso im Verhältnis Gesellschaft-Individuum.

Dazu ist es notwendig, dass die Vertreter der Gesellschaft nicht eigene Interessen mit den Interessen der Gesellschaft vermischen. Es ist die Aufgabe jedes Menschen, hier wachsam zu sein. Wenn die in einer Gesellschaft einflussreichen Menschen ihre Interessen mit denjenigen der Gesellschaft vermischen, wird die Rechtsordnung verfälscht und die Kluft zwischen verschiedenen Teilen der Gesellschaft vergrössert.

Neben Freiheit ist auch Wahrheit eine wichtige Voraussetzung der Gerechtigkeit. Eine gerechte Rechtsordnung lässt nicht Raum für Unwahrheit. Wenn aus «politischer Klugheit», aus wirtschaftlichen Interessen oder aus anderen Gründen Unwahrheiten verbreitet werden, so wird das Vertrauen in eine Gesellschaft und deren Rechtsordnung schnell erschüttert. Das einfache Volk hat hier ein ausgeprägtes Empfinden und merkt, wenn es von herrschenden Gruppen mit unwahren Angaben und Halbwahrheiten abgefertigt wird, um dann für Ziele verwendet zu werden, die seinen eigenen Interessen nicht entsprechen.

Leider fehlen dem Volk dann oft die Möglichkeiten, oder es sieht diese nicht, oder es hat Angst, sie anzuwenden. Dadurch kann dann eine Rechtsordnung mehr und mehr verfälscht werden, zu einer Unrechtsordnung werden. Das Vertrauen in die Machthabenden geht dadurch verloren. Statt die Rechtsordnung wieder herzustellen versucht jeder, für sich selbst das Bestmögliche zu ergattern, wobei auch er in der Wahl der Mittel immer weniger kritisch ist. Das gemeinsame Denken geht dann immer mehr verloren, und jeder folgt nur noch seinen eigenen Interessen. Die von der Rechtsordnung Benachteiligten kämpfen gegeneinander; denn hier finden sie gleich starke Gegner, und die herrschenden Schichten sind ob dieser Lösung nicht unglücklich.

Es versteht sich, dass eine solche Rechtsordnung früher oder später zerfallen muss. Die Geschichte zeigt genügend Beispiele. Ob dann ein innerer Reinigungsprozess durch verantwortungsvolle Menschen beginnt, oder ein revolutionärer Umsturz mit unvorhersehbaren Folgen oder ein Angriff von aussen oder eine andere Form der Veränderung stattfindet, von ewiger Dauer sind solche Rechtsordnungen nie, auch wenn sie sich noch so unverletzlich darstellen und mit Gewalt gesichert erscheinen.

Gerechtigkeit und eine gerechte Rechtsordnung sind ein Ideal-Ziel, das es immer wieder anzustreben gilt. Es gibt Kräfte, die stets in diese Richtung wirken, und es gibt Kräfte, die stets in die Gegenrichtung wirken. Jeder hat selbst zu entscheiden, welchen Kräften er sich anschliesst. (411/2–10)

Entwicklung vom Materiellen zum Geistigen bedeutet Erhöhung der Frequenz

Das Geistige unterscheidet sich vom Materiellen durch die Frequenz. Da die materielle Welt unbeweglicher und langsamer ist, ist sie eher geeignet, um zu lernen. Auch wenn wir Autofahren, Schreibmaschinenschreiben oder Klavierspielen lernen, so werden wir dies anfänglich langsamer tun, als wenn wir durch Übung und Erfahrung auf diesen Gebieten Können erworben haben. Wenn wir diese Zusammenhänge verstehen, können wir erahnen, warum es heisst, dass wir unsere Frequenz erhöhen sollen, unsere Trennung vom Ganzen überwinden und mit dem Ganzen wieder eins werden. Die Vorgänge in dieser Welt sind eine Widerspiegelung der Vorgänge in der anderen, der geistigen, der wirklichen Welt. Ihre Gesetze widerspiegeln sich in unseren Gesetzen, oder mit anderen Worten: die irdischen Gesetze sind die endliche Form der ewigen Gesetze. Wir könnten auch sagen die Lernform.

Was heisst nun also Dienst am Ganzen? Dienst am Ganzen ist all das, was mithilft, dass irgendwelche Teile des Ganzen sich weiterentwickeln können, ihre Frequenz erhöhen, ihre Trennung überwinden oder wie immer wir das nennen wollen. Es geht darum, dass jeder seinen Weg gehen kann und dass am Ende alles wieder vereinigt wird im Ganzen, in Gott. Wir wissen, dass weder der Weg noch das Ziel geographischer Natur sind, sondern Bewusstseinszustände, Veränderungen im Geistigen – das, was wir als Frequenzänderungen bezeichnen. (469/9–10)

Höhere Schwingungen, höhere Frequenzen bedeuten mehr Licht, mehr Helligkeit. Dies bedeutet auch mehr Freiheit vom Materiellen. Unser Denken im Materiellen bindet uns an diese Erde. Jeder Gedanke im Geistigen macht uns freier, denn Gedanken sind Energien, die für unsere Zukunft entscheidend sind. Wer seine Gedanken kontrolliert, wird sein Verhalten so ändern, dass er auf seinem Weg fortschreiten kann. (397/3)

Es wurde immer wieder gesagt, sowohl in den Texten, die wir hier empfangen dürfen, wie auch in zahllosen anderen Belehrungen aus der geistigen Welt, dass wir hier sind um zu lernen, um Fortschritte zu machen auf unserem Weg, in unserer Entwicklung; um uns vom Materiellen zum Geistigen zu entwickeln, um unsere Frequenz zu erhöhen: um unser Karma, unser Schatten aufzuarbeiten, um zurückzukehren zu Gott, zur Urquelle, zu unserem Ausgangspunkt. Dies meint alles dasselbe. Durch die verschiedenen Umschreibungen können wir es besser verstehen, ist die Gefahr von Missverständnissen kleiner. (295/3)

Wir können erkennen, dass göttliche Kraft, die Lebenskraft, alles durchfliesst und Leben ermöglicht und damit auch Weiterentwicklung. Die ganze Schöpfung wird von dieser Kraft durchströmt, und so ist auch die Aussage zu verstehen, «alles ist in Gott.»

Wenn wir dabei bedenken, dass diese Kraft die Frequenz erhöht und damit die Entwicklung vom Materiellen zum Geistigen ermöglicht, so können wir auch erkennen, dass «alles ist in Gott» nicht nur im materiellen Sinne bedeutet, dass alles in Gott ist, sondern auch im geistigen Sinne, dass alles eingebettet ist in Gott, umsorgt von seiner Güte. Denn diese Kraft will uns ja dazu verhelfen, uns aus dem materiellen Gefängnis zu befreien, frei zu werden und zu Gott zurückkehren zu können.

Die Frequenz-Erhöhung ermöglicht die Vereinigung. Je höher die Frequenz, desto höhere Verbindungen sind möglich. (348/6–8)

Wir sollen darauf achten, nur hochwertige Energie, also Energie mit hoher Frequenz aufzunehmen; denn es ist unsere Aufgabe, die eigene Frequenz zu erhöhen. Je niedriger die Frequenz, desto minderwertiger die Qualität und desto beschmutzter die Energie, desto grösser die Arbeit, die notwendig ist, um ein hohes Frequenz-Niveau zu erreichen. (273/3)

Wenn wir unsere letzte Aufgabe erfüllt haben, wird die Frequenz unseres geistigen Körpers so verändert sein, dass wir mit dem Ganzen wieder vereinigt werden, zu Gott zurückkehren können. (397/2)

Wir können jene Frequenzen wahrnehmen, für die wir Rezeptoren besitzen

Wir wissen, dass elektrische Geräte für eine bestimmte Strom-Art gebaut sind. Was für 220 Volt gebaut ist, kann nicht mit Strom von 380 Volt betrieben werden, und was für Strom von 380 Volt gebaut ist, kann nicht mit Strom von 220 Volt betrieben werden. Ebensowenig kann ein Empfänger, der zum Empfang von kurzen Wellen gebaut ist, die langen Wellen empfangen, und was zum Empfang langer Wellen gebaut ist, kann nicht die kurzen Wellen empfangen. Es hat gar keinen Zweck zu versuchen, diese Gesetzmässigkeiten zu umgehen. Entweder geschieht nämlich gar nichts, oder aber das Gerät kann zerstört werden.

So ist es auch mit dem Menschen. Jeder kann nur das aufnehmen, was seiner Entwicklungsstufe entspricht. Eine Kraft wird da Resonanz bewirken, wo ein Gerät auf diese Kraft eingestellt ist, sonst hat es keinen Erfolg. Göttliche Kraft wird nur da eine Wirkung auslösen, wo eine Bereitschaft besteht, diese Kraft zu empfangen. Jeder Mensch stellt sich als Empfänger auf jene Frequenz ein, die er selbst ist, denn niemand kann auf einer Frequenz senden und auf einer anderen empfangen. (211/4)

Wir haben die Möglichkeit, uns auf den Empfang von Energien verschiedener Frequenzen einzustellen, innerhalb gewisser «Bandbreiten». Was dann an Kräften auf uns einwirkt, beeinflusst unsere eigene Entwicklung, und damit wird auch wieder unser Bewusstsein beeinflusst, und damit das, was wir morgen aufzunehmen in der Lage sind. Es ist ein langer Weg der Arbeit, den wir zu gehen haben. Wir müssen uns Schritt für Schritt emporarbeiten. (254/11)

Frequenz ist der Schwingungszustand, und da alles schwingt, hat auch alles eine Frequenz. Wir Menschen können normalerweise nur Objekte sehen mit einer niederen Frequenz, also Materie. Wenn die Schwingung stärker, die Frequenz höher wird, kommt ein Punkt, wo wir sie nicht mehr sehen können. Es ist alles nur eine Frage der Rezeptoren.

Nicht jeder Mensch hat genau die gleichen Möglichkeiten bezüglich der Wahrnehmung von Frequenzen. Das, was wir wahrnehmen können, hängt von den Rezeptoren ab, die wir besitzen, und dies wieder von unserer eigenen Entwicklung. Rezeptoren beruhen auf dem Prinzip der Resonanz, des Mitschwingens. (252/2–3)

Wenn wir die Rezeptoren entsprechend verändern, so können wir andere Informationen empfangen. Dies ist das Prinzip der Medialität. Wir können dies an den veränderten Gehirnströmen kontrollieren. Es gibt darüber wissenschaftliche Untersuchungen. Die Erhöhung der Frequenz unseres geistigen Körpers bleibt nicht ohne Auswirkungen im physischen Körper, und diese Auswirkungen sind feststellbar in der sogenannten objektiven Messung.

Jeder Mensch kann jene Schwingungen empfangen, für die er Rezeptoren besitzt. Diese Rezeptoren verändern sich im Verlaufe der geistigen Entwicklung. Daher werden dann auch andere Gedanken, Gefühle, Farben etc. empfangen. Rezeptoren, die wir besitzen, sind die Folgen unserer Bemühungen. Je nachdem, welche Schwingungen wir dann zu empfangen in der Lage sind, wird auch das Bild der Welt sein, das wir empfangen. Es ist die Folge unterschiedlicher Wahrnehmung. Die unterschiedliche Wahrnehmung ist die Folge der unterschiedlichen Rezeptoren, und die unterschiedlichen Rezeptoren sind die Folge der eigenen Arbeit und der göttlichen Gnade.

Wie wir die Welt wahrnehmen ist für unser Befinden massgebend, nicht wie sie «objektiv» ist. Darum sind Menschen in einem reichen Land nicht automatisch entsprechend glücklicher als Menschen in einem armen Land. Dies bedeutet jedoch nicht, dass die materielle Situation ohne jede Bedeutung ist, mindestens solange nicht, bis das Materielle vollständig überwunden ist, und solchen Fällen begegnen wir so selten, dass wir sie für unsere Überlegungen vernachlässigen können. (252/5–8)

Wir können erkennen, dass Farben und Töne und viele andere Phänomene sich nur in ihren Frequenzen unterscheiden. Dies ist für uns schwer zu verstehen, wirklich zu begreifen. Wir akzeptieren es zwar bereitwillig, zum wirklichen Begreifen ist jedoch noch ein weiter Schritt.

Wir verstehen auch, dass medial veranlagte Menschen Dinge sehen können, die andere nicht sehen. Diese Dinge für alle vorhanden, werden jedoch nur von denen festgestellt, die auf der betreffenden Frequenz empfangen können. Der Vergleich mit dem Fersehapparat drängt sich auf. So wie wir Farben und Töne als verschiedene Qualitäten bezeichnen können, so ist auch das, was die mediale Person und das, was der Fernsehapparat empfängt, von verschiedener Qualität.

Wenn wir von verschiedenen Qualitäten sprechen, dann ist in diesem Begriff bereits vorausgesetzt, dass wir von derselben Sache sprechen. Wir sprechen von verschiedenen Qualitäten von Reis oder von verschiedenen Qualitäten von Kaffee usw. Immer meinen wir jedoch die Qualitäten des gleichen Gutes. Wir können eine Skala erstellen von weiss bis schwarz, alle die Grautöne dazwischen. Obschon weiss und schwarz die gegensätzlichsten Helligkeitsstufen sind, sind sie doch eben beide Helligkeitsstufen, und so verhält es sich auch bei den Energiequalitäten. Am Anfang und am Ende einer Skala stehen Gegensatz-Paare, Extrempunkte. (273/4–6)

Mit der Frequenz-Erhöhung können wir auch andere Informationen wirklich verstehen, da wir das verstehen können, was in uns eine Resonanz auslöst. Auf diesem Prinzip beruht die Fähigkeit des erweiterten Bewusstseins. Damit uns gewisse Zusammenhänge verständlich werden können, benötigen wir die entsprechenden Rezeptoren, die mitschwingen. Daher ist es für Personen, die einen ungleichen Bewusstseinszustand erreicht haben, so schwierig, sich gegenseitig zu verstehen. Die einen können gewisse Botschaften aus der Umwelt empfangen, für die den anderen die Rezeptoren schlechterdings fehlen. Das unterschiedliche Verhalten ist daher nicht eine Folge von Gut oder Böse, sondern von Verstehenkönnen oder Nichtverstehenkönnen, und daher eine Folge der geistigen Entwicklung. (252/9)

Frequenzerhöhung unseres Geistkörpers bedingt eine langwierige Arbeit

Wer seinen eigenen Weg findet und geht, der wird zurückkehren zu Gott. Zurückkehren zu Gott heisst, wieder vereinigt werden mit dem Ganzen; denn Gott ist das Ganze, nichts kann sein ausserhalb ihm.

Wieder vereinigt werden kann nur das, was dieselbe hohe Frequenz besitzt. Je tiefer die Frequenz, desto schwieriger die Vereinigung. Materie kann in festem Zustand mit anderer Materie nicht vereinigt werden. Flüssigkeiten können sich durchfliessen, und bei gasförmigen Substanzen ist eine Vereinigung innerhalb des Moleküls möglich. Dies ist eines der Beispiele, wie sich Vorgänge in der geistigen Welt in der materiellen Welt widerspiegeln. (394/2–3)

Vereinigung mit Gott, mit dem Ganzen, bedingt eine gewisse Frequenz. Um diese Frequenz zu erreichen ist es notwendig, die eigene Frequenz zu steigern, sich vom Materiellen zum Geistigen zu entwickeln. Es wurde bereits darauf hingewiesen, was dies gleichzeitig bedingt resp. bewirkt: Entwicklung vom Dunkeln zum Hellen, vom Groben zum Feinen, vom Einzelnen zum Ganzen, vom Ego zur Liebe.

Diese Änderungen sind gleichzeitig Ursachen und Wirkungen. Dies ist nicht so leicht verständlich. Wenn man jedoch überlegt, wie Gewohnheiten die Folge früheren Verhaltens sind und sich gleichzeitig auf das zukünftige Verhalten auswirken, so wird diese Wechselwirkung begreifbar.

Frequenz-Erhöhung ist mit Magnetisierung vergleichbar. Wir wissen, dass die Magnetisierung eines Eisenstückes die Herstellung einer bestimmten Ordnung in diesem Eisenstück bedeutet. Die Entwicklung geht dabei von einem chaotischen Zustand zu einem geordneten. Dadurch gewinnt das magnetisierte Eisenstück seinerseits die Fähigkeit, andere Eisenstücke zu magnetisieren, ihren Ordnungszustand zu erhöhen.

Die Frequenz-Erhöhung unseres Geistkörpers ist ein langwieriger Weg. Man soll sich diesbezüglich keinen Illusionen hingeben: nur andauernde Arbeit an sich selbst kann diesbezüglich Fortschritte bringen, und jeder muss diese Arbeit selber tun im Alltag.
Natürlich kann und soll man dabei alle Hilfen nutzen, die man kann. Es wäre jedoch eine Illusion zu glauben, man könnte eigene Arbeit durch etwas Käufliches ersetzen. Geräte können uns manches verständlich machen, ebenso auch Kurse. Die Arbeit haben wir in jedem Fall selbst zu leisten. Wir können jedoch Geräte für die Arbeit an uns nutzen, und wir können mit anderen Menschen gemeinsam arbeiten. Es ist wertvoll, solche Möglichkeiten zu nutzen.

Gewohnheiten wirken sich nicht nur negativ aus. Gute Gewohnheiten wirken ebenso weiterführend, wie schlechte Gewohnheiten dem Fortschreiten im Weg stehen. Wir kennen die Dinge, auf die wir achten müssen: Nahrung, Farben, Umweltgestaltung, Töne, unsern Umgang mit Menschen, Tieren und Pflanzen, allem voran jedoch unsere Gedanken und Gefühle. Dabei steht an erster Stelle unsere Haltung Gott gegenüber.

Wenn wir lernen, auf die innere Stimme, das Hohe Selbst zu hören und ihm Folge zu leisten, anstatt den Wünschen des Ego unsere Aufmerksamkeit zu schenken, dann werden wir auf unserem Weg fortschreiten, vom Materiellen weg, dem Geistigen entgegenschreiten, die Frequenz erhöhen und wieder vereinigt werden mit dem Ganzen, mit Gott. (394/6–13)

Wir nennen diese Stimme unser Höheres Selbst, die Innere Führung, der Göttliche Funke, das Licht in uns, die Stimme des Gewissens, das Göttliche in uns, das Wahre Selbst usw. Diese Vielzahl von Namen ist nur ein relativ kleiner Ausschnitt aus der Gesamtzahl der Bezeichnungen, die dem Göttlichen im Menschen in unserem Sprachgebiet von den verschiedenen Personen gegeben wurden, die darüber berichteten. Christus sprach vom «Vater in mir.»

Aus all diesen Bezeichnungen erkennen wir, dass es sich um etwas «Höheres», handelt, um etwas Geistiges, das weiter entwickelt ist als ein anderer Teil. Weiter entwickelt im Geistigen bedeutet jedoch auch, eine höhere Frequenz besitzend, und was eine höhere Frequenz besitzt, ist auch in der Lage, höhere Verbindungen einzugehen.

Dieses Höhere Selbst in uns hat die Möglickkeit, Verbindung aufzunehmen mit dem Allbewusstsein, mit dem Ganzen, mit Gott, denn seine Schwingung ist entsprechend hoch. Darum kann dieses Höhere Selbst uns Informationen zukommen lassen, in deren Besitz wir sonst nicht gelangen könnten und die für unseren Fortschritt von entscheidender Bedeutung sind. (333/3–5)

Die geistige Entwicklung hängt eng mit der Qualität, der Reinheit der Lebensenergie zusammen, die wir aufnehmen. Die Steigerung derselben kann nur langsam und schrittweise vor sich gehen.
Es ist eine immerwährende Arbeit, die wir da zu leisten haben, und Stillstand ist Rückgang. Aber es gibt Zeiten grösserer Aktivität und solche gemächlicherer Gangart, aber die Anstrengung darf nie ganz aufhören.
Die Frequenz eines Menschen widerspiegelt seine Entwicklungsstufe. Diese hängt jedoch auch damit zusammen, wie anderen Menschen das Vorwärtsschreiten ermöglicht wird. Es ist keineswegs so, dass es darum geht, ein Ziel mit Abstand als erster zu erreichen, sondern alles muss zurückkehren, und dazu beizutragen ist die Aufgabe jedes Wesens auf dieser Erde. (252/10)

Frequenzerhöhung geht mit Bewusstseins-Erweiterung parallel

Frequenzerhöhung geht parallel einher mit der Vereinigung von immer mehr Energie, und da Energie stets verbunden ist mit Bewusstsein, vereinigt sich gleichzeitig immer mehr Bewusstsein. Zunehmende Bewusstseins-Vereinigung bedeutet jedoch eine Erweiterung, denn Bewusstseins-Zunahme ist identisch mit der Bewusstseins-Erhöhung und diese wiederum mit Bewusstseins-Erweiterung. (244/2)

Kraft ist stets verbunden mit Bewusstsein. Das eine ohne das andere gibt es nicht. Je mehr Kraft sich verbindet, desto mehr Bewusstsein verbindet sich auch, und da das Ganze mehr ist als die Summe seiner Teile, entsteht nicht nur «mehr» Bewusstsein, sondern «höheres» Bewusstsein. Je mehr Kraft, je mehr Geist sich vereinigen kann, desto höher ist auch das Bewusstsein, das daraus resultiert.

Daher wird es auch nicht möglich sein, auf einem bestimmten Niveau mehr Erkenntnisse erlangen zu können, als es der diesem Niveau angemessenen Bewusstseinshöhe entspricht. Es ist daher verlorene Liebesmühe, ohne Veränderung der Energiequalität höhere Erkenntnisse erlangen zu wollen. (136/5–6)

Es ist stets eine Frage der geistigen Entwicklung, wie weit jemand in der Lage ist, Zusammenhänge zu erkennen. Wichtig ist dabei zu verstehen und zu akzeptieren, dass wir, solange wir auf dieser Erde leben, nie die ganzen Zusammenhänge, die ganze Wahrheit erkennen können, sondern stets nur Teilaspekte der Wahrheit.

Wir werden stets neue Teile der Wahrheit erkennen, wenn wir die anderen Teile in uns verwirklicht haben, sie in die Tat umgesetzt. Wenn wir alles wissen, werden wir am Ende unseres Weges angelangt sein. Unser Streben sollte daher darauf ausgerichtet sein, unser Wissen in die Tat umzusetzen und nicht darauf, stets neues Wissen zu erlangen. Wenn wir das alte Wissen verwirklicht haben, dann fällt uns das neue Wissen von selbst zu.

Der Weg der Bewusstwerdung ist ein Weg, um sich immer grösserer Zusammenhänge bewusst zu werden. Das Ziel dieses Weges ist es, sich bewusst zu werden, dass alles zusammenhängt, dass alles ein Ganzes ist, dass wir ein Teil des Ganzen sind und unseren Teil zum Gedeihen des Ganzen beitragen sollen, dem Ganzen dienen.

Wirkliches Bewusstsein bedeutet wirkliches Verstehen, und dies schliesst ein, die Konsequenzen zu ziehen aus einer Erkenntnis. Wer sich einer Sache wirklich bewusst ist, der handelt auch in diesem Bewusstsein. Man kann sich nicht bewusst sein, dass das Ganze eins ist und zugleich Teile des Ganzen bekämpfen und zerstören wollen; ja man kann nicht einmal schlechte Gefühle anderen Teilen des Ganzen gegenüber haben. (368/3–6)

Nehmen wir als Beispiel den Ausspruch «Quäle nie ein Tier zum Scherz, denn es fühlt wie du den Schmerz». Wenn wir die Richtigkeit dieser Aussage wirklich erkannt haben, dann werden wir kaum noch ein Tier quälen können. Bis diese Erkenntnis jedoch Teil unseres Bewusstseins geworden ist, kann es mehr oder weniger Zeit brauchen. Erst dann wird jedoch eine wirkliche Verhaltensänderung erfolgen. Jene Stufe wird erreicht, von der man sagt, «Er kann keiner Fliege etwas zu leide tun».

Wer jedoch nicht erkannt hat, dass auch ein Tier fühlt, wird kaum erkennen können, dass auch eine Pflanze fühlen kann; und alles dies sind Stufen zur Erkenntnis, dass alles eins ist, dass alles ausgegangen ist aus Gott und zurückkehren wird zu Gott. (438/11–12)

Bewusstwerdung bedeutet auch, die anderen Wesen so zu respektieren, wie sie eben sind. Wir alle sind Wesen, die mit Fehlern behaftet sind, deren Ausmass von unseren Fortschritten auf dem Entwicklungsweg abhängig sind.

Der Weg, den wir zu gehen haben, ist der Weg vom Materiellen zum Geistigen. Diese Entwicklung geht mit der Entwicklung des Bewusstseins parallel, sie ist identisch mit ihr. Feste Materie kann sich nicht durchdringen; wo das eine ist, kann das andere nicht sein. Je höher die Frequenz ist, desto besser ist eine gegenseitige Durchdringung möglich; im Geistigen wird die Einheit möglich. (368/7–8)

Die mit der Steigerung der Bewusstseinsqualität verbundene Erhöhung der Frequenz ist die eigentliche Ursache, warum höhere Erkenntnisse möglich sind. Je höher die Frequenz, desto höhere Verbindungen können aufgenommen werden, d.h. mit um so höheren Ebenen können Verbindungen aufgenommen werden und desto höherwertige Informationen sind erreichbar. Dies ist der Sinn der Aussage von den höheren Verbindungen, die möglich sind.

Wir wissen auch, dass je reiner die Lebensenergie, desto reiner die Informationen. Da das Bewusstsein mit der Kraft zusammenhängt, bedeutet reinere Kraft auch reineres Bewusstsein und darum reinere Information. (175/4–5)

Kraft ist immer verbunden mit Bewusstsein, wobei die Qualität des Bewusstseins von der Qualität der Kraft abhängt. Dieser Zusammenhang ist untrennbar. So wie die höchste Stufe der Kraft die Liebe ist, so ist die höchste Stufe des Bewusstseins die Weisheit, und da Kraft und Bewusstsein stets zusammenhängen, hängen auch Liebe und Weisheit stets zusammen. (259/5)

Die Erkenntnisfähigkeit ist abhängig von der Höhe des Bewusstseins

Alles was ist, ist von Gott ausgegangen, und alles ist Energie. Im Laufe der Entwicklung ändert diese Energie ihre Form, sie wird zur Materie, einer Spezialform der Energie. Durch Steigerung der Frequenz wird die Materie wieder zurückkehren können. All dies dauert Ewigkeiten.

Indem die göttliche, kosmische Energie aus dem Welten-All die Materie durchdringt, wird diese wieder aufgeweckt werden. Sie kann langsam wieder ihre Frequenz ansteigen lassen, über ewige Zeiträume. Je höher die Frequenz steigt, desto reiner wird die Energie und desto höhere Verbindungen kann sie eingehen.

Da Energie stets verbunden ist mit Bewusstsein und mit Form, so können immer höhere Bewusstseinsformen aufgebaut werden. Die Erkenntnisfähigkeit ist von der Höhe des Bewusstseins abhängig. Wo das Bewusstsein noch gering ist, da kann auch nur ein kleiner Teil der Wahrheit verstanden werden, und indem das Bewusstsein ansteigt, kann auch immer mehr Wahrheit aufgenommen werden. Es ist aussichtslos, grosse Wahrheiten einem unterentwickelten Bewusstsein verständlich machen zu wollen.

Es wären Perlen, die «vor die Säue» geworfen werden. Sie wüssten nicht, was sie damit anfangen sollten. Es ist dies keine Verurteilung weniger entwickelter Wesen; im Gegenteil, wir alle sind von der nächstfolgenden Entwicklungsstufe aus gesehen unterentwickelte Wesen. All dies ist relativ. Es ist jedoch die Aufgabe jedes weiterentwickelten Wesens, den weniger weit entwickelten zu helfen, wobei die Arten dieser Hilfe vorgegeben sind: Vorbild und Rat, wo solcher gewünscht wird.

Der reine göttliche, kosmische Geist fliesst aus der ewigen Quelle in die Materie und durch die Materie, deren Frequenz dadurch gesteigert wird. Sie wirkt ordnend im Chaos. So wie wir die Ausrichtung der Pole beim Magneten kennen, so wirkt diese ewige Kraft ordnend, reinigend. Sie durchfliesst uns und die ganze Schöpfung ohne Unterlass, und wenn wir sie aufzunehmen in der Lage sind, so bringt sie uns weiter. Diese Kraft hilft uns, eines fernen Tages zurückkehren zu können zu Gott.

Alles, was uns weiterbringt auf unserem Weg ist Liebe, und darum ist Liebe das höchste aller Güter. Wenn wir dies richtig verstehen können, so werden wir auch verstehen, was es heisst, «Liebet einander». Es will besagen, helfet einander, dass jeder seinen Weg gehen kann, zurück zu Gott. Da aber jeder diesen Weg selber suchen und finden muss, dürfen wir uns nicht einmischen, wenn dies nicht gewünscht wird. Wir dürfen und sollen jedoch da Rat geben, wo dies gewünscht wird; denn da werden die Perlen ihrer Bestimmung gemäss verwendet werden können und nicht in den Boden gestampft werden.

Perlen sind ein Symbol der Wahrheit. Man muss sie suchen, wenn man in ihren Besitz gelangen will. Man weiss, wo eine Aussicht besteht, sie zu finden, aber man kann nicht mit Sicherheit sagen, wann und wo man sie findet. Wer noch nicht weiss, woher die Perlen kommen, würde es nie vermuten, nicht erraten können. Nur dadurch, dass Menschen anderen Menschen dieses Wissen weitergeben, ist es auch diesen möglich, solche Perlen zu finden, in den Besitz der Wahrheit zu gelangen. Perlen sind eingeschlossen, und wer nur aussen sucht, der wird sie nie finden. Wir müssen nach innen gehen, dann können wir unsere Perle, unsere Wahrheit finden.

Viele Menschen wollen uns Perlen verkaufen. Es sind Perlen, aber nicht unsere Perlen. Unsere Perlen müssen wir selber finden, in uns. Und wenn wir alle Perlen der Welt zusammenkauften, die wichtigste fehlt uns immer noch, die eigene, die wir selber finden müssen und auch finden können, wenn wir suchen, in uns selbst. Es ist uns verheissen: «Wer sucht, der findet. Gehet daher in euch, dort werdet ihr finden, was euch fehlt.» (170/1–8)

Pausenlos fliesst Lebensenergie, göttliche Energie, kosmische Energie aus dem All in uns und durch uns. Sie ermöglicht unsere Weiterentwicklung, sie fliesst sozusagen, um uns zurückzuholen, zu befreien aus der materiellen Form, in der wir gefangen sind. Es liegt an uns, ob wir diese Gelegenheit nutzen. Wer bereit ist mitzuhelfen, dass das Ganze sich weiterentwickeln kann, der wird sich selber weiterentwickeln, zu höherem Bewusstsein gelangen und eine verantwortungsvollere Aufgabe übernehmen dürfen, in der Entwicklung des Ganzen.

Alle Wesen dieser Schöpfung sind wie eine grosse Familie. Jedes Kind wird von den älteren, weiterentwickelten umsorgt, während es sich selbst wieder um das Wohl der weniger weit entwickelten kümmert. So wachsen alle wohlumsorgt auf, indem jedes seine Aufgabe im Ganzen erfüllt. Wenn jedoch jedes nur noch an seine eigenen kurzsichtigen Interessen denkt, wird die Harmonie gestört, und über kurz oder lang entstehen Schäden, die den Bestand des Ganzen gefährden.

Wer sich ablösen will aus dem Ganzen, seine Pflichten innerhalb der Gesamtheit nicht erfüllen, wer sich gegen die Gesetze auflehnt, der wird über kurz oder lang eines Besseren belehrt werden. Er kann die Gesamtzusammenhänge nicht durchschauen, er glaubt, das, was er sehe, einsehe, wäre alles. Die Schlüsse, die er aus diesen falschen Voraussetzungen zieht, verstossen jedoch gegen die gegebenen Gesetzmässigkeiten, und die automatisch eintretenden Konsequenzen sollen ihn eines Besseren belehren. Die Sprache des Leidens wird immer deutlicher, und es liegt in seinem Ermessen, ob er darauf hören will oder nicht.

Jeder ist seiner Entwicklungsstufe gemäss gefordert, sich Gedanken über die Konsequenzen seines Tuns zu machen, die Konsequenzen für das Ganze und die Konsequenzen für ihn selbst. Wer im richtigen Geiste arbeitet, der schafft keine Hindernisse, weder in der Entwicklung des Ganzen, noch im Fliessen der Energie in seinem Körper. Die göttliche Energie fliesst, und sein Lebensfeld ist stark.

Wenn er dazu Sorge trägt, dass seinem physischen Körper das gegeben wird, was dieser braucht, und dass von ihm nach Möglichkeit das ferngehalten wird, was diesem schadet, so wird auch jene andere Energie, die aus der Erde stammt, fliessen. Diese beiden Energien zusammen, Yang und Yin, lassen Geist und Körper erblühen. (170/11–15)

Das Bewusstsein wird wieder vereinigt werden mit dem All-Bewusstsein

Alle Energie ist von Gott ausgegangen und darum göttlich, rein und hochwertig in ihrem Ursprung. Sie wird zu Gott zurückkehren und sich mit Gott wieder vereinigen können, wenn sie diese Eigenschaften wieder besitzt. Alle Energie hat Bewusstsein, je nach der Art der Energie ist auch die Art des Bewusstseins, das sie besitzt, unterschiedlich, aber bestimmt.

Ursprünglich ist die Energie frei, ihr Bewusstsein göttlich. Dann geschah das, was in der Bibel als Sündenfall bezeichnet wird und was wir noch nicht verstehen können. Die Wissenschaft nennt es «den Urknall» und andere Religionen «das Ausatmen.» Es ist müssig, es ergründen zu wollen, da für uns noch nicht erfassbar ist, was es wirklich ist. In jedem Falle führte es zu einer Trennung, einer Loslösung eines Teiles der Energie von der Urkraft, vom Ganzen, von Gott. Die Folge war das Chaos im losgelösten Teil. In der Bibel wird dieser Teil beschrieben mit den Worten: «Die Erde war wüst und leer». Dem abgelösten Teil wurde die missbrauchte Freiheit genommen, es erfolgte die Bindung an die Materie.

Es ist die göttliche Gnade, die der Materie die Möglichkeit schaffte, wieder zurückzukehren zum Ausgangspunkt, zu Gott. In unendlichen Zeiträumen durchströmt jetzt göttliche Energie die ruhende Energie, die dadurch gerichtet, aufgerichtet wird, sodass sie zurückkehren kann. Diese göttliche Energie ist die Lebensenergie. Sie schafft jene Felder, in denen Leben entstehen kann. Sie ist die Form, in der aus Ton der Mensch geformt wird, also jene Wesen, die Leben besitzen.
Leben ist die Voraussetzung für die Rückkehr. Es schafft die Möglichkeit, sich weiter zu entwickeln, vom Materiellen zum Geistigen, von der tiefen Frequenz zur hohen, vom Primitiven zum Hochwertigen. Dadurch ist die Möglichkeit gegeben, sich immer mehr aus der Knechtschaft der Materie zu befreien, zur Freiheit des Geistes. (184/5-7)

Unser Weg führt uns zurück zu Gott, von dem wir ausgegangen

sind. Auf diesem Weg haben wir viele Stadien zu durchwandern, wobei der Umfang des Bewussteins stets zunimmt. Es gibt eine vor-materielle, eine materielle und eine nach-materielle Periode. Der Mensch steht am Übergang von der zweiten zur dritten Periode, von der materiellen zur geistigen Aufstiegs- oder Rückkehr-Periode. (107/2)

Die heilsame Kraft fliesst und durchdringt dabei Materie. Die in ihr schlummernde Energie wird aufgeweckt, sie beginnt wieder zu fliessen. Damit beginnt der lange Weg zurück zum Ausgangspunkt. Auf diesem Weg beginnt sie sich mit immer mehr Energie, mit immer mehr Bewusstsein zu vereinigen. Sie kehrt dabei immer wieder in die Materie zurück, aber als immer höher organisiertes Leben, als immer höheres Bewusstsein. Einmal kommt der Zeitpunkt, wo sie nicht mehr zurückkehren muss. (094/4)

Die Energie, die aus dem All einströmt, ist bewegte Energie. Sie stösst auf die ruhende Energie, die Materie, die für sich allein existiert, in sich gefangen. Durch diesen Impuls kommt die Materie wieder in Bewegung, sie wird fähig sich zu verbinden, höhere Formen aufzubauen. Dabei verbindet sich immer mehr Bewusstsein zu immer höheren Bewusstseinsformen, bis es der Materie nicht mehr bedarf und es sich von ihr lösen darf. Dies sind Vorgänge, die Ewigkeiten dauern. (092/5–6)

Gott ist der Anfang und das Ende. Aus ihm ist alles ausgegangen, und zu ihm wird alles zurückkehren. Alles ist in Gott, denn göttliche Kraft durchströmt alles. Sie will helfen, dass alles zurückkehren kann. Indem diese Kraft strömt, hilft sie - insofern ihr nicht Widerstand entgegengebracht wird - allem und allen, die eigene Frequenz zu erhöhen, eine Voraussetzung für die Rückkehr. Denn die höhere Frequenz ist verbunden mit höherem Bewusstsein.

Höhere Frequenz ermöglicht höhere Verbindungen, und damit auch höheres Bewusstsein. Daraus folgt mehr Erkenntnis. Dies sind Schritte auf dem Wege zurück zu Gott. Denn wenn die Energie absolut rein geworden ist, die Frequenz ihre höchste Höhe erreicht hat, dann hat sich auch alles mit dem Ganzen verbunden, und das Bewusstsein hat dann die höchste Höhe erreicht, es ist Teil des Allbewusstseins geworden, ständig und auf ewige Dauer. (213/1–2)

Wegfindung ist immer verbunden mit Bewusstwerdung, und Bewusstwerdung ist stets eine Folge des Fliessens der Lebensenergie. In diesem Sinn ist auch die Bitte zu verstehen:

« Herr, lasse mich weiterhin von Deiner Kraft durchströmt
werden, die mir auch das Bewusstsein bringt;
denn allein, ohne Deine Hilfe, würde ich nie zurückfinden,
sondern umherirren in der Dunkelheit und im Leide.»
(368/12–13)

Das Verantwortungs-Bewusstsein steigt für immer grössere Teile der Schöpfung

Bewusstsein ist Wissen, Erkennen. Je höher das Bewusstsein ist, desto höhere Erkenntnisse sind möglich, desto höhere Zusammenhänge können erkannt werden. Gleichzeitig steigt das Verantwortungsbewusstsein für immer grössere Teile der Schöpfung. Die Erkenntnis, dass alles zusammenhängt, dass alles Eins ist, und dass nichts sein kann ohne das andere, ist das Ergebnis dieser Entwicklung.

Es ist dies das Prinzip der Liebe. Liebe umschliesst alles, es klammert nichts aus. Wenn alles Eins ist, und dies wahrhaft begriffen ist, dann kann man nicht das eine lieben und das andere ablehnen, denn alles ist Eins, alles ist ausgegangen aus Gott und wird zurückkehren und sich wieder vereinigen in Gott. Wir alle sind auf diesem Weg, von der Liebe nur zu uns ... über die Liebe zu unserem Nächsten ... allen Menschen ... bis hin zur gesamten Schöpfung. Jeder hat die Aufgabe mitzuhelfen, dass die Entwicklung überall voranschreiten kann, dass möglichst wenig Hindernisse die Entwicklung stören oder aufhalten. Wir alle sind auf diesem Weg; keiner, der hier lebt, ist am Ende angelangt. (175/2–3)

Alles ist ausgegangen aus Gott, und alles wird zurückkehren zu Gott. Auf diesem Weg zurück zu Gott steht der Mensch, wenn er in diese Welt hineingeboren wird.

Vorerst ist er ein Wesen, das auf die Befriedigung seiner eigenen Grundbedürfnisse ausgerichtet ist. Er braucht eine Stelle, an der er, vor schädlichen Einflüssen geschützt, sich aufhalten kann und im Normalfall von der eigenen Mutter mit all dem versorgt wird, was er braucht, insbesondere mit Nahrung und Zärtlichkeit. Seine Kommunikationsmöglichkeiten liegen zwischen Weinen und Lächeln und werden erst unbewusst und später bewusst dazu eingesetzt, seine eigenen Bedürfnisse zu befriedigen.

Der Mutter resp. der pflegenden Person fällt zwar als Belohnung ihres Tuns ein Gefühl der Freude zu. Dieses wird jedoch vom

Kleinkind nicht ausgelöst, um deren Interessen und Bedürfnisse zu befriedigen. So wie das Kunstwerk dem Künstler, die gesunde Pflanze dem Gärtner durch die eigene Existenz Freude entstehen lässt, so tut es auch das Kleinkind nicht bewusst zur Befriedigung der Bedürfnisse resp. zur Wahrung der Interessen einer anderen Person.

Dieser Ego-Zustand ist der natürliche Anfang des menschlichen Entwicklungsweges. Er darf als Primitivstufe bezeichnet werden, wenn das Wort primitiv als einfacher Anfang und ohne Wertung verstanden wird.
Diese Primitivstufe verliert der Mensch in dem Moment, in dem er bereit ist, eigene Interessen zugunsten der Interessen eines anderen Menschen zurückzustellen, die Interessen eines anderen Menschen wertmässig gleichzusetzen. Dies ist spätestens dann der Fall, wenn jemand in jenes Stadium tritt, das wir allgemein als Verliebtheit bezeichnen. Vorstufen dazu bilden Beziehungen beispielsweise zu den Eltern, Geschwistern, Jugendfreundschaften, die üblicherweise von gegengeschlechtlichen Beziehungen abgelöst oder mindestens dominiert werden. Individuelle und kulturelle Unterschiede in deren Ausformung sind dabei eine natürliche Folge der Vielfältigkeit menschlichen Seins.

Entscheidend ist jedenfalls, dass bei einer gesunden Entwicklung die Primitivstufe, die nur der Wahrnehmung der eigenen Interessen dient, von einer Partnerstufe abgelöst wird, bei der die Interessen eines Partners dieselbe Bedeutung erlangen, wie die Wahrnehmung der eigenen Interessen.

Jede Stufe bildet wieder die Voraussetzung für die nächste Stufe, das eine baut auf dem andern auf. Sie kann in einem späteren Zeitpunkt wieder bedeutungsvoll werden, so beispielsweise beim Verlust eines Partners durch Tod oder Trennung.

Auf jeder Stufe der Entwicklung trägt der Mensch auch die Verantwortung für sich selbst. Er kann diese nicht an eine Person oder Personengruppe delegieren.

Üblicherweise bildet die Partnerstufe die Grundlage dafür, andern Menschen die Inkarnation in dieser Welt zu ermöglichen. Dies braucht jedoch nicht zwingend der Fall zu sein. Jeder Mensch hat seine Aufgabe selbst zu erkennen, und diese wird sich von derjenigen anderer Menschen stets unterscheiden. In jedem Fall wird sie jedoch einem höheren Plan gemäss einen Beitrag zur Entwicklung des Ganzen beinhalten.

Ein objektiver Betrachter der Ordnung, die in der gesamten Schöpfung - vom subatomaren Teilchen bis zum Makrokosmos - besteht, wird schwerlich zum Schlusse kommen können, dass nicht auch er darin eine Aufgabe zu erkennen und zu erfüllen hat.

Wenn die dritte Stufe als Familienstufe bezeichnet wird, so ist diese Bezeichnung für den Normalfall im engeren Sinne zutreffend, in anderen Fällen muss sie weitergehend interpretiert werden.

Die vierte Stufe wird als Clanstufe bezeichnet. Ihre Beziehung zur vorhergehenden Stufe ist diejenige der Grossfamilie oder Verwandtschaft zur Kleinfamilie. Auch hier soll die Erlangung der nächsthöheren Stufe die Übernahme von Verantwortung für diese Stufe, nicht jedoch die völlige Auflösung der einen Stufe in der anderen bedeuten.

Während in der vorindustriellen Zeit die Clanstufe den Familienclan meinte, brachte die Arbeitsteilung und Technisierung diesbezüglich eine Wandlung. Clans sind zunehmend zu wirtschaftlichen Interessengruppen geworden, die sich in politische oder wirtschaftliche Organisationen verwandelt haben. Dabei können verwandtschaftliche Beziehungen innerhalb solcher Gebilde je nachdem von mehr oder weniger grosser Bedeutung sein.

Es versteht sich, dass jede Stufe der Entwicklung nicht nur die Schaffung einer neuen Interessenvereinigung darstellt, sondern zugleich auch eine Abgrenzung gegenüber anderen Interessengruppierungen. Jedermann konnte wohl schon erleben, wie das Eingehen einer festen Zweierbeziehung eines Menschen zugleich mit der Lockerung der übrigen Beziehungen dieser Menschen verbunden war. Anstelle einer Vielzahl von mehr oder weniger gleichwertigen Beziehungen ist eine alle anderen Beziehungen dominierende Zweierbeziehung getreten. So geht denn diese Entwicklung von Stufe zu Stufe weiter.

Auch auf der Clanstufe finden wir eine analoge Entwicklung. Wir brauchen daher nicht gerade an Extremfälle wie die Mafia zu denken, wo Menschen innerhalb des einen Clans einander fürsorglich beistehen, während sie einen anderen Clan bekämpfen, gegebenenfalls mit Waffengewalt. Familiengeschichten, wie sie in Büchern und Filmen immer häufiger dargestellt werden, zeigen dasselbe Bild, wenn auch die angewandten Methoden etwas gemässigter sind. Auch bei den Mitteln, die bei wirtschaftlichen, politischen, sozialen, ja sogar religiösen Auseinandersetzungen gewählt werden, ist man oft wenig wählerisch. Man stützt sich dabei auf den Satz, dass der Zweck die Mittel heilige, ohne zu berücksichtigen, dass dieser Zweck keineswegs heilig ist.

Die fünfte Stufe bildet die Gebietsstufe. Die Bewohner eines geographischen Gebietes schaffen eine bestimmte Ordnung für das Zusammenleben innerhalb dieses Gebietes. Dabei gibt es eine Vielzahl von Möglichkeiten, die Rechtsordnung zu gestalten. Wie auch immer die Regierung in den Besitz der Macht gelangt – durch Demokratie, Staatsstreich oder monarchistisches Erbe – unvermeidlich sind dabei Meinungsverschiedenheiten und Probleme.

Die Machthabenden versuchen im Normalfall, ihren Willen durchzusetzen, was zu Auseinandersetzungen führt. Die Interessen der Regierenden werden dabei häufig mit den Interessen der Gemeinschaft vermischt.

Solche Einordnungsprobleme bestehen natürlich auch auf den vorgelagerten Stufen. Die Unterordnung eines Partners – meist der Frau – unter den Willen des anderen, die Unterordnung der Kinder oder auch von Clan-Angehörigen unter den Willen der Clan-Leitung existieren genauso, sind jedoch weniger offensichtlich als bei der Unterordnung unter die Regierung eines bestimmten Gebietes, oft auch rechtlich weniger abgestützt.

Wer aus eigener Erkenntnis Verantwortung für die betreffende Stufe übenimmt, ohne dabei eigene egoistische Ziele zu verfolgen oder auch nur Dank zu erwarten, hat den entsprechenden Entwicklungsschritt vollbracht. Wie bei jedem Entwicklungsschritt geht es auch hier um die Erkenntnis der Verantwortung, die dann Entsprechendes Handeln nach sich zieht.

Nicht weniger offensichtlich als die internen Probleme der Gebietsstufe sind die externen, die Streitigkeiten zwischen verschiedenen Gebieten oder vielmehr zwischen den Machthabern verschiedener Gebiete.

Im selben Ausmass, wie Verwaltungsaufgaben mit Macht verbunden sind, wirken sie auch anziehend auf machthungrige Menschen. Da diese bei der Wahl der Mittel weniger Hemmungen besitzen, gelingt es ihnen meist, früher oder später die Macht in ihren Besitz zu bringen und auszubauen, falls die übrigen Menschen nicht hellhörig genug sind.

Machthungrige Menschen versuchen denn auch, ihren Einflussbereich über die geographischen Grenzen hinaus auszudehnen. Wenn es ihnen gelingt, die Bewohner ihres Gebietes glauben zu machen, dass dies ihren Interessen entspreche, können sie sie meist auch dazu motivieren, unter Einsatz ihres Lebens die Interessen der Machthabenden wahrzunehmen. Das Leid, das solchermassen im Laufe der Jahrtausende über die Erde kam, ist wohlbekannt. (398/3–24)

Der Gebietsstufe folgt jene Stufe, die alle Angehörigen einer bestimmten Rasse umfasst, weshalb wir sie Rassenstufe nennen können. Dabei kann der Begriff der Rasse recht unterschiedlich aufgefasst werden.

Verschiedene Kulturen können sich in religiösen, sprachlichen oder anderen Merkmalen unterscheiden. Am offensichlichsten ist natürlich die Unterscheidung nach der Hautfarbe.

Insbesondere die weisse Rasse glaubt sich in den letzten Jahrhunderten dazu berechtigt, sich andere Rassen zur Befriedigung eigener Bedürfnisse unterwerfen zu dürfen. Innerhalb dieser Rasse betrafen die Streitigkeiten die Aufteilung der Rest-Welt in Einflussbereiche. Die Führungsschichten dieser anderen Kulturen wurden häufig zerstört und dadurch deren Entwicklung schwer geschädigt.

Keine Rasse hat das Recht, sich eine andere Rasse zu unterwerfen oder ihre Struktur zu zerstören. So wie jedes Individuum seinen Weg suchen und gehen muss, so muss es auch jede Gemeinschaft, auf welcher Stufe auch immer. Wer immer ohne Not einer anderen Gemeinschaft Schaden zufügt, wird die Verantwortung für sein Handeln zu tragen haben.

Wer glaubt, einer weiterentwickelten Gemeinschaft anzugehören, kann dadurch nicht ein Recht ableiten, diese andere Gemeinschaft auszunutzen oder gar zu zerstören, sondern hat die Pflicht, dieser anderen Gemeinschaft zu helfen, dass auch sie sich weiterentwickeln kann, gemäss ihrer eigenen Aufgabe und in voller Freiheit.

Niemand hat das Recht, sich da einzumischen. Hilfe an verfolgte andere Gemeinschaften ist nicht nur ein Recht, sondern auch eine Pflicht. Auch dabei sind natürlich die Grundsätze, die bei jeder Form von Hilfe gelten, zu respektieren.

Es ist weder wünschenswert noch sinnvoll, die Angehörigen verschiedener Rassen auf denselben Entwicklungsstand bringen zu wollen, aber es besteht auch kein Recht, gewisse Ausbildungsmöglichkeiten oder Funktionen nur Angehörigen bestimmter Rassen offenzuhalten. Wer die Fähigkeit besitzt, soll nicht aufgrund seiner Hautfarbe, Glaubensüberzeugung, Sprache oder anderer Merkmale an der Ausübung einer Funktion gehindert werden.

Schon immer gelangten Menschen zur Erkenntnis, dass alle Menschen Brüder sind. Sie versuchten diese Erkenntnis zu verbreiten, wobei sie in der Theorie und insbesondere bezüglich der praktischen Konsequenzen auf Widerstand stiessen. Trotz ständiger Rückschläge ist diese Erkenntnis jedoch in der Gegenwart - nicht zuletzt bei der intellektuellen Jugend - im Wachsen begriffen. Diese weiss, dass wir alle in einem Boot sitzen, dessen Zerstörung durch Kriege, insbesondere natürlich atomare, sich nicht mehr auf einzelne Gemeinschaften reduziert.

Dasselbe gilt auch für die Zerstörung der Umwelt durch überbordendes Wirtschaftswachstum. Mag auch die Grundlage dieser Erkenntnis oft wenig idealistisch sein, führt sie doch weiter zur Erkenntnis, dass daraus die notwendigen Konsequenzen zu ziehen sind.
Diese Stufe wird daher als Menschheitsstufe bezeichnet. Sie beinhaltet die Verantwortung jedes Einzelnen gegenüber der gesamten Menschheit, jedoch noch nicht diejenige gegenüber den nächsten Verwandten der Menschen, der Tiere. Im Tier wird weiterhin nur ein Mittel zur Befriedigung menschlicher Bedürfnisse gesehen, das zu diesem Zwecke beliebig missbraucht werden darf.

Rücksichtslos wird es täglich zu Tausenden und Abertausenden bei Tierversuchen misshandelt und zur Befriedigung einer krankhaften menschlichen Fressucht muss es unter unwürdigen Verhältnissen auf engem Raum leben. Oft sieht es das Tageslicht erstmals, wenn es zur Schlachtbank geführt wird. Dass diese Tiere teilweise mit der Nahrung gefüttert werden, die den Ärmsten dieser Welt zustehen würde, und dass der übertriebene Fleischkonsum die Ursache vieler Krankheiten der reichen Völker ist, sei hier nur am Rande vermerkt.

Gewohnheit und eine ungehemmte Genussucht stehen den Bemühungen im Weg, diesbezügliche Erkenntnisse zu verbreiten. Mächtige Interessentenverbände blockieren ihrerseits die Verbreitung dieser Tatsachen. So müssen denn Tiere in endloser Zahl unter unwürdigen Bedingungen leben und sterben. Die «Tier und Mensch-Stufe» ist dann erreicht, wenn diese Erkenntnisse erreicht sind und die notwendigen Konsequenzen gezogen werden. (399/2–12)

Die Lebensstufe beinhaltet die Übernahme von Verantwortung für alle Lebewesen. Dies meint ausser für Mensch und Tier auch für die Pflanzen. Liebevoller Schutz gegenüber allem was wächst, und Verständnis dafür, dass auch dies Teile der Schöpfung sind, ist das Merkmal dieser Stufe.

Rücksichtslose Vernichtung von Pflanzen, insbesondere auch mit grossen Mengen chemischer Mittel schlägt unweigerlich auch auf den Menschen zurück. Die Erkenntnis, dass hinter allem Materiellen das Wirkliche in geistiger Form steht, fehlt noch allzuhäufig und führt zu Handlungsweisen, die erst im nachhinein als falsch erkannt werden.

Pflanzen sind ebenso Wesen auf dem Weg der Entwicklung wie Menschen und Tiere, und die Verantwortung der weiterentwikkelten Wesen gegenüber den weniger weit entwickelten sollte an die Stelle rücksichtsloser Vernichtung treten.

Viele Völker, die die Verbindung mit der Natur, mit dem Ganzen noch nicht verloren haben, beispielsweise Indianer, entschuldigen sich bei der Pflanze, ehe sie sie als Nahrung in sich aufnehmen, weil sie ihr Leben lassen muss, um deren Leben zu gewährleisten.

Insbesondere die Menschen unserer Kultur, die sich als «zivilisiert» bezeichnen, benehmen sich anderen Wesen der Schöpfung gegenüber rücksichtslos und primitiv. Da sie die wirklichen Kräfte, die hinter der sichtbaren Materie wirksam sind, weder ahnen noch kennen, benehmen sie sich wie ein Elefant im Porzellanladen und vernichten aus Unverständnis die wertvollsten Dinge.

Auch auf der nächsten Stufe, der Erdenstufe geht es um die Verantwortung unserer Umwelt gegenüber. Wasser, Luft, Erde sind uns gegeben, damit wir dazu Sorge tragen. Aber auch hier geht menschliches Denken und Trachten oft nicht weiter als bis zur Überlegung, wie wir diese Güter zur Befriedigung unserer Bedürfnisse einsetzen können. Eine Verantwortung all diesen Dingen gegenüber beginnt meist erst da langsam zu erwachen, wo man feststellt, dass dieses rücksichtslose Verhalten auf uns selbst zurückfällt.

Erst durch das Leid, das wir hier erfahren, kommt bei vielen Menschen die Bereitschaft, darüber nachzudenken, ob unser Verhalten diesen als leblos betrachteten Teilen der Schöpfung gegenüber richtig ist.

Der Entwicklungsweg des Menschen führt dazu, gegenüber immer grösseren Teilen der Schöpfung Verantwortung zu übernehmen. Wir können diesen Entwicklungsweg entweder gehen, indem wir uns freiwillig Gedanken über den Sinn des Daseins und der Ganzheit der Schöpfung machen, oder wir können warten, bis unermessliches Leid uns zu diesen Gedanken veranlasst.

Jeder Mensch besitzt eine innere Stimme, die ihn zu einer sinnvollen Einordnung in die Schöpfung veranlassen will. Wenn er die Verbindung mit dieser Stimme sucht, wird er ohne grosses Leid auf seinem Weg fortschreiten und dem Sinn des Daseins entsprechend leben können.

Er hat aber auch die Möglichkeit, diese Stimme mit Hilfe von Drogen - im weitesten Sinn des Wortes, inbegriffen ständige nach aussen gerichtete Aktivität - zu übertönen zu versuchen. Sie wird sich immer wieder bemerkbar machen, und einmal wird jener Zeitpunkt kommen, in dem er ihr nicht mehr ausweichen kann.

Es ist daher eine Sache der Klugheit, auf diese Stimme zu hören, ihr Folge zu leisten und die Verantwortung der ganzen Schöpfung gegenüber zu übernehmen. Dadurch kann man sich viel Leid ersparen, welches das Festhalten im Materiellen unweigerlich mit sich bringt.

Die letzte Stufe schliesslich ist die Übernahme der Verantwortung auch für die ausserirdischen Teile der Schöpfung.

Kaum hat der technische Fortschritt die Möglichkeit geschaffen, ein kleines Stück in den Weltall vorzustossen, so geht das menschliche Denken dahin, sich auch diese Teile der Schöpfung zur Befriedigung eigener Bedürfnisse zu unterwerfen. Literatur und Filme illustrieren die primitive Denkweise, dass dort auch Kriege ausgetragen werden könnten.

Anderseits geht das Denken auch dahin, wenn man die eigene Erde völlig unbewohnbar gemacht hat, dorthin auszuweichen. In der Wirklichkeit hat man jedoch bereits damit begonnen, die erreichbaren Teile des Kosmos in eine Schutthalde zu verwandeln, wo bereits Unmengen von Satelliten herumkreisen,

Primitives menschliches Denken hat ganze Teile der Erdoberfläche zerstört. Machtpolitisches Interessen haben seit Jahrtausenden dazu geführt, Wälder abzuholzen, um Kriegsschiffe zu bauen; Felsen und Wüsten sind zurückgeblieben. Heute werden Urwälder vernichtet, um wirtschaftlichen Interessen zu huldigen. Jahrhundertealte Bäume werden entweder des Holzes wegen verkauft oder verbrannt, um kurzfristig Weiden für unnötige Fleischprokuktion zu schaffen. Man weiss, dass dies unabsehbare Folgen haben wird, tut es jedoch trotzdem.

Anderseits werden unendliche Mengen von Giften dem Boden zugeführt, wohlwissend, dass sie über Wasser, Pflanzen und Tiere wieder zum Menschen gelangen werden. Man verfüttert den Tieren Hormone, die ebensosicher wie all jene Stoffe, die man in immer grösseren Mengen der Nahrung beifügt - beispielsweise um diese haltbarer zu machen - zum Menschen zurückkehren und seine Gesundheit beeinflussen werden.

Auch die Vergiftung der Luft und die durch fliessende elektrische Energie gebildeten Felder sind nur einige Beispiele, wie das verantwortungslose Verhalten gegenüber der Schöpfung auf uns Menschen zurückfällt.

Was so viele weise Menschen, Religionsstifter, Philosophen, Sozialkritiker, Tier- und Umweltschützer, aber auch verantwortungsbewusste Wissenschafter der verschiedensten Richtungen ebenso wie die Medizinmänner immer wieder gelehrt haben, dass wir mit der Natur leben, uns in die Schöpfung einordnen, ihre Gesetze respektieren müssen, gewinnt in immer stärkerem Mass an Aktualität.

Werden wir uns unserer Verantwortung dem Ganzen gegenüber bewusst !

Dies bedeutet gleichzeitig die Entwicklung vom Materiellen zum Geistigen, vom Dunkeln zum Hellen, vom Groben zum Feinen, von der Gewalt zur Zärtlichkeit, vom Ego zur Liebe.

Lernen wir die Zusammenhänge sehen, erkennen, dass alles Eins ist, von dem auch wir ein Teil sind, der sich unweigerlich Leid einhandelt, wenn er versucht, sich vom Ganzen abzutrennen, sich gegen das Ganze zu stellen. Werden wir bescheidener, suchen wir unseren Platz in der Schöpfung und versuchen wir ihn auszufüllen.
Seien wir uns bewusst, dass wir ein Teil der Schöpfung sind – und nicht der Schöpfer. (400/2–22)

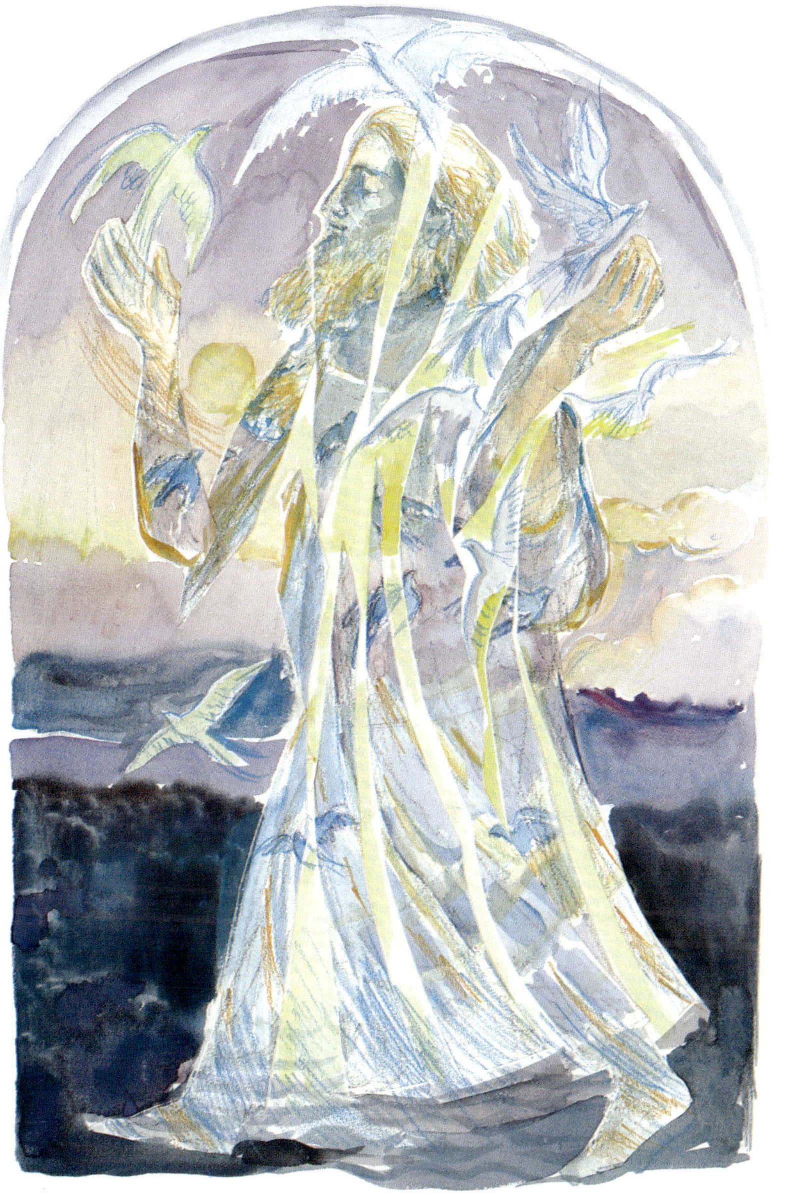

Teil 6

Kennenlernen des Weges vom Materiellen zum Geistigen

Bewusstseinssteigerung ist verbunden mit dem Wunsch nach immer grösserer Harmonie

Die Höhe des Bewusstseins wirkt sich in vielen Bereichen aus. Der Wunsch nach Harmonie wird immer grösser, Harmonie in all dem, was wir mit unseren Sinnen aufnehmen: Farben, Töne, Berührungen, Geruch und Geschmack. Zart, weich ist das, was wir aufzunehmen und abzugeben wünschen.

Bewusst oder unbewusst wählen wir eine Umgebung, die diese Art von Reizen besitzt. Wir wählen entsprechende Menschen, Bücher, Filme, aber auch die Nahrung, Materialien usw. Alles was wir aufnehmen mit unseren Sinnen zeichnet sich durch diese Zärtlichkeit, Weichheit und Reinheit aus. Dies gilt auch für unsere Gedanken, Gefühle und Handlungen. Dabei ist alles von einer tiefen Echtheit. Die Farben sind zwar zart, aber intensiv.

Beschmutzte Lebensenergie, niedere Verbindungen, sind dunkler, harter, greller bezüglich Gedanken, Gefühle und Handlungen. Gewalt ist vorherrschend auf allen Gebieten. Das Wort Disharmonie bezeichnet am besten diese Situation. Es gibt kein gleichmässig gutes Gefühl. Depressive Gefühle unterbrechen immer mehr die sinnlich-materiellen Hochs. Der innere Friede, die Ruhe, die Ausgeglichenheit fehlt.

Im Laufe des Lebens soll eine Entwicklung zu einer immer grösseren Harmonie stattfinden. Dies ist die Begleiterscheinung einer Entwicklung vom Materiellen zum Geistigen.

Unser Weg ist es, uns zu entwickeln vom Materiellen zum Geistigen, vom Disharmonischen zum Harmonischen, vom Harten zum Weichen, vom Dunkeln zum Hellen, vom Schreienden zum Zarten, vom Sklavenhaften zur Freiheit, vom Falschen zum Wahren, vom Unechten zum Echten, vom Einzelnen zum Ganzen, vom Primitiven zum Hochwertigen, vom Ego zur Liebe. (125/3-7)

Der Entwicklungsstand widerspiegelt sich in der Lebensenergie-Qualität, die wir aufnehmen, in den Gedanken, den Gefühlen, den Farben, der Nahrung usw., denn hier gilt das «Gesetz Gleiches zu Gleichem». Auch die Menschen, mit denen wir Kontakt suchen, sind Hinweise auf die eigene Frequenz, und auch der Wunsch nach Harmonie ist ein Zeichen der geistigen Entwicklung. Ebenso ist die Ausstrahlung eines Menschen ein Merkmal; das Äussere widerspiegelt das Innere: «Wie innen, so aussen». (253/8-9)

Wir können jedoch unsere Frequenz, unseren Entwicklungsstand, nicht nur erkennen, wir können ihn auch beeinflussen. Je höherwertige Energie wir aufnehmen, desto höher steigt unsere Frequenz. Es ist daher von Bedeutung, was wir zulassen an Gedanken und Gefühlen, und wie wir unsere Umwelt gestalten. (253/11)

Die Kleidung, die wir wählen, die Menschen, mit denen wir zusammen sind, die Musik, die wir hören – sie weisen uns auf die eigene Frequenz hin. Gleichzeitig beeinflussen alle diese Faktoren wieder unsere eigene Frequenz. (264/7)

So sind denn Ursache und Wirkung in gewissem Sinne identisch. Wir benötigen, um auf unserem Weg fortschreiten zu können, bestimmte Bedingungen bezüglich Farben, Nahrung usw. Wir fühlen uns, wenn wir fortschreiten auch unter diesen Bedingungen wohl. Ursache und Wirkung sind also in einem gewissen Sinne identisch. (233/6)

Was ein Mensch aus seiner Umwelt auf sich einwirken lässt, das formt ihn unweigerlich mit. Dies gilt für Nahrung, Zärtlichkeit und gesunde Luft ebenso wie für das, was er mit seinen Augen und seinen Ohren aufnimmt.

Diese Eindrücke formen ihn, daher ist die freie Natur die geeignetste Umgebung. Sie ist der Garant für das seelische Gleichgewicht, hier kann er jene Kraft schöpfen, die ihn von den Einflüssen einer ungesunden, unnatürlichen Lebensweise, wie sie immer mehr überhandnimmt, freimacht. (083/3)

Es ist nicht dasselbe, ob ein Mensch Rockmusik oder edlere Musik hört, und es ist auch nicht gleichgültig, ob er die krächzenden Wehschreie eines gefangenen Vogels oder den Lobgesang freilebender Vögel in der göttlichen Natur auf sich einwirken lässt. (083/5)

Töne können sich positiv oder negativ auswirken. Schöner Vogelgesang, Wasserplätschern, gute Musik etc. wirken entgegengesetzt den meisten Lärmarten, Leidensschreien und dergleichen. Die Uräusserungen bei Mensch und Tier sind entweder lust- oder unlustbetont, entsprechend wirken sie sich auch auf den Empfänger dieser Laute aus. (075/4)

Lust- und Freudensschreie sind Äusserungen der Lebensenergie, die sich ebenso positiv auf den Empfänger auswirken, vorausgesetzt, er stimmt frequenzmässig mit dem Absender überein. Daher ist Lachen ebenso wie Trauer ansteckend. Leidensschreie von Menschen, insbesondere auch von Kindern, aber auch von Tieren empfinden wir ganz anders als frohes Kinderlachen oder das zufriedene Schnurren einer Katze.

Die Schwingungen übertragen sich. Die Ursache menschlichen Lachens kann jedoch sehr unterschiedlich sein. Wir kennen das, was wir als hämisches Lachen oder was wir als Gekicher bezeichnen. Es überträgt sich dahin, wo entsprechende Voraussetzungen gegeben sind. (152/10–11)

Lebensenergie zeigt uns, was wir zu unserem Wohle tun und lassen sollen

In der Lebenskraft haben wir einen Schlüssel. Einerseits können wir durch sie erfahren, welches der richtige Weg ist, indem wir die Auswirkungen des Handelns auf die Lebenskraft feststellen. Wir können dies mehr theoretisch tun, d.h. mit Experimenten und Tests, mit Geräten oder ohne Geräte feststellen, welche Wirkungen durch welches Verhalten ausgelöst werden.

Die Feststellung fliessender Lebensenergie ist mittels subjektiver und objektiver Messmethoden möglich. Energien können nur in ihren Auswirkungen festgestellt werden. Als Testgeräte für Lebensenergie sind nur lebende Organismen wirklich aussagekräftig. Mit technischen Geräten direkt - also nicht indirekt über den menschlichen Körper - können nur Begleiterscheinungen gemessen werden. Dies kann für bestimmte Zwecke sinnvoll sein, gesicherte Aussagen über die Lebensenergie sind es nie. (206/5)

Wann immer wir Lebenskraft aufnehmen, empfinden wir ein angenehmes Gefühl, ein Lustgefühl. Daran erkennen wir, dass Lebenskraft aufgenommen wird; aber über die Reinheit dieser Kraft, ihre Qualität wird damit nichts ausgesagt.

Wenn wir die Qualität der aufgenommenen Lebensenergie prüfen wollen, so müssen wir die Lustgefühle, die wir bei der Aufnahme empfinden, prüfen. So wie diese Gefühle sind, so ist auch die Qualität der Lebensenergie. Gefühl und Lebensenergie können primitiver Natur sein, edle Gefühle weisen dagegen darauf hin, dass die Qualität hochwertig ist. (117/2–3)

Die Verhaltensweisen, die bestimmen, ob diese Kraft in einem Menschen fliessen kann oder nicht, sind recht zahlreich. Je nach der Art der Ernährung, die ein Mensch zu sich nimmt, die Farben, die auf ihn einwirken, die Musik, die er hört, den Umgang, den er pflegt und die Umwelt, in der er sich aufhält, wird diese Kraft mehr oder weniger stark wirksam sein. Entscheidend sind dabei jedoch die Gedanken, die ein Mensch hegt, wobei diese Gedanken mit seinem Verhalten in Wechselwirkung stehen.

Wir bezeichnen diese Kraft als Lebensenergie, weil sie die Grundlage allen Lebens ist. Durch sie wird die Frequenz verändert, dies gilt bei der Pflanze und beim Tier ebenso wie beim Menschen. Frequenzsteigerung bedeutet höhere Ordnung, höhere Organisation, und dies ermöglicht auch das Eingehen höherer Verbindungen. Das Ziel dieser Entwicklung ist die Rückkehr zum Ganzen, die Überwindung der Trennung, die Wiedervereinigung mit Gott.

Diese Kraft hat viele andere Namen. In der christlichen Lehre wird sie als Heiliger Geist bezeichnet, weil sie wieder heil macht, ganz macht, vereinigt was getrennt ist. Es ist der reine Geist, der dieses Heilwerden bewirkt. Daher ist dieser Name für diese Kraft sehr zutreffend und aussagekräftig.

Bei anderer Gelegenheit wird diese Kraft auch als das Licht bezeichnet, das in die Dunkelheit kommt. Licht hat eine sehr hohe Frequenz, Materie eine extrem tiefe. So fliesst denn diese hochwertige Energie in die Materie mit dem Ziel, deren Frequenz Stufe für Stufe anzuheben. So wie ein Magnet über ein nichtmagnetisiertes Eisenstück streichend dessen ungeordnete Teile ausrichtet und damit die magnetischen Wirkungen auch in diesem Eisenstück hervorruft, so wirkt die göttliche Energie auf die Materie und beginnt damit jenen Prozess, der in der Rückkehr nach endlosen Zeiträumen seinen Abschluss finden wird.

Es ist gleichgültig, ob diese Kraft als heiliges Feuer, als Yang-Energie, als Prana oder sonstwie bezeichnet wird. Sie hat viele Namen, und es ist nicht entscheidend, welchen von ihnen man wählt. Entscheidend ist, dass man sich dieser Kraft öffnet, sie durch entsprechendes geistiges oder körperliches Verhalten anzieht und sich ihr nicht verschliesst.

Nutzen wir diese Gelegenheit, mit Hilfe dieser Kraft auf unserem Wege vorwärtsschreiten zu können, die eigene Frequenz zu erhöhen, uns vom Materiellen zum Geistigen zu entwickeln. Es ist nicht nur für das Leben nach diesem Leben wertvoll, sondern erleuchtet und erhellt auch bereits den Wegabschnitt, der unser gegenwärtiges Leben darstellt. (339/4–9)

Jeder hat in sich eine Stimme, die ihn auf seinem Weg vorwärts bringen will

Jeder Mensch hat in sich eine Stimme. Sie hat verschiedene Namen. Viele nennen sie «Gewissen», andere «Innere Stimme» oder «Stimme Gottes», auch «Göttlicher Funke», «Innerer Führer» usw. Diese Stimme macht sich immer wieder bemerkbar. Wir können sie ignorieren oder wir können die Verbindung mit ihr suchen. Sie will uns führen auf unserem Weg zurück zum Ausgangspunkt, der zugleich Ziel ist, zu Gott.

Wenn wir die Verbindung mit ihr suchen wollen, so müssen wir in uns hineingehen, denn diese Stimme ist in uns. In uns gehen bedeutet, alle störenden äusseren Einflüsse ausschalten und die Gedanken zur Ruhe bringen. Es gibt viele Techniken, die uns helfen können, dieses Ziel zu erreichen. Jeder muss die für ihn geeignetste Methode selber suchen, wie er mit dieser Stimme in Verbindung kommt.

Die Gestaltung der Umgebung und die körperliche Haltung, die man einnimmt, können dabei hilfreich sein. Entscheidend ist es jedoch, seine Gedanken zur Ruhe zu bringen. Dies ist für uns oft sehr schwierig, sind wir uns doch gewohnt, etwas erreichen zu wollen, anstatt es geschehen zu lassen. Aber wir können es lernen.

Die innere Stimme versucht ihrerseits, den Kontakt mit uns aufzunehmen. Wir müssen dabei jedoch hellhörig sein. Selbst im Schlaf werden uns Mitteilungen in Form von Träumen gemacht. Wir müssen jedoch diese Sprache zu verstehen lernen. Es ist eine Symbolsprache, in die wir uns einarbeiten müssen, wenn wir sie verstehen wollen. Auch im Wachzustand können uns in besonderen Situationen solche Mitteilungen erreichen, beispielsweise bei Krankheit.

Es gibt auch Möglichkeiten, Fragen zu stellen, beispielsweise mittels Pendel, I Ging, Tarot und dergleichen. Wesentlich ist dabei die reine Motivation. Es empfiehlt sich, stets die göttliche Führung zu erbitten. Es gibt nämlich auch Kräfte, die uns in eine andere Richtung führen wollen. Wer sich jedoch bemüht, wird feststellen können, wessen Geistes Kind auf ihn einzuwirken sucht.

Die positiven Kräfte versuchen, uns auf unserem Entwicklungsweg vorwärts zu bringen, uns zu Handlungen zu veranlassen, die dem Ganzen dienen, d.h. die allen Teilen der Schöpfung das Vorwärtsschreiten ermöglichen. Wir können prüfen, ob die Gedanken, die uns eingegeben werden, von Liebe und Weisheit getragen sind.

Negative Kräfte – wir nennen sie auch das Ego – versuchen, für uns Vorteile sinnlich-materieller Art zu erwirken, die in irgendeiner Art zulasten anderer Teile der Schöpfung gehen.

Natürlich dürfen wir für uns beanspruchen, was wir wirklich brauchen. Wir sollen dies jedoch in rücksichtsvoller Dankbarkeit dem Ganzen gegenüber tun. Dies ist beispielsweise der Sinn des Tischgebetes. Man dankt Gott, dem Ganzen, dass man einen Teil des Ganzen in sich aufnehmen darf, dass ein anderer Teil des Ganzen seine Daseinsform aufgeben muss, damit wir, auch ein Teil des Ganzen, weiterbestehen und uns weiterentwickeln dürfen. Da das Ganze Gott ist, so ist jeder Teil des Ganzen ein Teil Gottes. So versteht sich, dass unsere Nahrung ein Teil Gottes ist.

Wir können jede Tat beurteilen mit dem Verstand. Wie wirkt sie sich auf die verschiedenen Teile der Schöpfung aus, auf die Luft, das Wasser, die Erde, die Pflanzen, die Tiere, die Mitmenschen und auf uns selbst?

Wir können aber auch mit den Gefühlen kontrollieren: welche Gefühle haben wir vorher, währenddem und nachher? Gemeint sind natürlich nicht die oberflächlichen Gefühle, sondern die tiefen, edlen.

Wir können die Gedanken, die auf uns einfliessen, auch kontrollieren, indem wir sie vergleichen mit den Lehren weiser Menschen, aber auch mit den Konsequenzen, zu denen ihre praktische Ausübung bei anderen Menschen geführt hat, die danach gelebt haben.

Die Tatsache, dass wir den Splitter im Auge unseres Nächsten eher sehen als den Balken im eignenen Auge, gibt uns wenigstens die Chance, die Folgen bestimmter Verhaltensweisen bei anderen Menschen kennenzulernen. Wir können diese Fähigkeit dazu verwenden, um für uns zu lernen, anstatt andere Menschen zu verurteilen.

So haben wir denn viele Möglichkeiten zu beurteilen, aus welcher Quelle uns Gedanken eingegeben werden, und damit wissen wir auch, welchen wir Folge leisten sollen.

Erkenntnisse erlangen, das heisst die Zusammenhänge erkennen, einen Wegabschnitt erkennen, ist nur der eine Teil der jeweiligen Aufgabe. Wir müssen diesen Wegabschnitt dann auch gehen, damit wir zu einem neuen Punkt gelangen, an dem uns weitere Erkenntnisse zufliessen werden, die wir dann ebenfalls befolgen sollen, bis wir am Ende des Weges anlangen, am Ziel, wieder vereinigt werden mit Gott, dem Ganzen.

Wir werden feststellen, dass die Umsetzung der Erkenntnisse im täglichen Leben notwendig ist, aber auch, dass dies nicht ohne Schwierigkeiten der Fall sein wird. Wir müssen an uns arbeiten und die Hilfen nutzen, die uns zur Verfügung stehen.

Es ist dabei von Bedeutung, welche Umwelt wir uns schaffen, mit welchen Menschen wir zusammen sind, welche Nahrung wir aufnehmen und wie wir mit unserem Körper umgehen und - vor allem - welche Gedanken wir zulassen. Disziplinierte Anstrengung, Geduld, Demut und Wachsamkeit sind dazu Voraussetzung. So werden wir Schritt für Schritt vorwärtsschreiten und dem Ziel näherkommen.

Es geht aber nicht nur darum, selbst das Ziel zu erreichen. Ebenso wichtig ist es mitzuhelfen, dass auch die anderen Teile der Schöpfung auf ihrem eigenen Weg vorwärtsschreiten können. Dabei sind jene Gesetze zu beachten, die immerwährende Gültigkeit besitzen. Wir haben die Freiheit der andern zu respektieren, und wir haben ihnen Rat zu geben, sofern sie solchen wünschen.

Schliesslich haben wir auch mitzuhelfen, dass Zustände geschaffen werden, die der Entwicklung förderlich sind. Dazu gehören beispielsweise soziale Gerechtigkeit, eine Umwelt, die positive Gedanken und Gefühle auslöst und allen Wesen dieser Schöpfung ein würdiges Leben und Sterben ermöglicht. Der eigene Fortschritt und die Unterstützung des Fortschritts anderer Menschen steht in einer direkten Wechselbeziehung.

Nutzen wir daher die Möglichkeit, auf unserem Weg fortzuschreiten, damit dieses Leben nicht umsonst gelebt wurde. Es ist unschwer zu erkennen, dass wir dereinst nur die geistigen Werte mit uns nehmen können, die wir geschaffen haben; das Materielle bleibt zurück. Dass dieser Zeitpunkt mit Sicherheit kommt, wissen wir alle, und je älter wir werden, umsomehr erkennen wir, dass ein Menschenleben ein kurzer Abschnitt ist. (401/3-21)

Der Mensch und seine Umwelt beeinflussen sich gegenseitig

Es ist bedeutungsvoll, darauf zu achten, was wir aufnehmen, sei es in Gedanken, Nahrung, Wasser oder Luft. Aber auch die magnetischen Felder, die in unserer Umgebung gebildet werden, können uns beeinflussen, wenn sie bestimmte Kriterien erfüllen. Viele dieser Einflüsse haben wir selbst initiiert, indem wir die Umgebung wählten und auch mitgestalteten. Es ist daher von grosser Bedeutung, darauf zu achten, in welcher Umgebung wir uns aufhalten; je nachdem werden die Einflüsse sein, die wir aufnehmen.

Wir leben in einer Wechselwirkung mit unserer Umgebung, indem wir sie beeinflussen können, und sie uns. Wie weit wir von diesen Möglichkeiten Gebrauch machen, ist für die Art des Einflusses, dem wir ausgesetzt sind, äusserst wichtig. Natürlich haben wir die Möglichkeit, auf die Einflüsse unserer Umgebung zu reagieren. Aber es ist sinnlos, sich erst durch die Gestaltung der Umwelt Schwierigkeiten zu schaffen, gegen die man nachher fortlaufend ankämpfen muss. Wir sollten daher der Gestaltung der Umwelt unsere grösste Aufmerksamkeit schenken, und zwar sowohl der nahen Umwelt, also unserem Wohn- und Arbeitsplatz, wie auch der weiteren Umwelt, indem wir uns an Bemühungen beteiligen, die Welt friedlicher, schöner und gerechter zu gestalten.

Die nahe Umwelt beginnt eigentlich bereits bei der Kleidung, der Musik, den Möbeln, dem Haus und den Menschen, sowie den Informationen, die wir uns zuführen. Es gilt bei der Wahl des Platzes auch jene Einflüsse zu untersuchen, die schon vorgegeben sind, auch die Bodenbeschaffenheit, akustische, optische und energetische Bedingungen, denen wir uns aussetzen. Immer mehr ist auch die Luft, die von uns und von anderen beeinflusst wird, sowie das Wasser, mit dem wir in Berührung kommen, für unser Befinden wesentlich. Es sind immer mehr Faktoren, die zu berücksichtigen sind, und es wird immer schwieriger, solchen schädlichen Einflüssen auszuweichen. Fluglärm ist nur ein Beispiel eines Einflusses, dem wir auf der ganzen Erdoberfläche nicht mehr ausweichen können, wenn er auch von recht unterschiedlichem Ausmass sein kann. (218/2–4)

Auch die weitere Umgebung sollen wir zu beeinflussen versuchen. Wir haben die Möglichkeit, dies mit anderen Menschen zusammen zu tun, wenn wir mit ihnen darüber sprechen. Wir müssen selbst aktiv in die Entwicklung eingreifen und sie nicht allein den andern überlassen, um ihnen die Schuld zuschieben zu können. Jeder trägt seine eigene Verantwortung.

Wir stehen mit unserer Umwelt in einer Wechselbeziehung. Wir beeinflussen sie, und sie beeinflusst uns. Die Gedanken, die wir über unsere Mitmenschen, aber auch über die Tiere und Pflanzen haben, wirken direkt auf uns zurück. Wenn wir ihnen mit Liebe begegnen, so werden wir entsprechende Früchte ernten dürfen. Ihr Verhalten wird dann auf unsere Gedanken wieder positiv zurückwirken. Es gibt genügend Beispiele dafür, wenn wir darauf achten, bei Mensch, Tier und – wenn uns dies auch schwerer verständlich scheint – bei den Pflanzen. (436/7–8)

Die Tatsache der gegenseitigen Beeinflussung von Innen und Aussen beruht auf dem Gesetz, «Wie Innen so Aussen». Dies ist ein Wirkgesetz d.h., dass stets eine Tendenz besteht, dass sich das Innere und das Äussere angleichen, so wie auch eine Tendenz besteht, dass Gleiches von Gleichem angezogen wird.

Im Materiellen wirken diese Gesetze ebenso. Wenn wir ein Glas warmes Wasser in eine kältere Umgebung stellen, werden sich die Temperaturen im Laufe der Zeit ausgleichen. Es gibt jedoch Möglichkeiten, ein Erkalten des Wassers solange zu verhindern, wie es notwendig ist. Solche Möglichkeiten bestehen auch im geistigen Bereich. Immer wird es jedoch einfacher möglich sein, in einer warmen Umgebung das Erkalten zu verhindern, als in einer kalten. Soll das Wasser noch mehr erwärmt werden, so wird dies umso leichter möglich sein, je wärmer die Umgebung ist. (162/15–16)

Jeder baut sich seine Zukunft selbst. Mit dem, was wir heute tun und denken, bauen wir das Morgen, und mit dem, was wir gestern getan und gedacht haben, haben wir das Heute gebaut. Natürlich sind mit gestern, heute und morgen nicht Tage gemeint, sondern Zeiträume, die Teile eines Lebens oder ganze Leben sind. (049/3)

Zur Steuerung der Art der Lustempfindungen und damit der aufgenommenen Energie tragen wir langfristig dadurch bei, dass wir uns eine bestimmte Umwelt schaffen. «Wie man sich bettet, so liegt man», dies gilt auch hier. Ob die Menschen, mit denen wir Umgang haben, von edlem oder primitivem Charakter sind, bleibt nicht ohne Wirkung auf uns. Dies meint auch das Sprichwort: «Sage mir, mit wem du gehst, und ich sage dir, wer du bist». Dies gilt für alles, was wir mit unseren Sinnen aus der Umwelt aufnehmen, aber auch für das, was wir in unseren gedanklichen Vorstellungen entstehen lassen.
Letzteres ist besonders da von grossem Wert, wo wir die äussere Umgebung nicht oder nur unbedeutend beeinflussen können. Es braucht allerdings mehr Anstrengung, in einer ungünstigen Umwelt positive Gedanken zu haben. Aus dieser Erkenntnis sind die notwendigen Konsequenzen zu ziehen. (126/10)

Nur Nahrung, die Lebensenergie enthält, kann Leben gewährleisten

Solange wir auf dieser Welt leben, brauchen wir Nahrung für den physischen Körper. Diese Nahrung ist gegeben in der Materie. Sie enthält das, was der physische Körper braucht, denn auch der physische Körper besteht aus Materie, beim Menschen wie auch beim Tier und bei der Pflanze. Sie stammt aus der Welt der Mineralien und wird aus dieser aufgebaut.

Damit der Mensch leben kann, ist er darauf angewiesen, solche aus Materie aufgearbeitete Nahrung in sich aufzunehmen. Er hat die Fähigkeit, solche aus der Mineralstufe, aus der Pflanzenstufe und solche aus der Tierstufe in sich aufzunehmen. Diese materiellen Substanzen werden im Körper aufbereitet, umgewandelt. Was nicht benötigt wird, scheidet der Körper wieder aus.

Neben den materiellen Substanzen besteht die Nahrung auch aus geistigen Substanzen, energetischen Substanzen. Da wir wissen, dass auch Materie Energie ist, ist diese Unterscheidung verwendbar, aber nicht korrekt. Besser wäre eine Unterscheidung in Nahrung für den physischen Körper und solche für den geistigen Körper. Es ist verständlich, dass sich diese in ihrer Schwingung unterscheidet, in ihrer Frequenz. Viele Menschen sprechen auch von grobstofflich und feinstofflich.

Bei allen diesen Bezeichnungen müssen wir bedenken, dass jede Bezeichnung ungenügend ist, solange wir die wahren Zusammenhänge nicht verstehen können. Und da dies während unseres Erdendaseins der Fall ist, werden die passenden Bezeichnungen überhaupt nicht existieren. Wir müssen uns daher der Bedingtheit unserer Sprache stets bewusst sein.

Die feinstofflichen Substanzen, wenn wir sie mal so nennen wollen, sind bei den Pflanzen und Tieren verschieden, aber auch wieder bei den verschiedenen Tierarten resp. Pflanzenarten, und schliesslich können sie zwischen den verschiedenen Pflanzen und Tieren der gleichen Art recht verschieden sein.

Man weiss heute ziemlich allgemein, dass Pflanzen, je nachdem wo und unter welchen Bedingungen sie gewachsen sind, unterschiedliche Eigenschaften besitzen, die sich auf den menschlichen Körper, wenn sie als Nahrungs- oder Heilmittel verwendet werden, auch in unterschiedlicher Weise auswirken. So wirken sich denn auch Nahrungsmittel tierischen Ursprungs, je nach der Art, wie diese Tiere leben konnten und sterben mussten, unterschiedlich auf den menschlichen Organismus aus. (272/2–7)

Wir brauchen also Nahrung für den geistigen und für den physischen Körper. Dies ist die erste Bedingung, welche die richtige Nahrung erfüllen muss. Über Nahrung für den physischen Körper ist vieles bekannt. Hier wurde viel geforscht, manch Richtiges festgestellt, aber fast jeder Nahrungsforscher hat diesbezüglich seine eigene Theorie aufgebaut. Die meisten Theorien kennen nur die Nahrung für den physischen Körper, da ihren Begründern nur die Existenz des physischen Körpers bekannt ist.

Es ist richtig, dass der physische Körper Eiweiss, Kohlenhydrate und Fette benötigt. Dies lässt sich leicht finden in normalen Zeiten; der Boden gibt davon viel her, wenn wir ihn nicht zerstören. Nun hat man jedoch entdeckt, dass noch etwas fehlt; dass dies allein zum Leben nicht ausreicht; dass tote Nahrung nicht genügen kann, um einen lebenden Menschen zu ernähren; dass nur Leben wieder Leben hervorbringen kann.

Immer wieder wurde dies aus der geistigen Welt mitgeteilt, um den Menschen zu helfen, aber nur wenige haben es zur Kenntnis genommen und die Konsequenzen gezogen. Nur Nahrung, die Lebensenergie enthält, kann Leben gewährleisten. Es ist die Nahrung für unseren Geistkörper, und da der physische Körper eine Widerspiegelung des geistigen Körpers ist, können wir ohne Nahrung für den geistigen Körper ebensowenig leben, wie ohne Nahrung für den physischen Körper.

Viele Forscher haben, von unterschiedlichen Standpunkten ausgehend und in unterschiedlichem Ausmass festgestellt, dass lebendige Nahrung notwendig ist. Viele glaubten jedoch, dass es nur um die Art der Nahrungsmittel gehe und nicht auch um deren Zustand. Sie töten - bewusst oder unbewusst - die Nahrung mit vielfältigen Methoden, und der Konsument glaubt dann, wertvolle Nahrung aufzunehmen, nimmt aber wertlose, da tote Nahrung auf. Die Tötung der Nahrung feiert heute Triumphe, und die Widerstandskraft der Menschen gegenüber allen Arten von Krankheiten geht in gleichem Ausmass zurück. Seuchen sind immer die Folge falscher Lebensweisen, und falsche Lebensweisen sind die Folge der Missachtung höherer Gesetze. (229/2-6)

Aus dieser Erkenntnis sind auch wichtige Folgerungen für unsere Ernährung zu ziehen. Tote Materie kann uns keine Energie zuführen. Nahrung, aus der die Energie ausgetreten ist, ist tote Nahrung. Sie kann nichts dazu beitragen, dass Leben erhalten bleibt. Wir sollen daher darauf achten, lebende Nahrung aufzunehmen.
Am meisten Energie, Lebenskraft, finden wir in den Samenträgern. Keine Energie finden wir in jenen Substanzen, die wir zwar Lebensmittel nennen, in denen aber alles Leben, alle Lebenskraft, alle Energie abgetötet wurde. Sie ist reine Materie, tote Energie. Sie kann uns nicht weiterhelfen auf unserem Weg. (130/6)

Wir alle können die Wirkung auf den Körper feststellen, sowohl bei der Nahrung, als auch in anderen Belangen. Das Wichtigste dabei ist dann jedoch, dass wir die Konsequenzen ziehen und unser Verhalten ändern. Auch müssen wir die Prüfungsmöglichkeiten nutzen; denn das Auge kann heute getäuscht werden, da es nicht jede Täuschung als solche erkennen kann. Wachsamkeit ist daher notwendiger denn je. Gemeinsam sollen Menschen an die Lösung dieser Aufgabe herangehen. (229/7)

Jeder Mensch kann, wenn er sich darum bemüht, feststellen, wohin die gegenwärtige Entwicklung treibt. Man hat im Kriege gelernt, wohin der Einsatz von chemischen und atomaren Waffen führt, und bemüht sich deshalb, ohne diese auszukommen. Im zivilen Bereich laboriert man damit weiter und setzt sie ohne grosse Hemmungen ein, um eine falsche Lebensweise zu zementieren.

Es ist die Aufgabe aller gesunden Kräfte, dieser Entwicklung Widerstand entgegenzusetzen. Es dürfen uns keine falschen Rücksichten daran hindern. Viele Menschen sind bereit. Sie haben erkannt, um was es geht, aber jeder hat da die grössten Hemmungen, wo es ihn selbst betrifft. Gerade da aber hat jeder seine persönliche, individuelle Prüfung zu bestehen. Niemand kommt darum herum. In der Praxis muss man sich bewähren, nicht in der Theorie, auch wenn es mühsamer ist. Es gibt keinen anderen Weg. (229/10–11)

Jeder muss selber ermitteln, welches für ihn die richtige Nahrung ist

Jeder Mensch soll und kann selbst ermitteln, welches für ihn die richtige Nahrung ist. Schon das Kleinkind leistet Widerstand gegen falsche Ernährung. Es wehrt sich nicht gegen Muttermilch, wenn es und diese gesund sind. Aber es wird sich gegen schädliche Kost auflehnen, was jedoch nicht bedeutet, dass man es nicht dazu bringen kann, sich Nahrung anzugewöhnen, die seinem natürlichen Instinkt entgegengesetzt ist. Auch Kinder, Jugendliche und Erwachsene können dazu verleitet werden, sich ihren wirklichen Bedürfnissen entgegengesetzte Nahrung anzugewöhnen, wie Kaffee, Zucker, Alkohol usw. Sie wirken sich dann auf die Dauer schädigend aus.

Dieses Umgewöhnen kann durch Verfälschung der Nahrung erfolgen, indem durch Zusatz von Aromen eine Täuschung der Sinne erfolgt. Anderseits können durch sozialen Zwang Ess- und Trinkgewohnheiten ausgelöst werden, von denen - insbesondere wenn es sich um drogenhaltige Produkte handelt - schwer wieder loszukommen ist. (165/8–9)

Nicht für jeden Menschen ist dieselbe Nahrungsart und -menge richtig. Innerhalb eines Lebens ändert die Nahrung mit der geistigen Entwicklung, und im zwischenmenschlichen Vergleich kann die richtige Nahrung recht unterschiedlich sein, ebenfalls der individuellen Entwicklung entsprechend. Es ist falsch, einen Menschen «weiterentwickeln» zu wollen, indem man ihm gewisse Nahrung aufdrängen will. Noch weniger ist es sinnvoll, Menschen, die eine gewisse Ernährungsweise bevorzugen, auf die allgemein übliche Ernährungsweise drängen zu wollen. (310/10)

Nahrung hat wie alles die Aufgabe, dazu beizutragen, dass die Menschen auf ihrem Weg vorwärtsschreiten können. Sie muss mit dem Fortschreiten auf dem Weg parallelgehen. Jeder muss daher selber erkennen, was für ihn stimmt. Nicht für jeden ist dieselbe Nahrung richtig, der Extremfall der Krankheit macht das besonders gut sichtbar. Wir alle sind jedoch in einem gewissen Sinne krank und brauchen daher jeder seine eigene «Diät».

Der optische Eindruck, der Geruch und der Geschmack können, wenn sie nicht zu stark durch Gewohnheiten und Gewalt verfälscht sind, hier schon wertvolle Auskunft geben. Die Wirkung, die die Nahrung auf uns hat - z.B. gutes oder Völlegefühl - ist eine weitere Prüfungsmöglichkeit. Dann sind Tests möglich, indem unsere eigene Ausstrahlung mit derjenigen der Nahrung in Verbindung gebracht wird, besonders bekannt ist der Zuckertest in der Kinesiologie. Aber auch die elektrische Überprüfung z.B. mit den Waben oder die Feststellung der Ausstrahlung durch die bekannten Methoden sind solche Möglichkeiten. (178/2–3)

Man soll Ernährungsvorschriften nie zu eng sehen. Unser Körper ist auf eine ziemlich breite Palette von Nahrungsmitteln eingestellt, die er einnehmen kann, jedoch nicht muss.

Der Mensch kann die Bestandteile der Nahrung aufnehmen, indem er dieselben zuerst vom materiellen Stadium löst - man könnte sagen dematerialisiert - um sie nachher wieder in diesen Zustand zurückzuverwandeln - also rematerialisiert. Dies geschieht jedoch ohne Aufhebens und ohne dass wir uns dessen bewusst sind.

Im Grundsatz nimmt der Körper aus der Nahrung das, was er benötigt und lässt den Rest wieder ausscheiden. Wenn die Schwingung der Nahrung stimmt, geht dies alles problemlos vor sich. Geist und Körper sind in Harmonie, unter sich und mit der Umwelt. Es gibt jedoch verschiedene Fälle, in denen diese richtige Nahrungsweise gestört wird.

An erster Stelle stehen dabei jene Fälle, in denen dem Körper nicht die Stoffe angeboten werden, die er benötigt, sondern andere. Es kann dies der Fall sein, weil keine andere Nahrung zur Verfügung steht, oder weil ein Mensch sich eine Fehlernährung angewöhnt hat, aus welchen Gründen auch immer. Dies kann beispielsweise die Folge gesellschaftlich falscher Ernährungsgewohnheiten sein, Mangel an der richtigen Nahrung während einer bestimmten Zeitperiode, falsche Informationen darüber, was richtige Nahrung ist usw.

Es ist dabei bedeutungsvoll, dass der Körper auf natürliche Nahrung ausgerichtet ist. Je stärker Nahrungsmittel verfälscht werden, desto weniger kann er deren Eignung beurteilen; er unterliegt der bewussten Irreführung und akzeptiert - oft auch nach anfänglichen Widerständen - die ihm angebotene Nahrung anstandslos. Nun ist es keineswegs so, dass der Körper nicht mit einer Fehl-Ernährung innerhalb gewisser Grenzen fertig würde. Aber wenn dauerhaft eine Fehl-Ernährung die richtige Ernährung ersetzt, so wird ein Zeitpunkt eintreten, an dem er mit dieser Situation nicht mehr fertig wird und Mangelerscheinungen zeigt, die früher oder später zu Krankheiten führen.

Die zweite Art von Fehl-Ernährung ist die Zuführung von Giftstoffen. Auch hier ist eine gewisse Toleranzbreite gegeben, die von Mensch zu Mensch verschieden ist. Es gibt Menschen, die eine enorme Widerstandskraft besitzen.

Im Normalfall kann man sagen, wieviel eines bestimmten Giftes auf einen Menschen tödlich wirkt, und auch in welcher Weise. Schwieriger ist es jedoch, verbindliche Aussagen über die Folgen des Zusammenwirkens verschiedener Giftstoffe zu machen. Noch kleiner ist das Wissen langfristiger Schädigung von Giftstoffen in der Nahrungsmittelkette.

In jedem Fall sind Giftstoffe, die im tierischen Körper aufgenommen und dort abgelagert werden, meist auch für den menschlichen Körper schädlich. Dies bedeutet, dass der Verzehr solcher Produkte stets potenzierte Mengen von Giftstoffen dem Menschen zuführt. Dies ist ein Fall, der gegen die Einnahme von tierischer Nahrung spricht, insbesondere - aber nicht nur - von Fleisch, bei unserer heutigen Lebensweise.

Natürlich können wir auch bei der pflanzlichen Nahrung Giftstoffe aufnehmen, aber die Aussicht, dass der Körper mit ihnen fertig wird, ist im Normalfall wesentlich grösser, wenn auch keineswegs in jedem Fall gewährleistet. Es liegt dann im Interesse jedes Menschen, darauf zu achten, wie die Pflanzen gezogen werden. (310/2–9)

Beim Fleisch sind verschiedene Gesichtspunkte zu berücksichtigen. Notwendig zum Leben ist Fleisch nicht, wie man langsam erkennt. Dass die moderne Tierhaltung nicht geeignet ist, wertvolles Fleisch oder wertvolle Eier zu liefern, ist jedem bekannt, der sich damit befasst. Ein in Liebe und Verständnis aufgezogenes Tier wirkt sich anders aus. Auch die Art der Tiere spielt eine Rolle; Schweinefleisch ist etwas völlig anderes als Fisch. (178/5) Bei der Frage, ob tierische oder pflanzliche Nahrung für den Menschen besser sei, ist das bisher Gesagte mitzuberücksichtigen. Dazu kommen noch soziale Überlegungen. (272/9)

Zuwenig Nahrung ist dem geistigen und dem physischen Körper nachteilig. Bewusstes Fasten ist normalerweise nicht ein Zuwenig an Essen, sondern ein Aufbrauchen von Überschüssen, was auf Körper und Geist reinigend wirkt. Zuwenig Nahrung, wie wir es von Hungersnöten oder krankhaftem Nichtessen kennen, ist schädlich für beide Körper. Daher ist es notwendig, den Hungernden Nahrung zu verschaffen; wer ihnen solche vorenthält, lädt sich Schuld auf.
In unseren Breitengraden nehmen die Menschen allgemein zuviel Nahrung zu sich, dies zulasten anderer Menschen dieser Erde. Daher ist in Kriegszeiten, wenn die Nahrung karg ist, aber gerecht verteilt wird, die Gesundheit der Menschen relativ hoch. Die richtige Quantität aller Anteile der Nahrung ist die eine Voraussetzung der richtigen Ernährung, die richtige Qualität die andere. Wo wertvolle Teile der Nahrung entfernt oder zerstört werden - sei es aus Gründen der Vorratshaltung, des Aussehens oder der einfacheren Zubereitung - sind diese Voraussetzungen selbstverständlich nicht mehr erfüllt. (165/6–7)

Dazu kommt bei jeder Art von Nahrung die Einstellung die wir ihr gegenüber einnehmen. Damit hängt auch der Brauch zusammen, vor oder nach der Nahrungsaufnahme zu beten. Wir danken Gott, dem Ganzen, dass ein Teil des Ganzen auf sein Weiterleben verzichtet, damit wir, ein anderer Teil des Ganzen, leben können. Sogenannte primitive Völker verstehen oft den Sinn und die Formulierung der «Gebete» besser als wir, denen die ganzheitliche Sicht weitgehend abhanden gekommen ist. (272/8)

Richtige Atmung in reiner Luft ermöglicht uns, reichlich Lebensenergie aufzunehmen

Wenn wir die Kraft Gottes in uns aufnehmen, so werden wir auf unserem Weg fortschreiten und zurückkehren können zu Gott, von dem wir ausgegangen sind. Mit der Luft, die wir einatmen, nehmen wir auch die göttliche Kraft in uns auf. Sie ist in der Luft ebenso enthalten wie im Wasser und in der Nahrung. Wenn wir uns darauf konzentrieren, diese Kraft aufzunehmen, so wird sie in reicherem Mass fliessen, und wenn unsere Gedanken rein sind, wird die Qualität der Energie, die wir aufnehmen, höher sein, als wenn wir negativen Gedanken und Gefühlen Gastrecht gewähren.

Wir wissen, dass atmen und leben in einem engen Zusammenhang stehen. Wenn wir nicht mehr atmen können, dann geht unser Leben zu Ende. Wir wissen auch, dass es wesentlich ist, was wir einatmen: ob reine Luft oder giftige Dämpfe ist ebenso entscheidend dafür, ob wir leben können oder nicht. Daraus können wir die Folgerung ziehen, dass die Aufnahme von Luft entscheidend ist, um leben zu können; dass es entscheidend ist, dass wir atmen und was wir atmen.

Da wir auch wissen, dass alles, was für den physischen Körper wertvoll ist, auch für den geistigen Körper wertvoll ist, so wissen wir ebenfalls, dass die Aufnahme guter Luft auch für unseren geistigen Körper von Bedeutung ist. Da für unseren geistigen Körper all das wertvoll ist, was ihm hohe Lebensenergie bringt, so dürfen wir daraus den Schluss ziehen, dass das Einatmen reiner Luft uns auch wertvolle Lebensenergie zuführt.

Wir können in verschiedener Weise Luft aufnehmen, und wir können verschiedene Arten von Luft aufnehmen. Es ist daher ebenso wichtig für unsere Entwicklung, wie für unser Wohlergehen, wie wir atmen und was für Luft wir aufnehmen. Darum ist es ganz besonders von Bedeutung, sich in der freien Natur zu bewegen, insbesondere am Wasser, bevorzugt am fliessenden oder in der Pflanzenwelt, nicht zuletzt in den Wäldern.

Wenn wir für Geist und Körper im richtigen Sinn sorgen wollen, so müssen wir uns stets überlegen, wo wir uns aufhalten wollen. Die Freiheit, die wir dabei besitzen, ist keine absolute, aber wir haben grosse Möglichkeiten, wenn wir uns darum bemühen. Die Verhältnisse sind diesbezüglich heute zwar schlechter, als dies früher der Fall war, aber wenn die Entwicklung gleich weitergeht wie bis anhin, so sind sie heute noch besser, als sie in Zukunft sein werden. Die Bedeutung des Ortes, den wir für unsere Arbeit und für unsere Freizeit wählen, nimmt daher ständig zu.

Natürlich gibt es andere Faktoren, die für die Platzwahl ebenfalls wichtig sind: magnetische Felder, Lärm und die Beschaffenheit der Umwelt, d.h. der Menschen, Farben und aller anderen Faktoren, die Einfluss darauf nehmen können, ob in uns positive oder negative Gedanken ausgelöst werden. Die Luft, die wir aufnehmen, ist jedoch von ganz besonderer Bedeutung, denn sie wirkt ohne Unterlass auf uns, und wir können nur eine ganz kurze Zeitspanne ohne sie weiterleben.

Von besonderer Bedeutung sind natürlich unser Arbeits- und unser Wohnplatz. Wenn wir uns darum bemühen, so können wir darauf mehr Einfluss nehmen, als wir gemeinhin denken. Wenn auch nur innerhalb gewisser Grenzen, so können wir doch entscheiden, wo wir wohnen und wo wir arbeiten wollen und wo wir innerhalb der gegebenen Wohn- oder Arbeitsräume unseren Standort wählen. Dann können wir auch durch Einflussnahme darauf, wann, wie lange und welche Fenster geöffnet werden, auf die Reinheit der Luft einwirken, die wir aufnehmen. Wir können uns aber auch mit anderen Menschen zusammen darum bemühen, in welcher Weise diese Luft beeinflusst wird, indem wir Luftverschmutzung von ausserhalb und aus dem Raume selbst zu verhindern trachten.

Noch grösser ist unsere Einflussmöglichkeit bezüglich des Ortes, an dem wir unsere Freizeit verbringen. Zwischen einer rauchigen Gastwirtschaft oder einer durch Abgase verschmutzten Luft einerseits, und der reinen Luft in den Bergen, an einem Gewässer oder in einem Wald anderseits, gibt es viele Möglichkeiten, die sich darauf auswirken, was wir aufnehmen, insbesondere dann, wenn wir solche Plätze regelmässig aufsuchen.

Wenn wir nach Arbeitsschluss, an Wochenenden, an Feiertagen und in den Ferien die Möglichkeit haben, in die freie Natur hinauszugehen, so sollten wir diese Gelegenheit unbedingt nutzen. Die reine Luft ist dabei nicht der einzige Grund, auch in manch anderer Beziehung wäre dies äusserst wertvoll.

Die Reinheit der Luft, die wir aufnehmen, ist von viel grösserer Bedeutung, als wir uns dies allgemein bewusst sind. Es lohnt sich, sich diesbezüglich Gedanken zu machen. Dieses Verhalten wirkt sich ohne Unterlass auf unser Befinden aus, meist ohne dass wir uns dessen bewusst sind. Gewohnheit ist auch hier ein Faktor, der bewusstem Handeln im Wege steht.

Die Möglichkeit, durch elektrische Geräte die Luft an unserem Wohn- oder Arbeitsplatz zu reinigen, sollte dann genutzt werden, wenn keine andere Möglichkeit besteht. Eine Ideallösung ist dies sicher nicht, kann jedoch in bestimmten Situationen das kleinere Übel sein.

Unsere Verantwortung bezüglich der Luft ist gross, sowohl betreffend des eigenen Befindens, wie auch desjenigen anderer Menschen. Unnötiges Autofahren, übertriebenes Heizen, Rauchen und dergleichen ist zu unterlassen. Dann hat man auch das Recht und die Pflicht, sich darum zu bemühen, dass sich die Allgemeinheit bei der Verschmutzung unserer Luft Mässigung auferlegt. Dazu gehört politische Verantwortung ebenso wie Vorbildlichkeit im eigenen Verhalten.

Die richtige Atmung ist die sinnvolle Ergänzung zum Bemühen um reine Luft. Es gibt diesbezüglich ein grosses Angebot an Techniken, die wir prüfen können, um das für uns richtige daraus auszuwählen. Auch hier gilt, dass jeder seinen eigenen Weg suchen muss und dass es sowohl Grundsätze von allgemeiner Gültigkeit als auch individuelle Faktoren gibt. Wer sich darum bemüht, wird seinen Weg finden können.

Wir müssen dann jedoch auch unseren Weg gehen, und dies bedeutet Disziplin. Nur Wissen erlangen zu wollen und es dann im Alltag nicht umzusetzen, ist auf diesem Gebiet ebenso sinnlos, wie auf jedem anderen. Nur was wir verwirklichen, bringt uns weiter.

Bei der Atmungstechnik gilt derselbe Grundsatz wie bei der Nahrung, dem Sport, der Sexualität und jeder anderen Art von Tätigkeit: Der Körper zeigt uns, was gut für uns ist. Fortschreiten soll lustvoll sein, Anstrengung ist in dem Ausmass richtig, wie sie uns ein gutes Gefühl, auch im nachhinein schenkt. Vergewaltigung - eigene oder fremde - ist wenig sinnvoll. Sie zerstört die Freude an einer Sache, die Voraussetzung für das Weiterschreiten ist.

Auch bei der Atmung sollen wir die Möglichkeit nutzen, gemeinsam mit anderen Menschen fortzuschreiten. Es erleichtert die Aufgabe und bringt seinerseits Kraft, die stets eine Folge gemeinsamen Tuns ist.

Durch richtiges Atmen in reiner Luft können wir unserem Körper reichlich Lebensenergie zuführen. Es ist dabei wertvoll, sich auch geistig entsprechend einzustellen, d.h. unser Bewusstsein darauf ausrichten. Die wohltuende Wirkung auf Geist und Körper können wir dann leicht feststellen, insbesondere auch die Entspannung, die sich bemerkbar macht und sich auch im Gähnen ausdrücken kann, das wir dann keineswegs unterdrücken sollen.

Bewusstes Atmen ist eine wichtige Hilfe beim Gehen des Weges nach Innen. Es kann unser Leben bereichern und uns von der Jagd nach äusseren Befriedigungsversuchen fernhalten. Es ist eine Möglichkeit, das Leben zu bereichern, die jeder zu seinem Wohle nutzen sollte. (492/5–22)

Energie, die sich in Farbe manifestiert, wirkt auf uns in aufbauender Weise

Wo etwas fliesst, wo bewegte Energie auf tote Energie, auf Materie stösst, da entsteht ein Feld, da entsteht Leben. Da wo Licht auf die Dunkelheit trifft, da entsteht Farbe. Da wo Geist, bewegte Energie auf unbewegte, auf Materie fällt, da fällt auch Licht ins Dunkel, denn wo Kraft fliesst, entsteht auch Licht. (094/3)

Farbe ist Leben. In ihr manifestiert sich diese Kraft in aufbauender Weise. Darum wirkt Farbe auf uns auch aufbauend, stärkend. Darum ziehen uns die in der Natur vorkommenden Farben bei Blumen, Früchten, Vögeln, Schmetterlingen etc. an. Leichte Farben bedeuten auch leichte Energie, sie geben uns Kraft und bringen uns weiter. Es ist mehr Licht, mehr Kraft in den hellen Farben.

Die Farben sind wie die Rosinen im Kuchen. Unser Magen ist jedoch nicht darauf eingerichtet, nur Rosinen zu essen, und so sind auch unsere Augen nicht darauf eingerichtet, nur helle, leuchtende Farben wahrzunehmen. Wir brauchen, solange wir selbst noch in der Materie haften, auch die wenig erleuchteten Farben, die Grautöne bis hinab zum Schwarz und die dunkeln Farben, die Erdtöne, so wie wir Nahrung nicht nur für den geistigen Körper brauchen, sondern auch für den irdischen.

Wenn wir jedoch einmal die Schwere dieses Körpers für immer abgelegt haben, werden wir diese dunkeln Schattierungen auch nicht mehr benötigen. Doch vorher müssen wir auch lernen, unser Denken und Fühlen aufzuhellen, die dunkeln Gedanken und Gefühle zu überwinden, uns von all dem Finstern freizumachen. Dann sind wir für jene lichte Welt vorbereitet, die wir heute noch nicht ertragen könnten. (094/7–9)

Die Frequenz des Menschen bezieht sich nur auf den Geistkörper; der physische Körper besteht aus Materie und hat die Frequenz von Materie. Die Frequenz des geistigen Körpers wirkt sich aus in der Helligkeit und Reinheit seiner Farbe. Entsprechend wirken auch die Farben, die auf den Geistkörper einwir-

ken, auf seine Frequenz. Starke, reine, helle Farben erhöhen seine Frequenz; dunkle, schmutzige, schwache Farben vermindern die Frequenz. Deshalb sollen wir darauf achten, welche Farben wir als Umgebung wählen.
Wir können aber auch Farben visualisieren, in unserem Geiste vorstellen; dies wirkt ebenfalls auf unsere Frequenz. Daher wird die Imagination des rosaroten Lichtes und der violetten Flamme von Lehrern empfohlen. (165/2)

Es bestehen Zusammenhänge zwischen Eigenschaften, Organen und Farben, die zu untersuchen sind. (127/11)

Wenn die Farben klar sind, ist auch das zugehörige Organ in Ordnung; wo die Farben schmutzig sind, ist es auch das Organ und die Eigenschaft. (037/4)

Es gibt viele Farben und es gibt zahllose Nuancen. Die Farben sollen hell sein. Helle Farben bedeuten gesunde Organe, und gesunde Organe bedeuten reine Gedanken und reine Gefühle.

Nur wo die Kraft fliesst, entstehen Farben, und wo die Kraft besser fliesst, werden die Farben heller. Dies ist ein Aspekt der Farben. Wo Licht leuchtet, werden Farben heller, kräftiger und stärker als da, wo die Kraft sich staut. (098/3–4)

Wo die Nahrung stimmt, gibt es auch alle Farben, und wo die Luft und das Wasser stimmen, stimmt auch die Farbe. Darum ist die Atmung so wichtig und die Nahrung, denn wo die Farben stimmen, da stimmen auch die Organe, und wo die Organe stimmen, stimmt auch das, was aus den Organen kommt.
Die Nahrung muss stimmen in der Farbe und in der Herkunft. Leichte Nahrung gibt leichte Farben und schwere Herkunft gibt schwere Farben. Die Farbe der Nahrung gibt Auskunft über ihre Wirkung. Wir können mit dem Verstand und mit dem Gefühl wählen, das Resultat muss übereinstimmen. (037/5)

Die Farben sind bei der Nahrung wichtige Informationsgeber. Soweit sich beim Kochen oder Lagern die Farben verändern, so verändern sich auch gewisse Eigenschaften. Von voreiligen

Schlüssen muss jedoch gewarnt werden.

Wir kennen alle die Vorliebe der Kinder für bunte Farben, insbesondere für die rote Farbe, und wir kennen die Tendenz der älteren Menschen, sich wenig bunten Farben zuzuwenden.

Wir wissen auch, dass die Blumen und Schmetterlinge meist bunt sind, während Fliegen und Mücken ebensowenig bunt sind, wie eine Vielzahl anorganischer Stoffe. Auch hier bestehen Zusammenhänge, die auf ein wichtiges Prinzip hinweisen bezüglich Farben und Leben. Wir wissen auch, dass in Verlautbarungen über die geistige Welt immer wieder von wunderbaren Farben die Rede ist, und von starkem Licht, das unsere optischen Fähigkeiten überfordern würde.

Der jugendliche Körper ist farbiger als derjenige alter Menschen – die Wangen, die Lippen, die Haare; wir kennen auch die Hautfarbe eines Krebskranken oder eines Ohnmächtigen. Wir kennen das Erröten als Folge von Gemüts-Emotionen beim Verliebten ebenso wie beim Zornigen, aber auch beim herumtollenden Kind. Leben, Blut und Farbe stehen hier in Verbindung miteinander. Der Volksmund verwendet Wörter wie «blutleer» und «farblos» im gleichen Sinne wie leblos, ohne Leben, im übertragenen Sinne, wenn beispielsweise über eine Veranstaltung berichtet wird.

Auch den Ausdruck «blau» kennen wir als Zeichen der Nichtaktivität z.B. bei Drogeneinwirkung, das «Blaumachen» bei Nichtarbeiten oder der «blaue Montag» usw. Umgekehrt sind blaue Lippen, blaue Hände kaum Zeichen von grosser Aktivität resp. Aktivitätsmöglichkeit, aber auch blaues Blut gibt eher Anrecht darauf, sich von anderen bedienen zu lassen, als selber für andere aktiv zu werden. Es braucht hier kaum noch auf das Blau des Eises und das Rot des Feuers hingewiesen zu werden. Diese Aussagen beziehen sich auf die Aktivität physisch und emotional. Eine Wertung soll und darf daraus jedoch nicht abgeleitet werden. (231/13–17)

Es wurde bereits auf die Bedeutung der Helligkeit und der

Intensität der Farben hingewiesen. Es dürfte leicht verstanden werden, dass die Wirkung von Erdfarben und von Farben des Regenbogens sowie von bestimmten Morgen- und Abendstimmungen des Himmels unterschiedlich sind bezüglich ihrer Auswirkungen.

Dabei soll man sich hüten, in eine Unterteilung gut-schlecht zu verfallen. Eine solche Unterteilung würde der Wirklichkeit nicht Rechnung tragen und damit die Wahrheitsfindung nur erschweren. Was in einem Falle positive Wirkungen hat, kann sich in einer anderen Situation als Nachteil erweisen. So wie die Zuführung von Wärme in einem Falle lebensrettend sein kann, hilft in einem andern Falle die Kälte. Genauso kann eine Farbe in einem Falle sich günstig auswirken und in einem anderen ungünstig. Von Mensch zu Mensch kann dies verschieden sein, aber auch von einem Zeitpunkt zum anderen bei demselben Menschen. (364/5–6)

Die Sexualität hat ihren Platz und ihre Aufgabe in der Göttlichen Ordnung

Alles hat seinen Platz und seine Aufgabe in der göttlichen Ordnung. Dies gilt auch für die Sexualität.

Die Grundaufgabe der Sexualität ist wohl nicht schwer zu erkennen. Sie ist grundsätzlich eine lustvolle Befriedigung, weil sie eine Aufgabe, ein Teil des göttlichen Schöpfungsplanes bildet. Sie soll das Verhalten der Menschen so lenken, dass anderen Menschen die Möglichkeit gegeben wird, auf dieser Erde zu inkarnieren. Die Grösse der damit verbundenen Lustgefühle zeigt die Bedeutung dieses Teiles des Schöpfungsplanes an.

Dieses Prinzip des göttlichen Schöpfungsplanes kann jedoch nur solange und soweit funktionieren, als die Lustgefühle nicht erreichbar sind, wenn gleichzeitig auf irgendeine Weise das Ziel verhindert wird.

In dem Ausmass, in dem nun versucht wird, die Beziehung zwischen der sexuellen Lustempfindung und der Schaffung von Inkarnationsmöglichkeiten zu verändern, in dem das eine zu erreichen getrachtet wird unter Ausschaltung des anderen, müssen Gegenmassnahmen in Funktion treten, wenn der Schöpfungsplan funktionieren soll. Jede sexuelle Lustgewinnung, die nicht dem vorgegebenen Zweck dient, wird daher nie dieselbe Qualität der Lust erreichen.

Verhütungen haben daher ihren Preis. Die sexuelle Vereinigung, die in irgendeiner Weise darauf achten muss, dass keine Empfängnis möglich ist, wird nie ein so vollkommenes Lustgefühl schenken können, wie dies ohne diese Einschränkung der Fall wäre. Wann immer ein Mensch glaubt, dass er dieses Prinzip umgehen könne, wird er scheitern.

Die gefeierte Erfindung der Pille wird heute – wegen der Nebenwirkungen – anders betrachtet. Sie fordert unweigerlich ihren Preis den Lustgefühlen gegenüber, sodass eine «Unlustposition» in Rechnung zu stellen ist. Diese Rechnung wird nie aufgehen können. Man kann die höheren Gesetze auf keine, noch so raffinierte Methode umgehen. Auch die Abtreibung stellt eine psychische Belastung dar, die Unlustgefühle in die Rechnung einbringt.

Die sogenannte «freie Liebe» verlangt in mehrfacher Beziehung ihren Preis. Die Angst vor dem Verlassenwerden und vor Geschlechtskrankheiten sind nur zwei Faktoren, die die Lustgefühle reduzieren. Es spielt dabei keine Rolle, ob man sich dieser Belastungen bewusst ist, oder ob sie sich unbewusst auswirken und ganz allgemein, ob die Lustminderung während der sexuellen Vereinigung stattfindet, oder ob ein Unlustgefühl im nachhinein auftritt. (278/4–10)

Ständiger Partnerwechsel im sexuellen Verhalten bedeutet, dass die individuelle Liebe fehlt. Die Lustqualität wird dadurch minderwertig bleiben, was sich besonders im Stadium nach der sexuellen Vereinigung durch die Gefühle und auch durch das Verhalten der Partner äussert. (278/15)

Was für die heterosexuellen Beziehungen Gültigkeit besitzt, gilt nicht weniger auch für alle anderen Arten von sexuellen Betätigungen. Ein göttliches Gesetz lässt sich in keiner Weise umgehen. Auch die Sterilisation und ähnliche Massnahmen fordern ihren Preis.

Es ist die Aufgabe der sexuellen Vereinigung, Menschen die Inkarnation auf dieser Erde zu ermöglichen. Diese Aufgabe kann sie nur erfüllen, wenn dieselbe Qualität von Lustgefühl auf keine andere Weise erreicht werden kann. Dieses Gesetz ist von absoluter Gültigkeit und lässt sich in keiner Weise umgehen.

Nun sollen daraus jedoch nicht Folgerungen gezogen werden, die in diesem Gesetze nicht enthalten sind. Jeder Mensch muss sich selbst über sein sexuelles Verhalten klar werden; er trägt die Verantwortung dafür und muss die Folgen tragen. Diese Folgen wird er nie umgehen können. (278/11–13)

Ist durch die äusseren Umstände die Möglichkeit für weitere

Kinder nicht gegeben, so sollte auch deren Zeugung tunlichst vermieden werden. Wie eine solche Regulation erfolgen mag, ist von der entsprechenden Zivilisation abhängig. Eine nachträgliche Regulation durch Abtreibung, Hungertod, Kriegsdienste, mörderische Überlebenskämpfe usw. sind zweifellos weniger wünschenswert, als rechtzeitige Verhinderung der Zeugung.

Die ideale Methode zur Verhinderung unerwünschter Kinder ist der Verzicht auf sexuelle Betätigung. Diese erzwingen zu wollen, führt zu Spannungen zwischen den einprogrammierten Verhaltensweisen und den Ansprüchen der Gesellschaft, die in jedem Falle zu unliebsamen Auswirkungen führen. Durch Gewalt lassen sich keine Probleme lösen. Ersatzlösungen wie Selbstbefriedigung, sexuelle Handlungen ohne Verkehr und Verhütungsmittel beim sexuellen Verkehr sind Auswege, Notlösungen. Als solche sind sie nicht schlecht, aber auch keine Ideallösungen. (442/10–11)

Sie sind dann eben nicht in diesem Sinn von höchster Lustqualität. Sie sind weder sündhaft, noch ziehen sie eine «göttliche Strafe» nach sich, vorausgesetzt sie verletzen nicht andere Gesetze, wie dasjenige der Gewaltlosigkeit, der Nächstenliebe usw. In solchen Fällen dürfte es auch sinnvoll sein, auf unnötige sexuelle Erregung zu verzichten, wie sie bestimmte Ernährungsarten, Gespräche, Literatur, Gedanken etc. bewirken. (278/14)

Sexuelle Beziehungen mit dem Ziel, menschlichen Wesen die Inkarnation zu ermöglichen, sind zweifellos wertvoller, nicht zuletzt auch durch die nachfolgende Erziehung der Kinder, die für die eigene Weiterentwicklung bedeutungsvoll und wertvoll ist.

Sowohl individuell wie kollektiv soll die Möglichkeit, menschlichen Wesen die Inkarnation zu ermöglichen, nicht unterschätzt werden. Wenn die vorhandenen Möglichkeiten richtig genutzt werden, so bietet die Erde vielen Menschen eine Existenzmöglichkeit. Anderseits sollen auch nicht planlos Menschen in die Welt gesetzt werden, die so schlechte Überlebens-Chancen besitzen, dass eine geistige Weiterentwicklung für sie ohnehin nicht möglich ist. (442/12–13)

Es hat im Laufe der Geschichte viele Versuche gegeben, die sexuelle Frage nach dem entweder-oder-Prinzip zu lösen. Entweder alles erlaubt oder alles - ausser die Kinderzeugung - verboten. Dieses Prinzip muss immer scheitern, die sexuelle Frage ist viel zu vielschichtig, und jeder muss die Lösung für sich selber suchen und finden.

Natürlich hat die Gesellschaft das Recht, Regelungen zu treffen, insofern die Freiheit des einen die Freiheit des anderen tangiert. In die individuelle Situation des Einzelnen hat sie sich jedoch nicht weiter einzumischen, als bis zu dieser Grenze. Daneben gilt auch hier das Prinzip, Rat wo Rat erwünscht und ein vorbildliches Leben. (278/18–19)

Wenn wir nach dem Sinn der Sexualität fragen, so kann die Antwort nur lauten mitzuhelfen, dass wir den Sinn unseres Daseins erfüllen können. An erster Stelle steht dabei mit Sicherheit die Ermöglichung der Inkarnation von Menschen in dieses Leben. Aber dies ist nicht ihr einziger Sinn, ihre einzige Aufgabe. Sie kann auch in anderer Weise zur Erfüllung unserer Lebensaufgabe beitragen. Wo sie dies tut, ist sie für uns wertvoll. Wenn wir sie jedoch aus Unkenntnis oder aus Nichtverstehenwollen in anderem Sinn einsetzen, so wird sie für uns weder beglückend noch wertvoll sein. (406/6)

Sexuelle Handlungen sind nur dann wirklich lustvoll, wenn die Energie fliessen kann

Wir können feststellen, dass die Lustgefühle – bei jeder sexuellen Handlung – recht unterschiedlich sein können. Vor, während und nach dem Orgasmus. Wenn man sich betäuben muss, mit oder ohne materielle Drogen, oder wenn man fast widerwillig sexuelle Handlungen vornimmt, dann stimmt mit Sicherheit etwas nicht. Im einen Falle versucht man die Empfindungen auszuschalten, und im anderen sind sie negativ.

Dasselbe gilt für Situationen, in denen ein Partner dazu verleitet werden soll, etwas zu tun, was er gar nicht will. Man begibt sich in einen Zustand, bei dem man die innere Stimme zu übertönen sucht, sich ihr sozusagen verweigert. Man verschliesst sich nach innen in einer ähnlichen Art, wie man sich auch nach aussen verschliessen kann, wenn man beispielsweise die Augen verschliesst, um nicht sehen zu müssen, oder die Ohren zuhält, um nicht hören zu müssen. Dieses Verschliessen verhindert ein Fliessen der Energie, und der Orgasmus wird ebensowenig beglückend sein wie das Gefühl im nachhinein. Genauso verhält es sich, wenn man sexuelle Handlungen vornimmt, bei denen man anstelle des Ausschaltens der inneren Stimme, des Gewissens, mit offensichtlich schlechtem Gewissen handelt.

Sexuelle Handlungen sind dann wirklich lustvoll, wenn die Energie fliessen kann. Dies ist dann der Fall, wenn alle Voraussetzungen dazu gegeben sind. Dazu gehört ein Partner, dessen Wünsche mit den eigenen in Einklang, in Harmonie stehen. Das Ziel kann sein, gemeinsam ein Kind zu zeugen, einem Wesen die Inkarnation zu ermöglichen. Wenn dieser Wunsch beidseitig vorhanden ist, ist dies zweifellos die höchste Form der Vereinigung.

An zweiter Stelle steht der Wunsch, den Partner glücklich zu machen. Wenn dieser Wunsch beidseitig vorhanden ist, so entspricht dies den Gesetzen der Liebe, dem Schöpfungsplan. Der Orgasmus sollte dabei nicht als Ziel gesetzt und auch nicht ausgeklammert werden. Er kann geschehen oder ausbleiben, das

Wesentliche ist das gegenseitige Bedürfnis, Glück zu schenken.

Diese Art körperlicher Liebe - im Wesentlichen ist es körperliche Zärtlichkeit, welche die geistige Zärtlichkeit ergänzt - ist nicht unähnlich dem, was wir als gewisse Formen der Therapie kennen. Wir wissen, dass solche Therapien in dem Ausmass wirksam sind, wie sie mit Liebe d.h. dem Wunsch, dem anderen zu helfen, verbunden sind. Wenn man diesen Satz richtig versteht, hat man auch das Prinzip der körperlichen Liebe verstanden. Es geht darum, einem Menschen dazu zu verhelfen, dass seine Energie wieder fliessen kann, und dies kann bekanntlich von der körperlichen oder von der geistigen Seite her angegangen werden.

Wer das hier Gesagte richtig versteht, wird auch das Verhalten von Christus verstehen, Maria Magdalena gegenüber. Es sind häufig feinfühlige, zärtliche Menschen, die anderen Menschen Liebe schenken wollen, die infolge von Miss-verstehen und durch Einflüsse anderer Menschen in sexuelle Schwierigkeiten geraten. Aber auch auf der sogenannten «schiefen Bahn» schenken sie oft mehr Glück und Freude, als «tausend Gerechte». Dabei dürfen aber auch die Gefahren, die solchen Menschen lauern, nicht übersehen werden.
Der Orgasmus kann lust- oder schmerzvoll sein, oder eine Mischung von beidem. Lust- und Schmerzschreie sind nie absolut voneinander zu trennen. Frohes Lachen kann bei einem gewissen Punkte schmerzhaft werden, und insbesondere von den Kindern kennen wir, wie nahe Lachen und Weinen zusammenliegen, oft geht das eine fliessend in das andere über. Die Entfernung eines Zahnes oder eines Holzsplitters, das Ausdrücken eines gelben Pickels und auch andere körperliche Vorgänge sind zwischen Schmerz und Erleichterung oft nicht so klar einzuordnen, dasselbe gilt für psychische Vorgänge, und der Masochismus ist eine damit im Zusammenhang stehende Erscheinung.

Entsprechend diesen Gefühlen kann gleichzeitig Energie aufgenommen und verloren werden. Beim Orgasmus kann die Energiesituation verschiedenartig beeinflusst werden, je nach dem geistigen Hintergrund. Das Verhalten gleich danach weist auch auf die energetischen Vorgänge hin: ob sich zwei Liebende nachher noch glücklich umschlungen in den Armen halten, oder ob sie sich wegdrehen und eine Zigarette anzünden, sind eindeutige Hinweise. Im einen Fall will man sich am Erlebnis gemeinsam erfreuen, im andern dasselbe möglichst schnell verwischen. Über die energetischen Veränderungen bleibt hier schwerlich eine Frage offen.

Komplizierter liegen die Verhältnisse bei der Liebe zwischen Personen gleichen Geschlechts. Das vorstehend Gesagte gilt selbstverständlich auch hier, wobei das Ziel Kinder zu erzeugen natürlich entfällt. Es stellt sich die Frage der Motivation in gleicher Weise, doch ist sie hier oft schwieriger zu beantworten. Im Fall einer Ersatzhandlung - wie beispielsweise in Gefängnissen - kann wohl nur in seltensten Fällen eine gegenseitige Liebe und Zärtlichkeit erwartet werden. Dasselbe gilt auch da, wo ständiger Partnerwechsel der Fall ist und bei Beziehungen, die nur von einem Partner gewünscht werden. Hier sind dauernde Energieverluste unvermeidlich, wobei eine liebende Hingabe des einen Partners mit dem tiefen Wunsche, den andern zu beglücken, eine Änderung der energetischen Situation bewirken kann. Bei gleichgeschlechtlichen Beziehungen mit einem starken geistigen Hintergrund liegen die Verhältnisse wesentlich besser. Wo das Ziel darin liegt, einander Kraft und Freude zu schenken, inbegriffen therapeutische Einflussnahmen im weitesten Sinne, sind die energetischen Auswirkungen kaum wesentlich verschieden von denen bei verschiedengeschlechtlichen Partnern.

Bei allen Beziehungen, gleich- oder verschiedengeschlechtlichen, wirkt sich jedoch auch das soziale Umfeld aus. Es lässt sich kaum vermeiden, dass die zustimmende oder ablehnende Haltung der Umwelt sich auf eine Beziehung auswirkt. Geistigen Kräften auszuweichen ist schwierig, und so können Belastungen entstehen, die sich bis in die sexuelle Beziehung auswirken.

Onanie ist eine eindeutige Ersatzhandlung. Es gibt Fälle, wo solche Ersatzhandlungen sinnvoll sind, eine Ideallösung ist sie in keinem Falle, und sobald sie Suchtcharakter angenommen hat ist sie mit Sicherheit energiemässig schädlich. (232/3–15)

Die allgemeinen Göttlichen Gesetze gelten auch bezüglich der Sexualität

Die göttlichen Gesetze sind allgemeingültig. Wir sollen sie zu erkennen trachten und sie dann auch sinnvoll auf die einzelnen Situationen übertragen. So lässt sich für jedes Problem die richtige Lösung finden. (278/20)

Die Unterscheidung zwischen «blinder Leidenschaft» und «Zärtlichkeit» bei sexuellen Beziehungen ist eine Konsequenz aus der Unterscheidung zwischen Ego und Liebe. Liebe dient dem Ganzen, d.h. allen seinen Teilen. Im Fall einer Zweierbeziehung also diesen beiden Menschen und allen, die dadurch in irgend einer Weise betroffen werden. Ihnen allen hilft die Beziehung resp. das Verhalten innerhalb dieser Beziehung, auf dem eigenen Weg fortzuschreiten. Im Gegensatz dazu helfen vom Ego bestimmte Handlungen meist nur einer Person, und zwar nicht beim Vorwärtsschreiten, sondern bei der Befriedigung sinnlich-materieller Ziele.

Sexuelle Handlungen können aus verschiedenen Gründen erfolgen. Oberflächlich gesehen ist es stets die Befriedigung sexueller Bedürfnisse, die wirkliche Motivation ist jedoch recht vielschichtig.

Zärtliche Liebe will einem Partner Glück schenken. Er soll spüren, dass er geliebt wird. Dabei ist Sexualität ein Mittel unter vielen, um dieser Liebe Ausdruck zu verleihen. Unter diesen Bedingungen ist es undenkbar, sexuelle Handlungen vornehmen zu wollen, die dem Partner unerwünscht sind, aus welchen Gründen auch immer. Dies gilt auch für Handlungen, die der Partner im Moment aufgrund der erreichten Erregung zulässt, in Wirklichkeit jedoch ablehnen würde, d.h. vorher und insbesondere nachher als unerwünscht empfinden würde. Eine Person solange zu bearbeiten, bis sie sexuell so erregt ist, dass sie momentan akzeptiert resp. herbeiwünscht, was sie bei klarem Verstand ablehnen würde, ist unfair.

Der Wunsch, solchermassen einen anderen Menschen resp. sein

Verhalten zu beherrschen, widerspricht dem Grundsatz der Liebe. Es ist eine Form der Gewalt, identisch mit der Methode, einen Partner mittels physischer Gewalt oder Drogen gefügig zu machen. Das Ausnutzen sogenannter «schwacher Momente» unabhängig davon, wie diese entstanden sind – beispielsweise auch psychischer Tiefs – hat mit zärtlicher Liebe jedenfalls keine Verbindung. (407/2–6)

Normalerweise beschränkt sich von Liebe getragene Sexualität auf eine Person. Wo die Bereitschaft nicht vorhanden ist, aus Liebe zu dieser Person während der Zeit ihrer Beziehung auf andere sexuelle Beziehungen zu verzichten, kann kaum von einer wirklichen Liebesbeziehung gesprochen werden. Es ist dies meist die Folge von Leidenschaft, von suchtartigem Sexualverhalten.

Es gibt noch weitere Kriterien, wie zwischen zärtlicher Liebe und Leidenschaft unterschieden werden kann. Wie überall, so gilt auch auf dem Gebiet der Sexualität die Wachsamkeit. Durch Missachtung der Wachsamkeit, durch blindes Befolgen aller momentanen Wünsche und durch Akzeptieren jedes Gedankens bestehen Gefahren, dass sexuelle Beziehungen umkippen können.

Masslosigkeit bildet eine Gefahr ebenso wie die Einnahme von Drogen oder anderen Mitteln. Die Anstachelung der Leidenschaften und die Ausschaltung der Kontrolle kann Handlungsweisen begünstigen, die im nachhinein zu bereuen sind. (407/10–12)

Zwecks Erhaltung der Art und Ermöglichung der Inkarnation geistiger Wesen ist die sexuelle Vereinigung von Mann und Frau notwendig und sinnvoll. Es ist dies ein wesentlicher Punkt im göttlichen Schöpfungsplan und entspricht daher den göttlichen Schöpfungsgesetzen. Um diesen Schöpfungsgesetzen Genüge zu tun, wird die entsprechende Handlungsweise dem Menschen einprogrammiert, wie beispielsweise auch die Nahrungsaufnahme, die für die Arterhaltung ebenso notwendig ist. Der Drang, sich den Schöpfungsgesetzen entsprechend zu verhalten, ist hier wie dort von der Erkenntnis entsprechender Gesetze unabhängig.

Sowohl der Trieb zur Nahrungsaufnahme, wie derjenige zur sexuellen Vereinigung, wie auch andere Triebe, sollen – wie der Name sagt – den Menschen zu bestimmten Verhaltensweisen antreiben. Dadurch wird die Erfüllung der Schöpfungsgesetze gewährleistet. Diese Triebe sind bei den Tieren ebenso bekannt wie bei den Menschen. In ihren primitiveren Formen sind diese menschlichen Verhaltensweisen denjenigen der Tiere ähnlicher als den kultivierten Formen menschlichen Verhaltens, im Prinzip jedoch immer analog.

Die Aufzucht der Jungen ist, sowohl beim Menschen wie beim Tier, ebenfalls durch einprogrammierte Verhaltensweisen sichergestellt, sowohl bei den Eltern, wie bei den Kindern. Die Verhaltensforschung hat dies ausgiebig dokumentiert. Es sei nur auf das Aussehen junger Menschen- und Tierkinder hingewiesen, das nach identischen Prinzipien auf die Erwachsenen wirkt, oder auf den Trieb junger menschlicher oder tierischer Säuger, an die Mutterbrust und damit in den Besitz von Nahrung zu gelangen. (442/4–6)

So wie die jungen Wesen bei Mensch und Tier mit Merkmalen versehen sind, die an den Schutzinstinkt appellieren, so haben auch Geschlechtsmerkmale die Funktion, bei anderen den Wunsch nach Kontaktnahme zu bewirken. Das Schutzbedürfnis gegenüber Kleinkindern und die gegengeschlechtliche Anziehung zwecks Art-Erhaltung sind jedoch keineswegs die einzigen körperlichen Gegebenheiten, die das Verhalten anderer Menschen beeinflussen sollen.

Es gibt auch edle, weise Menschen, die eine natürliche Autorität ausstrahlen, und es gibt junge Menschen, die ältere Menschen anziehen, die ihnen Lehrer und Beschützer sein können. Es gibt auch Menschen, die andere Menschen abstossen, ausgenommen eine ganz bestimmte Art von Menschen, die ihnen beistehen wollen. In Wirklichkeit ist die Zahl der Einflüsse, die von der Beschaffenheit des physischen Körpers ausgehen, noch wesentlich reichhaltiger. Dazu kommen noch unbewusste Verhaltensmuster, die sich in ähnlicher Weise auf andere Menschen auswirken.

Wenn wir bedenken, dass der physische Körper eine Widerspiegelung des geistigen Körpers ist und solche Körpermerkmale einen Sinn besitzen, der erkennbar ist und mit zunehmender Erforschung immer erkennbarer wird, so ist nicht anzunehmen, dass hier eine Bewertung von gut oder schlecht angebracht sein könnte. Diese Gegebenheiten sind zur Kenntnis zu nehmen und zu respektieren.

Nun ist es jedoch nicht gleichgültig, wie wir auf diese Signale reagieren, die von anderen Menschen ausgehen. Je nach unserem Entwicklungsstand wird dies unterschiedlich sein. Wenn wir gesagt haben, dass die Entwicklung vom Sinnlich-Materiellen zum Seelisch-Geistigen führt, vom Groben zum Feinen, von der Gewalt zur Zärtlichkeit, vom eigennützigen Ego zur gemeinnützigen Liebe, so sollte der Rahmen der unterschiedlichen Reaktionsmöglichkeiten dargestellt sein. (402/6–9)

Die Sexualität wandelt sich mit der geistigen Entwicklung. Das Zärtliche ersetzt immer mehr das Gewalthafte; das Gebende, das Freudeschenkende immer mehr das Fordernde, das Lustbegehrende; das Durchgeistigte immer mehr das rein Materielle. Das Verantwortungsbewusstsein für die Folgen wird stets grösser.

Dies alles geschieht im Einklang mit der geistigen Entwicklung und ist selbst ein Teil derselben. Es ist genauso ein Teil unseres Verhaltens, das unser Befinden beeinflusst, wie jedes andere Verhalten, und das sexuelle Verhalten ist genauso eine Folge der geistigen Einstellung, der Geisteshaltung, wie jedes andere Verhalten.

Die Mittel und Wege, das sexuelle Problem zu bewältigen, sind genau dieselben, wie auf allen anderen Gebieten. Es beginnt in unserer Gedanken- und Gefühlswelt, wobei absolute Ehrlichkeit sich selbst gegenüber unerlässlich ist.

Die Beeinflussung aus der Geisterwelt ist hier in unserer Zeit ganz besonders gross, da viele Dahingegangene dieses Problem in ihrem irdischen Dasein noch nicht lösen konnten und daher noch immer mit sich schleppen. Wir müssen uns daher vor diesen Einflüssen schützen und gleichzeitig Hilfe aus der hohen geistigen Welt erbitten, damit wir die Sexualität in den Griff bekommen und nicht umgekehrt. (200/6–9)

Es liegt nur an uns, wenn wir etwas tun, was der Wert davon ist. Der Geist hinter einer Sache bestimmt den Wert dieser Sache. Viele Menschen missverstehen das. Sie glauben, eine Sache sei an sich gut oder schlecht. Dies ist jedoch nicht der Fall, alles ist so gut oder so schlecht, wie der Geist, der dahintersteht. Dies gilt auch für die Sexualität, und die Unkenntnis über diesen Sachverhalt ist der Grund, warum sich die Menschheit so schwer tut, die richtige Beziehung zur Sexualität zu finden.
Dasselbe gilt auch für Macht und Besitz. Wenn diese beiden Dinge jedoch in ihrer grossen Mehrheit negativ sind, so deshalb, weil die Motivation sie zu haben meist negativ ist, meist dem niederen Ego entspringt. (203/6)

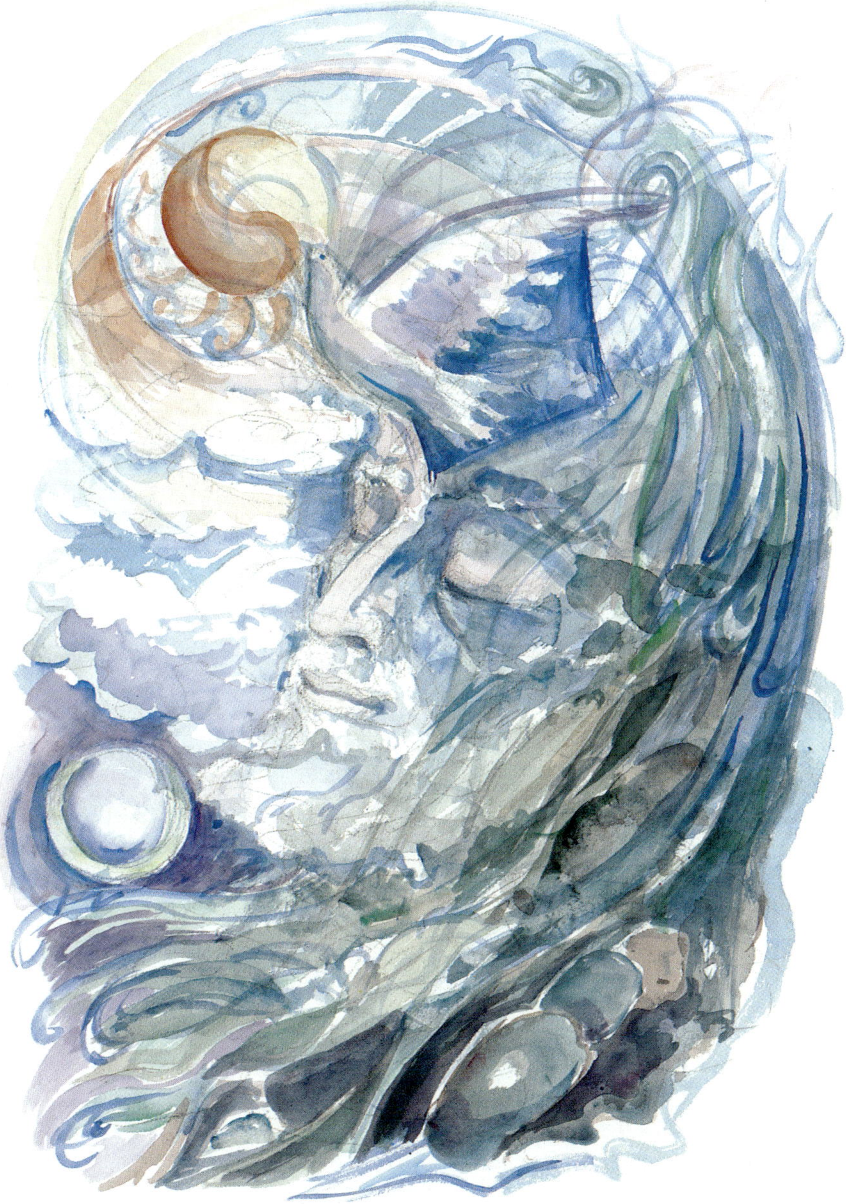

Teil 7

Kräfte, die auf uns einwirken, ohne dass wir uns dessen bewusst sind

Überall, wo etwas fliesst, entsteht ein magnetisches Feld

Die Umgebung, die wir uns schaffen, in der Realität und im Geist, ist von grösster Bedeutung für unser Fortschreiten und für unser Befinden. Es gibt aber auch Kräfte, die auf uns einwirken, ohne dass wir uns dessen bewusst sind. (126/11)

Wir könnten sie feststellen, wenn wir feinfühlig genug wären und darauf achten würden. Dies ist jedoch nur noch in Ausnahmefällen der Fall. Anstelle dieser meist verlorenen Möglichkeit, diese Einflüsse festzustellen, um uns entsprechend verhalten zu können, haben wir heute eine andere Möglichkeit: wir können diese Auswirkungen mit Hilfe von Geräten feststellen. Wohlverstanden, die Auswirkungen dieser Kräfte, nicht sie direkt, können wir feststellen. Die Bedeutung dieses Unterschiedes ist der, dass wir etwas feststellen können, das subjektiv verschieden sein kann, nicht muss. (207/8)

Jede fliessende Substanz bildet ein Feld. Dies gilt für jede Art von Substanzen, unabhängig von deren Aggregatzustand, ob gasförmig, flüssig oder fest, ob materiell oder nichtmateriell. Entscheidend ist die Bewegung. Die Art des entstehenden Feldes hängt von der Art der bewegten Substanz ab. Die Wahrnehmung des Feldes erfolgt über dessen Auswirkungen.

Das am besten bekannte Feld ist das durch den elektrischen Strom gebildete. Dessen Existenz wird von niemandem bestritten, kann nicht bestritten werden, da es mit entsprechenden Messgeräten leicht festgestellt und im naturwissenschaftlichen

Sinn bewiesen werden kann. Es kann auch gezeigt werden, dass die Stärke des Feldes abhängig ist von der Menge der fliessenden Substanz und von der Entfernung von dieser Substanz. Je grösser die fliessende Menge, desto stärker ist das Feld; je weiter die Entfernung von der fliessenden Substanz, desto schwächer ist das Feld. (470/2–3)

Naturgesetze sind von allgemeiner Gültigkeit. Was für die fliessende elektrische Energie und die von ihr gebildeten Felder gilt, das gilt auch für jede andere Form von fliessenden Substanzen und den von ihnen gebildeten Feldern. (470/6)

Überall da, wo etwas fliesst, entstehen magnetische Felder – gleichgültig, ob es sich um Luft, Wasser, Blut, elektrische Energie, Lebensenergie oder sonst etwas handelt. Je nachdem was fliesst, entsteht eine andere Art von Feld, d.h. etwas anderes wird gerichtet, etwas anderes wird in das Feld hineingezogen. So gibt es denn die verschiedensten Arten von Feldern. (169/2)

Magnetismus ist eine Kraft. Sie ist das Gegenstück zur fliessenden Substanz, sie ist der anziehende Teil, im Gegensatz zum abstossenden. Das Fliessen bedingt ein Feld. Alle diese Felder nennen wir magnetische Felder, weil sie anziehend wirken. Die Anziehung wirkt durch die Polarisierung. Das Fliessen bewirkt die Polarisierung, da alles, was ins Feld gelangt, der polarisierenden Wirkung ausgesetzt wird.
Je nach dem was fliesst, wird etwas anderes ausgerichtet. Es wäre die Untersuchung wert festzustellen, welche fliessenden Substanzen welche Polarisierungen bewirken. (099/4–7)

Alles, was fliesst, bewirkt ein Feld. Dieses Feld ist magnetisch, wenn auch nicht im Sinn unserer heutigen Schulphysik. Wenn also beispielsweise Wasser in unserem Körper und auch in unserer Umgebung fliesst, so entstehen diesbezügliche Felder, die von gleicher Art sind. Denn die von fliessendem Wasser erzeugten Felder sind immer gleicher Art, gleichgültig ob das Wasser im Körper oder ausserhalb diesem fliesst. Wir könnten sie wassermagnetische Felder nennen, wie wir Felder, die da entstehen, wo Elektrizität fliesst, elektro-magnetische Felder nennen. (204/5)

Das vom fliessenden Blut gebildete Feld ist von besonderer Bedeutung

Überall wo etwas fliesst entsteht ein Feld, gleichgültig ob elektrischer Strom, Wasser, Luft oder Blut fliesst. Das vom fliessenden Blut erzeugte Feld ist für uns von ganz besonderer Bedeutung. Es ist lebenswichtig. Fliesst das Blut nicht mehr, so hört auch das durch das fliessende Blut gebildete Feld zu existieren auf. Der Versuch, das Leben eines Menschen zu verlängern, führte daher dazu, das Blut künstlich weiterfliessen zu lassen; und der Stillstand der Herztätigkeit, die Beendigung des natürlichen Pumpens des Blutes durch den Körper, wurde mit Tod gleichgesetzt.

Das vom fliessenden Blut gebildete Feld hängt von der Zusammensetzung des Blutes ab. Die fliessende Substanz bestimmt die Art des entstehenden Feldes. Wenn elektrische Energie fliesst, entsteht ein anderes Feld als wenn Wasser fliesst, und wenn Wasser fliesst, entsteht ein anderes Feld als wenn Luft fliesst usw. So bestimmt denn auch die Zusammensetzung des Blutes die Art des durch das fliessende Blut gebildeten Feldes.

Die Art des Blutes wird durch unser Verhalten bestimmt. Wir wissen, dass unser geistiges Verhalten sich über die Hormone auf den physischen Körper auswirkt. Die Wissenschaft entdeckt ständig neue Arten von Hormonen. Sie sind das Bindeglied zwischen dem geistigen Verhalten – dem Denken und Fühlen - einerseits und den Vorgängen im physischen Körper anderseits. Wir wissen, dass diese Hormone von den Drüsen ins Blut ausgeschüttet werden. Dadurch beeinflussen sie auch das vom Blut gebildete Feld.

Wir wissen jedoch auch, dass sich die Nahrung auf die Zusammensetzung des Blutes auswirkt. Allgemein bekannt ist beispielsweise die Wirkung bestimmter Fettarten. Zu hoher Cholesteringehalt des Blutes ist als Krankheitsrisiko heute unbestritten.

Auch dass sich der Drogengebrauch auf die Blutzusammensetzung auswirkt, wird allgemein anerkannt. So wird der Alkohol gehalt des Blutes als Masstab genommen, um die Fähigkeit zu bestimmen, ein Motorfahrzeug zu führen. Diese Beispiele sollen verständlich machen, dass unser geistiges und physisches Verhalten sich in der Zusammensetzung unseres Blutes niederschlägt. (454/3–7)

Es dürfte schwerer verständlich sein, dass die Wirkung der Blutzusammensetzung über die vom fliessenden Blut gebildeten Felder erfolgt. Dass jedoch die Zusammensetzung des Blutes für unsere Gesundheit bedeutungsvoll ist, dürfte - nicht zuletzt dank der Belegbarkeit durch den heutigen Stand der Wissenschaft - leichter verstanden werden.

Wer in der Lage ist zu verstehen, dass die Zusammensetzung unseres Blutes auch für die Qualität und Stärke des Feldes bestimmend ist, das vom fliessenden Blut gebildet wird, der wird auch erkennen können, dass letztendlich auch unser geistiges und physisches Verhalten entscheidend ist für unsere Gesundheit, für die Stärke unseres Immunsystems.

Er wird auch verstehen, dass wir schwere Krankheiten überwinden können durch Änderung unseres geistigen Verhaltens, der Einstellung zu Gott, zu unseren Mitmenschen und zur ganzen Schöpfung. Er wird auch verstehen, dass unsere physischen Verhaltensweisen, wie die Aufnahme reiner Luft, reinen Wassers und reiner Nahrung, sowie die körperliche Betätigung für die Gesundheit bedeutungsvoll sind, ebenso der Verzicht auf Drogen im weitesten Sinne. (454/11–13)

Lebensenergie ist jene Energie, deren Fliessen Lebensfelder schafft

Lebensenergie ist jene Energie, deren Fliessen Lebensfelder schafft, die also die Voraussetzung für das Leben überhaupt bildet. Sie fliesst, aus dem Kosmos kommend, durch die Schöpfung, sofern ihrem Fliessen kein Widerstand entgegengesetzt wird. Wir Menschen können durch unsere Geisteshaltung dieses Fliessen beeinflussen. Indem wir uns der Lebensenergie öffnen, d.h. sie herbeiwünschen, ziehen wir sie an, und indem wir uns versteifen, verschliessen wir uns ihrem Durchfluss. (205/4)

Energie muss fliessen, um ihre Aufgabe erfüllen zu können. Dies gilt für jede Art von Energie, von der elektrischen Energie bis zur Lebensenergie. Wenn eine Energie fliesst, entsteht ein Feld. Je nach der Qualität der fliessenden Energie entsteht ein unterschiedliches Feld. Wir können die Existenz eines solchen Feldes nachweisen, indem wir die Wirkung feststellen. Wir können jedoch nicht nur die Wirkung des entstehenden Feldes feststellen, sondern auch die Wirkung der fliessenden Energie selbst. Das einfachste Beispiel ist die Entstehung des elektrischen Lichtes, wie dies in der Glühbirne geschieht.

Die Lebensenergie wirkt auf lebende Organismen - sowohl die Energie selbst, wie auch die von ihr gebildeten Felder. Sie ist die Voraussetzung für das Entstehen von Leben, ebenso wie für die Weiterentwicklung. (459/2–6)

Die göttliche Kraft durchfliesst uns, und da es die Kraft des Lebens ist - denn Gott ist Leben - und alles das, was fliesst, ein Feld bildet, so ist es das Lebensfeld, das entsteht. In diesem Feld kann Leben entstehen, kann Leben sich bilden, gleichgültig ob menschliches, tierisches, pflanzliches oder anderes. Während sich dieses Leben bildet, wird es beständig durchflossen von dieser göttlichen Lebensenergie. Es wächst seiner Bestimmung gemäss, vorausgesetzt, dass es aus der Erde jene andere Energie erhält, die es für sein Wachstum benötigt. Die göttliche Energie ist die Form, mit deren Hilfe das Leben aus jener anderen Energie, der Materie, entstehen kann. «Gott formte den Menschen aus

Lehm» beschreibt diesen Vorgang.

Wenn beide Energien vorhanden sind, so kann sich das Leben weiterentwickeln. Die Pflanze bereitet die Energie aus den Mineralien auf; erst dann kann sie von Tieren und Menschen aufgenommen werden. Sie ist ein Glied in der Entwicklung, ohne das tierisches und menschliches Leben undenkbar wäre. (170/9–10)

Materie ist ruhende Energie; Energie, die nicht schwingt; tote Energie. Fliessende Energie kann jedoch die ruhende Energie, die Materie, zum Schwingen bringen und dadurch jene Felder schaffen, die die Grundlage allen Lebens bilden. Die fliessende Lebensenergie beeinflusst also die ruhende. Man kann auch sagen: die aktive Energie aus dem Kosmos beeinflusst die passive Energie der Erde, die Materie. Es ist das männliche Prinzip, das sich mit dem weiblichen vereint, und aus dieser Vereinigung entsteht das Leben. Dieses Leben muss langsam und mühsam heraufgearbeitet werden, von einer Bewusstseinsstufe zur nächsten, bis es diejenige erreicht und erfüllt, die den Uebergang in die geistige Welt gestattet. (091/12–13)

Die Steigerung der Frequenz ist nur mit Hilfe höherwertiger reiner Energie möglich. Diese durchströmt unseren Körper fortlaufend. Sie kommt aus dem Kosmos, durchfliesst uns und geht wieder. Indem sie uns durchfliesst, bildet sie jene Felder, die wir Lebensfelder nennen und die die Grundlage allen Lebens sind. Es ist die Aufgabe jeden Lebens, die Energie zu veredeln.

Die Wirkung der göttlichen Energie auf unsere Energie hat eine gewisse Ähnlichkeit mit der Wirkung von magnetisiertem Eisen auf nichtmagnetisiertes. Durch den Kontakt des einen mit dem anderen wird das Primitivere veredelt. So wie der Magnet auf die Struktur des gewöhnlichen Eisenstückes ordnend wirkt, so wirkt auch die hochentwickelte göttliche Energie durch das von ihr gebildete Magnetfeld auf uns ordnend. Natürlich sind die Verhältnisse beim Menschen wesentlich komplexer, aber dieses Beispiel soll aufzeigen, wie etwas qualitativ Höherstehendes etwas Tieferliegendes positiv beeinflussen kann, ohne dabei etwa selbst geschädigt zu werden. (181/3–4)

Die Felder gleichartiger, fliessender Substanzen beeinflussen sich gegenseitig

Felder können auf Felder der gleichen Art einwirken, wenn sie stark genug sind. Dies hängt einerseits von der Menge der fliessenden Substanz und anderseits von der räumlichen Distanz der Felder ab. Solche Felder können sich gegenseitig verstärken oder schwächen.

Da diese Felder in sich hineinziehen, sind es magnetische Felder. Da die Physik diese Zusammenhänge, diese Wirkungsweisen noch nicht kennt, gesteht sie den Namen «magnetische Felder» nur einer einzigen Art von solchen Feldern zu.

Es kann daher klargestellt werden, dass diese Felder eigentlich alle magnetische Felder sind, im heutigen Sprachgebrauch der Physik dieser Name jedoch nur bei einer bestimmten Art verwendet wird. Um nutzlose Diskussionen zu vermeiden, werden wir sie in der Folge nur noch als Felder bezeichnen, eventuell mit anderen Zusätzen, wie wir dies bei den Lebensfeldern bereits tun. Für das Verständnis der Funktionsweise dieser Felder wäre der Zusatz «magnetisch» jedoch wertvoll. (183/3–5)

Ein Feld kann sich im einen Fall auf ein anderes Feld gleicher Art auswirken, während ein anderes von ihm nicht beeinflusst wird. Damit ein Feld von einem anderen Feld beeinflusst wird, müssen drei Bedingungen erfüllt sein:

1) Das andere Feld muss gleicher Art sein.
2) Das andere Feld muss in der Nähe sein, wobei die maximale Entfernung von der Stärke dieses anderen Feldes abhängig ist.
3) Das andere Feld muss stärker sein, als das eigene, da das stärkere Feld das schwächere beeinflusst. (207/9)

Kräfte wirken aufeinander ein. Dies gilt auch für die Materie, die eine Sonderform der Kraft darstellt. Für uns ist sie von besonderer Bedeutung, weil wir sie mit mehreren unserer Sinne wahrnehmen können.

Die nichtmaterialisierten Energien können wir nur dank der

Materie wahrnehmen, durch ihre Auswirkungen auf die Materie unseres Körpers oder unserer Umwelt. Wir können die Wirkung der Energie wahrnehmen durch die Farben und Formen, durch Geräusche und Bewegungen und durch die Resonanzen, die sie in uns auslösen.

Alle diese Felder wirken sich auf andere Felder aus, und daher ist es von grösster Bedeutung für uns, Kenntnisse über diese Felder zu erlangen. (126/15–17)

Auch in unserem Körper fliesst eine, wenn auch verhältnismässig schwache, elektrische Energie. Selbstverständlich bildet auch diese ein Feld, das allerdings im Verhältnis zu den Feldern, die durch künstlich geschaffene elektrische Leitungen gebildet werden, unbedeutend ist. Trotzdem unterliegt es denselben Gesetzen, d.h. es wird von anderen Feldern beeinflusst und beeinflusst dieselben seinerseits.

Die Erforschung der von fliessender elektrischer Energie gebildeten Felder hat gezeigt, dass die jeweils stärkeren Ströme die feldbildende Wirkung der schwächeren verstärken, wenn sie gleichlaufend sind, und aufhebt, wenn sie in entgegengesetzter Richtung fliessen. Es lässt sich leicht vorstellen, dass diese Dominanz der stärkeren Felder, im Falle des Zusammentreffens der von elektrischen Leitungen gebildeten Felder mit den vom menschlichen Körper gebildeten, sich auf die Vorgänge im menschlichen Körper auswirken muss. Das natürliche Energiefeld des menschlichen Körpers wird durch die künstlich geschaffenen elektrischen Leitungen gestört, gleichgültig ob es eine Hausinstallation in der Nähe oder eine Starkstromleitung in einer verhältnismässig grösseren Entfernung ist. (470/4–5)

Von fliessendem Blut gebildete Felder werden von anderen Feldern beeinflusst

Es ist festzuhalten, dass sich nur jene Felder gegenseitig beeinflussen, die von derselben fliessenden Substanz gebildet werden. Für das menschliche Wohlbefinden ist dabei allerdings von entscheidender Bedeutung, dass das fliessende Blut aus den verschiedensten Substanzen zusammengesetzt ist, und dass dadurch auch die verschiedensten fliessenden Substanzen die vom fliessenden Blut gebildeten Felder beeinflussen.

Bereits seit Jahrtausenden bekannt ist das Problem der von fliessendem Wasser gebildeten Felder. Behauptungen und Gegenbehauptungen, «Beweise» und «Gegenbeweise» sind die Folge der Tatsache, dass eine wissenschaftliche Beweisführung durch Messgeräte, wie dies bei den elektrischen Feldern möglich ist, hier noch nicht besteht. Anderseits sind oft auf diesem Gebiet- wie auf allen sogenannten wissenschaftlichen Grenzgebieten – Leute tätig, denen es an genügendem Wissen oder an genügenden Fähigkeiten fehlt, oder die gar in betrügerischer Weise die Tatsache der Nichtbeweisbarkeit zu materiellen Vorteilen für sich ausnutzen wollen.

Trotzdem wissen wir, dass ebenso wie im alten China auch heute noch sehr fähige Personen Wasserquellen durch Nutzung ihrer entsprechenden Fähigkeiten auffinden können. Auch wurde wertvolles Material zusammengetragen über die Wirkungen unterirdischer Wasserläufe auf den Gesundheitszustand jener Menschen, die an entsprechend exponierten Stellen schlafen. Dieses Material wird jedoch von den Wissenschaftlern meist abgelehnt, da nicht sein kann, was nicht sein darf.

Die Wirkung bewegter Luft wird zur Erzeugung von Musik sowohl in Orgeln wie auch bei Blasinstrumenten genutzt, ebenso zum Betreiben von Windmühlen und manch anderem mehr. Dass bewegte Luft jedoch auch Felder bildet, d.h. sich auch da auswirkt, wo man dem Luftstrom nicht direkt ausgesetzt ist - beispielsweise in Wohnhäusern – ist man sich oft weniger bewusst, ausgenommen man ist solchen Wirkungen gegenüber besonders empfänglich. Ein Beispiel bildet bei uns der als Föhn bezeichnete Südwind. Er kann sich nicht nur auf das Wohlbefinden auswirken, sondern dermassen den Gesundheitszustand beeinflussen, dass tödliche Folgen eintreten können.

Nun lässt sich feststellen, dass die Auswirkungen der – von fliessender elektrischer Energie, von fliessendem Wasser und von fliessender Luft - gebildeten Felder auf die einzelnen Menschen recht unterschiedlich sein kann. Sie ist abhängig von deren diesbezüglichen Feinfühligkeit, von deren Sensibilität.

Die Wirkung anderer Himmelskörper auf den Menschen – also fliessender fester Materie – kennen wir vor allem durch die Wirkung des Mondes auf Ebbe und Flut. Aber auch die Planeten beeinflussen den Menschen. Schon von alters her weiss man um die Wirkung ihrer Stellung auf das Befinden und Verhalten von Menschen. Leider haben auch hier Menschen mit zuwenig Wissen oder mit egoistischen Motivationen ein wertvolles Wissensgebiet in Verruf gebracht. Der ernsthafte Forscher kann jedoch auch hier feststellen, dass die Planetenbewegungen sich auf den Menschen auswirken.

Wenn wir einen Heizungsdraht oder eine heisse Kochplatte berühren, so erkennen wir, dass die hier wirkende Substanz das Feuer ist. Wenn nicht die notwendige Vorsicht im Umgang mit der elektrischen Energie aufgewendet wird, kann das Feuer – wenn es die notwendige Nahrung findet – offen ausbrechen.

Wir können daher feststellen, dass die vier Elemente – Feuer, Wasser, Luft und Erde – da wo sie sich bewegen, wo sie fliessen, sich auf den Menschen auswirken. (470/7–14)

Die Empfindlichkeit der Menschen für die verschiedenen Arten fliessender Substanzen hängt mit der individuellen Zusammensetzung des Blutes zusammen. So empfinden einzelne Menschen bestimmte Wettersituationen oft als bedrohlich, während andere durch die von fliessendem Wasser oder von fliessendem elektrischem Strom gebildeten Felder in Mitleidenschaft gezogen werden. (459/11)

Alles was lebt, besitzt ein eigenes Feld, also auch die Nahrung, solange sie nicht aus irgendeinem Grund vernichtet wird oder von selbst verdirbt. Und da alles, was Leben hat, ein Feld besitzt, das die Grundlage dieses Lebens bildet, besitzt die Nahrung magnetische Energie, die auf unser eigenes Lebensfeld Auswirkungen hat, die es festzustellen gilt. Dies gilt von allen andern Feldern in unserer Umgebung, ob sie von anderen Menschen, von Tieren oder von Pflanzen gebildet werden oder von etwas anderem. (091/10)

Da sich Felder gegenseitig beeinflussen, müssen Lebewesen darauf achten, dass sie nicht durch andere Felder geschädigt werden. Da wir mit unseren Augen ja nur jene Felder wahrnehmen können, die sich materialisieren und dabei eine gewisse Grösse aufweisen, müssen wir versuchen, auch die für uns unsichtbaren Felder in irgend einer Weise zu erkennen, damit wir uns ihnen gegenüber richtig verhalten können. Da jedes Feld auf alle anderen in der Nähe befindlichen einen fördernden oder zerstörenden Einfluss ausübt, wird auch unser Organismus von Fremdfeldern in lebensfördernder, lebensstörender oder lebenszerstörender Weise in Mitleidenschaft gezogen. (091/8)

Felder sind verbunden mit Bewusstsein, das massgebend ist für die Formbildung

Überall wo etwas fliesst, wo bewegte Energie auf unbewegte stösst, entstehen magnetische Felder d.h. Felder, die etwas in sich hineinziehen. Die Art der Felder hängt davon ab, was fliesst, und davon hängt auch ab, was in die Felder hineingezogen wird.

Kraft hat Bewusstsein - man kann auch sagen, Bewusstsein hat Kraft. Es gibt nicht das eine ohne das andere, beides gehört zusammen. Ohne Bewusstsein gäbe es keine Formen; Bewusstsein ist die Voraussetzung für die Formbildung. Darum gibt es überall, wo es Formen gibt, auch Bewusstsein. Alles hängt zusammen, die Kraft, die Form und das Bewusstsein. (126/13–14)

Der Geist fliesst durch den Kosmos. Er kann dabei viele Formen annehmen, als Materie oder als Energie. Dies hängt ab von dem, was wir als die Frequenz bezeichnen. Materie ist dabei ein Grenzfall der Energie.

Energie befindet sich überall. Es hat keinen Sinn, eine bestimmte Form der Energie als etwas Spezielles zu betrachten. Sie befindet sich stets auf ihrer Reise vom Ausgangspunkt in die materielle Welt, und von da wieder zu Gott, von dem sie ausgegangen ist.

Materie ist Energie, die nicht fliesst. Entsprechend dem Schöpfungsplan ist sie dazu geworden, und nach demselben Plan wird sie wieder frei werden und zurückkehren können. Die Energie, die aus dem All einströmt, ist bewegte Energie. Sie stösst auf die ruhende Energie - die Materie, die für sich allein existiert, in sich gefangen. Durch diesen Impuls kommt die Materie wieder in Bewegung, sie wird fähig, sich zu verbinden, höhere Formen aufzubauen. Dabei verbindet sich immer mehr Bewusstsein zu immer höheren Bewusstseinsformen, bis es der Materie nicht mehr bedarf und es sich von ihr lösen darf. Dies sind Vorgänge, die Ewigkeiten dauern. (092/2–5)

Auf ihrem Weg geht diese Kraft in die Materie ein; dies ist ihre Bestimmung, die Voraussetzung für die Rückkehr zu Gott.

Lebenskraft ist göttliche Kraft auf dem Weg, der von Gott ausgeht und zu ihm zurückführt. Sie durchfliesst alle Stufen der Schöpfung. Und während sie den menschlichen Organismus durchfliesst, sichert sie dessen Fortbestand.

Dieser Organismus ist dem Geistkörper entsprechend gebaut, denn alles, was materiell besteht, besteht zuerst im Geist. Im Zusammenentreffen der Lebenskräfte entsteht der materielle Körper aller Dinge. (104/3–5)

Es gilt, diesen geistigen Körper kennenzulernen. Er besteht, wie wir wissen, aus Energie, die zugleich Bewusstsein ist. Beides ist untrennbar miteinander verbunden, und wenn sich das eine ändert, so ändert sich auch das andere. Darum ist es notwendig, zur Bewusstseinserweiterung die Energiequalität zu ändern, ihre Frequenz zu erhöhen. Wie dies erreicht werden kann, wurde bereits gesagt.

Die kosmische Energie besitzt Bewusstsein, schafft die Form, die Felder, in denen sich das Leben manifestieren kann. Die Stärke dieser Felder hängt davon ab, wieviel Lebensenergie fliessen kann. (171/15–16)

Alle Felder sind verbunden mit Bewusstsein, und dieses Bewusstsein ist massgebend für die Formbildung. Innerhalb jedes Feldes werden Informationen ausgestrahlt. (393/5)

Es gibt Kräfte, die wir mit unseren Sinnen nicht erkennen können

Wir können nur jene Kräfte erkennen, für die wir Sinne besitzen. Die wichtigsten Sinne sind das Gesicht, das Gehör, der Geruch, der Geschmack und das Gefühl. An erster Stelle steht dabei das Gesicht. Mit unseren Augen können wir einen kleinen Ausschnitt aus der Skala der Frequenzen wahrnehmen, mit den Ohren einen anderen usw. Wir wissen jedoch, dass wir den grössten Teil dieser Skala nicht erkennen können, weil uns die entsprechenden Rezeptoren fehlen.

Wir wissen auch, dass nicht jeder Mensch genau dieselben Frequenzen wahrnehmen kann. Es gibt Töne, die Einzelne noch wahrnehmen können und andere nicht, und es gibt Farben, die einzelne wahrnehmen können und andere nicht, und es gibt auch Farben, die unterschiedlich wahrgenommen werden. Schliesslich gibt es Menschen, die überhaupt nicht sehen können, und Menschen, die überhaupt nicht hören können.

Die Wahrnehmungsmöglichkeit der gleichen Person kann sich auch im Lauf des Lebens solchermassen verändern, dass die Zahl der wahrnehmbaren Frequenzen als Folge von zunehmendem Alter, von Unfällen oder von Krankheiten kleiner wird.

Die Wissenschaft hat in diesem Jahrhundert die alte, spirituelle Erkenntnis bestätigt, dass alles Energie ist, auch das, was wir als Materie wahrnehmen. Sie hat auch erkannt, dass es ausser den von uns wahrnehmbaren Energien noch solche gibt, die wir nicht oder nur mit Hilfe von Geräten wahrnehmen können. Es sei hier nur an Radio und Fernsehen erinnert. Mit einem guten Radio können wir Dutzende von verschiedenen Sendern empfangen, deren Schwingungen ständig um uns sind, und die wir nicht wahrnehmen können, wenn wir kein Radiogerät besitzen.

Es wurde auch erkannt, dass alle Vorgänge in unserem Körper energetisch gesteuert werden resp. energetischer Natur sind, beispielsweise unsere Gedanken und Gefühle. Die moderne Medizin arbeitet zunehmend mit elektrischen Energien und mit deren

Sekundärkräften, den Magnetfeldern. Diese Energien wirken sich auf unseren physischen Körper auch dann aus, wenn wir sie nicht spüren. Auch jene Frequenzen, die wir als Röntgenstrahlen bezeichnen, können sich - sogar extrem schädlich - auf uns auswirken; darum werden sie nur mit sehr aufwendigen Schutzvorrichtungen eingesetzt.

Zu den in der Natur vorhandenen Energien kommen mit der technischen Entwicklung ständig neue, die auf uns und die Umwelt einwirken, direkt oder indirekt, d.h. über die von ihnen gebildeten Felder.

Noch wissen wir sehr wenig über diese Energien und die von ihnen gebildeten Felder, häufig auch, weil man es nicht wissen will. Unabhängige Forscher haben nachgewiesen, dass Starkstromleitungen, Funkverkehr und viele andere technische Hilfsmittel des modernen Lebens sich auf unseren Körper schädlich auswirken.

Massgebende Kreise haben, einerseits aus mangelndem Wissen und anderseits aus politischen und wirtschaftlichen Machtinteressen heraus, diese Erkenntnisse bestritten. Heute können wir feststellen, wie sie zurückbuchstabieren müssen. Inzwischen wurde jedoch bereits viel Leben - pflanzliches und menschliches - geschädigt, und viele aufrichtige Forscher mussten Benachteiligungen auf sich nehmen.

Auf allen Gebieten des menschlichen Daseins muss sich die Wahrheit stets mühsam, gegen harten Widerstand, ausbreiten. Auch hier muss jeder Mensch, der damit konfrontiert wird, sich seiner Verantwortung gemäss bewähren. Er muss sich entscheiden, ob er sich für die Verbreitung der Wahrheit oder für deren Verhinderung einsetzen will. Allzuviele wählen stets den Weg des geringsten Widerstandes. Aufhalten lässt sich die Wahrheit auf die Dauer nie - das Licht wird das Dunkel durchdringen, gegen alle Widerstände.

Wir wissen, dass auch in der Nahrung, die wir aufnehmen, Kräfte wirksam sind, im Normalfall für uns wertvolle. Zunehmend jedoch wird die Nahrung «behandelt», von der Erzeugung bis zum Verbrauch, mit Stoffen, über deren Schädlichkeit kein Zweifel besteht. Diese Stoffe wirken schädigend auf uns, ohne dass wir dies feststellen können. Durch Verfälschung von Farbe, Geruch, Geschmack usw. werden unsere natürlichen Wahrnehmungsmöglichkeiten getäuscht. Wir wissen dies, lassen uns jedoch bewusst «hinters Licht führen». Wenn dann Schäden auftreten - man weiss heute, dass viele Krankheiten ernährungsbedingt sind - wird dann versucht, durch Medikamente und andere Arten von Eingriffen in den Körperhaushalt, diese Schädigungen wieder zu beheben.

Genausowenig wie wir die in den verfälschten Nahrungsmitteln enthaltenen Kräfte mit unseren Sinnen beurteilen können, sind wir in der Lage, die Kräfte wahrzunehmen, die in den Medikamenten wirksam sind, die wir zu uns nehmen. Es wird heute jedoch auch von der Medizin selbst nicht bestritten, dass ein grosser Teil unserer Krankheiten von Medikamenten hervorgerufen wird. Aber auch hier ist der Weg des geringsten Widerstandes der beliebteste.

Es gibt zahllose Beispiele von Kräften, die auf uns einwirken, ohne dass wir sie mit unseren Sinnen wahrnehmen können. Manches darüber könnten wir erfahren, wenn wir uns darum bemühen würden. Da dieses Wissen zu erlangen jedoch mühsam ist, und die Konsequenzen, die sich aus diesem Wissen ergeben würden, ebenfalls, so wird dem Trägheitsgesetz entsprechend vorgezogen, in Unwissenheit zu leben. Nur die Hilfe des Leides kann uns veranlassen, diesen Standpunkt zu ändern. (493/2–13)

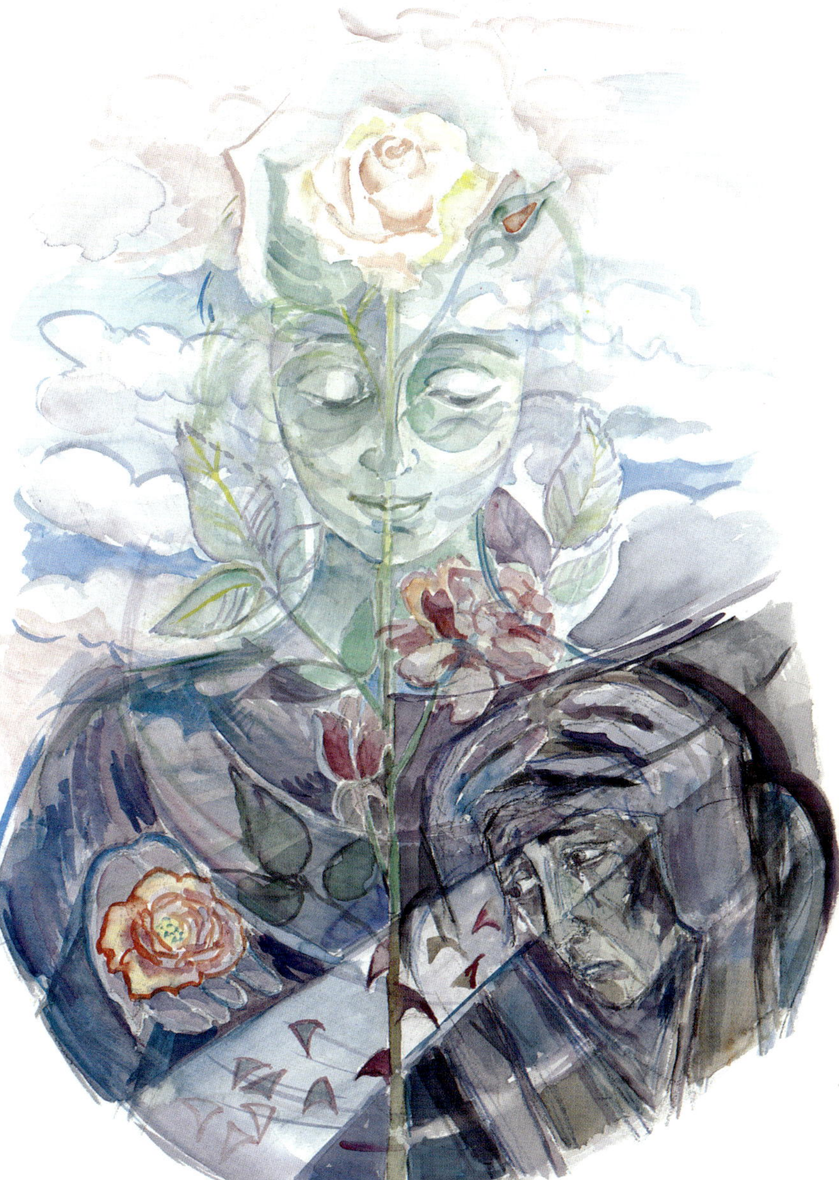

Teil 8

Energetische Vorgänge und Krankheitsentstehung

Physischer und geistiger Körper sind während einer Inkarnation verbunden

Der geistige Körper ist während einer Inkarnation mit dem physischen Körper verbunden, kann jedoch unter gewissen Umständen aus diesem austreten und wieder zurückkehren. Ein endgültiger Austritt bedeutet den Tod. Dieser geistige Körper existiert dann weiterhin als Individualität und übernimmt eine Aufgabe, die ihn in seiner Entwicklung weiterbringen soll. Die Summe dieser Einzelentwicklungen ist die Gesamtentwicklung.

Alles hängt zusammen, und jeder ist aufgerufen mitzuhelfen, damit das Ganze sich entwickeln kann. Wer zur Weiterentwicklung des Ganzen beiträgt, wird sich selber weiterentwickeln, und wer sich selber weiterentwickelt, trägt zur Entwicklung des Ganzen bei. Beides hängt zusammen, das eine ohne das andere ist nicht möglich. Um jedoch zur Entwicklung des Individuums und des Ganzen beizutragen, ist es notwendig, die Gesetze zu kennen. Wer beispielsweise versucht, mit Gewalt zur Entwicklung des Ganzen oder eines Individuums beizutragen, hindert die Entwicklung. Nur was aus Liebe und in Liebe geschieht, trägt zur Entwicklung bei. Es ist deshalb notwendig, Liebe kennenzulernen und zu verbreiten. Es ist uns mit deren Kenntnis ein äusserst bedeutsames Mittel in die Hände gelegt, mit dessen Hilfe die Entwicklung vorangetrieben werden kann. Wir dürfen und sollen dieses Mittel nutzen. (173/4–5)

Wir können Energie in uns aufnehmen. Die Energie wird vom Energiekörper aufgenommen. Dieser ist von ewiger Dauer, der physische Körper ist nur eine Kopie des Geistkörpers. Er besteht nur eine beschränkte Zeit, und während dieser Zeit hat er seine Aufgabe zu erfüllen, das heisst durch ihn hat der Geistkörper seine Aufgabe zu erfüllen.

Wenn diese Kraft unsern Körper durchfliesst, bildet sie dabei ein Magnetfeld, das aus zahlreichen kleineren Feldern besteht, die gemeinsam die Grundlage für die Existenz des physischen Körpers bilden. Wenn die Kraft nicht mehr fliesst, so verlieren auch die Felder, die die Grundlage des Lebens bilden und die wir daher auch als Lebensfelder bezeichnen können, ihre Wirksamkeit - das Leben hört auf zu existieren.

Wenn die Kraft im ganzen Körper zu fliessen aufhört, so stirbt der ganze Körper; wenn die Kraft nur in Teilen des Körpers zu fliessen aufhört, so sterben einzelne Teile des Körpers, einzelne Organe ab. Es ist daher von grundlegender Bedeutung, dass diese Kraft fliessen kann.

Je mehr Kraft fliesst, d.h. je besser und widerstandsloser sie fliessen kann, desto kräftiger sind die Lebensfelder und ebenso deren magnetische Wirkung, ihre Ausstrahlung und die Gesundheit der Organe.

Die Magnetkraft steht mit der den Körper durchfliessenden Kraft in einer direkten Relation, ist jedoch nicht mit ihr identisch, so wie auch die fliessende elektrische Energie nicht identisch ist mit der von ihr hervorgebrachten Magnetkraft. (091/3-7)

Alle Energie, die wir in uns aufnehmen, in welcher Form auch immer, kommt von Gott. Einerseits gelangt sie auf direktem Weg aus dem Weltenmeer zu uns und durchfliesst unseren Körper. Es ist die ordnende Kraft, die dafür die Verantwortung trägt, dass jede Zelle und jedes Organ ihren Teil zum Gedeihen des Ganzen beitragen kann.

Anderseits gibt jener Himmelskörper, auf dem wir leben - die Erde - uns eine andere Energie an unseren Körper ab. In Form der Nahrung nehmen wir sie in uns auf, die alle Wesen benötigen, die auf dieser Erde leben. Über die Blutbahn wird diese Kraft an all jene Stellen geführt, die sie benötigen. Sie ermöglicht es, all jene Vorgänge auszuführen, die notwendig sind, damit wir leben können - das heisst denken, atmen, fühlen und Bewegungen ausführen.

Sie bewirkt auch die richtige Körpertemperatur, den Stoffwechsel, den Kreislauf und vieles andere mehr. Sie baut den physischen Körper, dem Geistkörper entsprechend, auf.

Die Mischung dieser beiden Kräfte Yin und Yang bestimmt das Ausmass der Vergeistigung. Ein Mensch kann jedoch seine Aufgabe nur dann erfüllen, wenn dieses Verhältnis richtig, das heisst seinem Wesen gemäss ausgeglichen ist. Andernfalls entstehen Störungen, die wir als Krankheiten im weitesten Sinne kennen und deren Aufgabe es ist, auf Wiederherstellung des Gleichgewichtes hin zu wirken.

Daher bilden Geist und Körper eine Einheit, und jede Störung des einen beeinträchtigt auch die Funktionsfähigkeit des anderen. (086/5-8)

In den Chakras wird Energie aus der Erde durch Energie aus dem Kosmos veredelt

Die Chakras sind die wichtigsten Organe des geistigen Körpers. In ihnen begegnen sich zwei Energien, wobei die Qualität der einen Energie durch die andere Energie verfeinert wird.

Die eine, die hochwertige reine, die göttliche, kosmische Energie ist diejenige Energie, die im Mittelpunkt unserer Arbeit steht, die Lebenskraft oder Lebensenergie. Sie fliesst ohne Unterlass; sie ist jene Kraft, die uns den Weg zurück zum Ausgangspunkt ermöglicht. Sie ist das Licht, das in die Dunkelheit fällt; sie ist das Prana der Inder und im ursprünglichen, übergeordneten Sinne auch das Yang der Chinesen. Es ist der Heilige Geist der christlichen Lehre, die Form, in der Leben geschaffen werden kann.

Diese Kraft lenkt die Entwicklung der Pflanzen, der Tiere und der Menschen. Der Mensch hat die Möglichkeit, sich dieser Kraft zu öffnen oder sich ihr zu verschliessen. (293/4–6)

Die göttliche, kosmische Energie ist stets um uns, und wir müssen lernen, sie aufzunehmen. Wir können dies durch geeignetes Verhalten. Es gibt in unserem Körper Stellen, in denen diese Energie eintreten kann, und es gibt Stellen, an denen die Energie wieder austreten und weiterfliessen kann. Diese Energie fliesst ununterbrochen mit dem Ziel, die ruhende Energie, die Materie, wieder aufzuwecken und zur Rückkehr zu ihrem Ausgangspunkt zu veranlassen. Es ist dies die göttliche Liebe, und alles, was demselben Ziel dient, ist Liebe. (180/3)

Diese Kraft durchfliesst alle Chakras und begegnet dort dieser anderen Energie, die aus dem Planeten stammt, auf dem wir leben, aus der Erde. Wir nehmen sie auf in Form der Nahrung im weitesten Sinne, also auch aus dem Wasser und der Luft. Sie durchfliesst unseren Körper über die Blutbahnen, und während sie fliesst, entsteht ein Feld, das mit den Feldern seiner Umgebung in einer Wechselwirkung steht. (293/7)

Diese zweite Energie ist jene, die die Chinesen ursprünglich als die Yin-Energie bezeichnet haben. Die hier gewählte Darstellungsweise ist stark vereinfacht, aber jeder Versuch zu beschreiben, was wirklich geschieht, scheitert an der Beschränktheit unserer Aufnahmefähigkeit, was sich auch in der Beschränktheit unserer Sprache auswirkt.

Der Fluss dieser zweiten Energie ist einerseits von den physischen Gegebenheiten abhängig. Wenn das Blut nicht mehr fliessen kann, dann kann auch diese Energie nicht mehr fliessen, und wenn andere, stärkere Felder auf die vom Blut gebildeten Felder einwirken - seien es solche des Wassers, des Feuers, der Luft oder der Erde - dann werden die Felder, die von der «Blutenergie» gebildet werden, gestört, im Extremfall zerstört. (293/9–11)

Alle Energie fliesst zu den Chakras. Dort findet die Umwandlung statt. Durch das Zusammenwirken dieser beiden Energien, derjenigen aus dem Kosmos und derjenigen aus der Erde, wird letztere veredelt; ihre Frequenz wird gesteigert. Dies wirkt dann weiter auf unsere Frequenz, die dann ihrerseits wieder auf die Frequenz unserer Umwelt wirkt. (181/5)

Wir müssen uns stets bewusst sein, dass diese zweite Energie in ihrer Stärke von der ersten, der Lebensenergie, abhängig ist. Je stärker die erste Energie fliessen kann, desto stärker ist auch diese zweite Energie.

In den Chakras wirkt die höherwertigere Energie auf die minderwertigere, ähnlich wie der Magnet auf das nichtmagnetisierte Eisen, nämlich ordnend. Ordnung ins Chaos zu bringen ist die Aufgabe der Evolution. Die chaotische Energie ist die ungeordnete; höherwertige Energie hat einen hohen Organisationsgrad. (293/12–13)

Hier in den Chakras finden also die für die Weiterentwicklung des Menschen und des gesamten Kosmos so wichtigen Vorgänge statt. Von der aus dem Kosmos auf uns einströmenden Lebensenergie können wir nur das aufnehmen und nutzen, was unserem geistigen Entwicklungszustand entspricht. Die Chakras sind die Schaltstellen unserer Energiesituation, dort geschieht Entscheidendes für unsere geistige Entwicklung. (210/9)

In ihnen wird die Lebenskraft hergestellt, die wir brauchen. Die Qualität ist von Chakra zu Chakra verschieden. Sie wird von unten nach oben stets verfeinert. Es hängt von uns selbst ab, was wir mit der Lebenskraft machen. Je feiner die Qualität am Anfang ist, desto leichter können wir sie auf die oberen Ebenen bringen. Schmutzige Lebenskraft wird kaum zu sehr feiner Qualität gewandelt werden können. Es lohnt sich daher, schon am Anfang darauf zu achten, was für eine Qualität man erwirbt resp. woher sie kommt. (061/3)

Die Chakras sind die wichtigsten Energieaufnahme- und Energieumwandlungsstellen. Sie sind die Kraftwerke des Organismus und zugleich die Befehlszentralen. Dies wird dann verständlich, wenn man bedenkt, dass Bewusstsein und Energie untrennbar zusammenhängen. Es kann nicht das eine geben ohne das andere. Wir wissen, dass die Befehle in den physischen Körper über die Drüsen erteilt werden. Man könnte die Chakras als Bauleitung betrachten, die für den richtigen Aufbau des physischen Körpers zuständig ist. (180/4)

In den Chakras entstehen die spezifischen Energien, die das Funktionieren des Körpers ermöglichen. Ihre Übersetzung ins Materielle geschieht über die Drüsen. Wenn die Drüsen nicht mehr arbeiten, werden Teile des Körpers geschädigt. Gesundheit ist nur da möglich, wo die Drüsen arbeiten. Die Medizin hat die Bedeutung insbesondere einzelner Drüsen unterschätzt. Zur Zeit beginnen sich hier Erkenntnisse durchzusetzen, die ein weiteres Leugnen eines geistigen Körpers immer mehr erschweren. Die Medizin wird, wie die Physik und alle anderen Wissenschaften, der Wahrheit immer weniger entgehen können, auch wenn immer wieder verzweifelt versucht wird, die Existenz dessen zu bestreiten, was ihrer Meinung nach nicht sein kann und sein darf. (173/7)

Dank der Akupunktur-Punkte ist es möglich, überall in den Energiehaushalt einzugreifen

Göttliche Energie fliesst ohne Unterlass durch die ganze Schöpfung mit dem Ziel, die Frequenz aller Teile der Schöpfung - Mineralien, Pflanzen, Tiere, Menschen usw. - zurückzuführen zum Ausgangspunkt. Dabei entstehen und bestehen jene Felder, in denen Leben möglich ist, denn Leben ist die Voraussetzung für den Fortschritt und die Rückkehr.

Solchermassen werden auch jene Felder gebildet, in denen der menschliche Körper dem Geistkörper entsprechend aufgebaut wird. Viele kleine Felder bilden zusammen das Lebensfeld des Menschen. Es ist dem Geistkörper entsprechend aufgebaut. (494/2-3)

Die Akupunktur-Punkte liegen an der Oberfläche der einzelnen Felder und sind untereinander verbunden durch die Wege, auf denen die Energie fliessen kann. Sie ermöglichen, den Energiehaushalt des entsprechenden Feldes zu regulieren, durch Aufnahme oder Abgabe von Energie aus der Umwelt. Jeder Akupunktur-Punkt hat dabei seine spezifische Aufgabe. (494/4)

Da an den Akupunktur-Punkten Energien zu- resp. abgeleitet werden, sind sie auch Mittelpunkte magnetischer Felder, und da es Ein- und Austrittstellen gibt, gibt es auch positive und negative Felder. Jedes Feld hat seine spezifische Aufgabe, die es zu erkennen gilt. Dann ist es wesentlich einfacher, Unstimmigkeiten in der Energieversorgung festzustellen und Schäden vorzubeugen. (078/5)

Wenn die Energie fliessen kann, so sind diese Felder stark und der betreffende Mensch gesund. Wenn die Energie nicht fliessen kann, müssen falsche Verhaltensweisen geändert werden, und gleichzeitig kann versucht werden, auch in den Energiefluss einzugreifen. Eingreifen in den Energiefluss ohne gleichzeitige Verhaltensänderung kann im Moment eine Entspannung sein, auf die Dauer wird es jedoch keine Hilfe bringen können.

Es gibt viele Methoden der Einflussnahme. Am bekanntesten ist die chinesische Methode, mit Hilfe von Gold- und Silbernadeln Energie zu- oder abzuführen. Wir können jedoch auch durch Fingerdruck an den betreffenden Stellen, durch Einwirkenlassen von Farbe auf die betreffenden Punkte - sei es durch Lichtbestrahlung oder Auflegen von Steinen oder Stoffstücken der entsprechenden Farbe - oder durch Elektrizität, durch Laserlicht oder in anderer Weise über die Akupunktur-Punkte, in den Energiefluss eingreifen.

Die Existenz der Akupunktur-Punkte wurde in unserem Kulturkreis lange Zeit bestritten und wird auch heute noch nicht allgemein anerkannt, trotzdem deren Existenz im wissenschaftlichen Sinne absolut einwandfrei beweisbar ist. Wirtschaftliche Interessen einerseits und die Weigerung, «fremdes Gedankengut» anzuerkennen, sind die Hauptgründe dafür. Dabei spielt auch eine gewisse Angst mit, wenn einzelne Teile dieser «fremden Kultur» anerkannt würden, könnte dies die eigene gefährden, inbegriffen die eigene Wissenschaft, die eigene Religion und schliesslich auch die eigene Wirtschaft.

Auch die eindeutigen Erfolge asiatischer Behandlungsmethoden in der Medizin können hier nur sehr langsam eine Änderung bringen. Auf die Dauer aufhalten lassen sich jedoch Erkenntnisse nie. (494/5–8)

Energie, die den geistigen Körper durchfliesst, fliesst über geistige Bahnen, die Meridiane

Jede Energie fliesst von da, wo sie in ihrer spezifischen Art erzeugt wird, also von den Chakras, zu jenen Stellen, wo sie benötigt wird, also zu jenen Organen, die ihrer bedürfen. Der Weg, den sie dabei geht, ist über die Meridiane. (208/3)

Die Energie, die den geistigen Körper durchfliesst, fliesst über geistige Bahnen. Überall wo etwas fliesst, entsteht ein Feld. Wo Blut fliesst, entsteht ein Feld, und wo die Lebensenergie fliesst, entsteht ein Feld. Das eine wie das andere ist energetischer Natur.

Im Gegensatz dazu besteht ein Unterschied zwischen Blut und Lebensenergie. Blut ist materiell, Lebensenergie ist immateriell. Daher fliesst das Blut über materielle Bahnen und die Lebensenergie über immaterielle Bahnen, die sogenannten Meridiane. Der wissenschaftliche Nachweis immaterieller Bahnen macht heute noch Mühe, trotzdem ein grosses Wissen bezüglich der Meridiane vorhanden ist.

Man weiss, wo sich diese Meridiane im menschlichen Körper befinden und kennt auch ihre spezifischen Aufgaben. Entsprechend hat man jedem seinen eigenen Namen gegeben. Man weiss auch, dass sich ihre Aktivität im Tagesverlauf verändert, dass sie sich diesbezüglich regelmässig ablösen.

Auch versucht man, auf den Energiefluss in den einzelnen Meridianen Einfluss zu nehmen, entweder über einzelne Akupunktur-Punkte in der bereits erwähnten Weise oder durch direkte Einwirkungen auf die Meridiane, beispielsweise durch Ausstreichen derselben. (494/10–13)

Die einzelnen Felder sind miteinander verbunden durch die sogenannten Meridiane. Auf diesen fliessen Energien spezifischer Art. Zu jeder Art gehört ein bestimmtes Chakra und auch eine bestimmte Farbe. Jede Energieart erscheint als eine bestimmte Farbe und bildet eine eigene Art von Magnetfeld. Da alle diese

Magnetfelder in den Händen eines Heilers wirken, ist auch direkte Übertragung magnetischer Kraft möglich. Wird Magnetismus über eine Flüssigkeit übertragen, so wirkt eine bestimmte Art eben gegen bestimmte Leiden. Dasselbe ist die Grundlage der Homöopathie, der Heilpflanzen und der Edelsteine, die auf die entsprechenden Punkte aufzulegen sind. (078/6)

Chakras, Meridiane und Akupunktur-Punkte bilden gemeinsam ein System, das mit einem Bewässerungssystem vergleichbar ist. Wir können dabei die Chakras als Quellen betrachten, von welchen das Wasser über die Kanäle zu den einzelnen Stellen geführt wird, wo es benötigt wird. Natürlich sind die Verhältnisse beim Energiefluss im Menschen wesentlich komplizierter, das Prinzip lässt sich jedoch solchermassen darstellen.

Man kann die Akupuktur-Punkte in gewissem Sinn auch als Mini-Chakras bezeichnen. Dabei ist jedoch zu beachten, dass die Chakras noch bedeutungsvolle andere Aufgaben erfüllen. Darauf wurde bereits hingewiesen.

Wir müssen stets bedenken, dass wir - solange wir auf Erden leben - immer nur Teilwissen aufzunehmen in der Lage sind. Aber dies genügt auch zur Erfüllung der Aufgaben, um deretwillen wir hier sind. Wenn wir die Aufgaben erfüllen, die wir erfahren können, dann wird uns weiteres Wissen zufliessen, das wir ebenfalls wieder zu erfüllen haben, bevor uns wieder neues Wissen zufliesst usw.

Der Entwicklungsweg des Menschen geht schrittweise, wir können dabei nichts überspringen. Spekulationen bringen uns nicht weiter, sondern nur die disziplinierte Arbeit, wobei wir das Wissen, das uns zufliesst, zur Erfüllung der jeweiligen Aufgabe einsetzen sollen.

Wir haben heute die Möglichkeit, Wissen aus vielen Kulturen - gegenwärtigen und vergangenen - zusammenzutragen und so unser Wissen zu vergrössern. Dies ist nicht nur zulässig, sondern erwünscht:«Prüfet alles und behaltet das Beste.» (494/14-18)

Gesundheit ist identisch mit dem Fliessen der Energie im ganzen Körper

Gesundheit ist die Abwesenheit von Negativem, von Krankheit; denn Krankheit ist ein Fehlen von Energie in Teilen des Körpers. Wo die Energie fliesst, kann es keine Krankheit geben. Daher ist Gesundheit identisch mit dem Fliessen der Energie im ganzen Körper. Daher heisst Gesundheit kontrollieren auch, das Fliessen der Energie im Körper kontrollieren. (210/2)

Die Kontrolle des Energieflusses und damit der Gesundheit kann einerseits subjektiv erfolgen, durch unser Befinden. Ein gutes Gefühl, das über Tage und Wochen dauert, will uns darauf aufmerksam machen, dass alles in Ordnung ist. Es ist die Abwesenheit von nagenden Gedanken, unguten Gefühlen und von körperlichen Leiden. Wenn wir davon über lange Zeit verschont sind, so bedeutet dies, dass wir auf gutem Wege wandeln, aber wir müssen trotzdem wachsam sein. (209/3)

Anderseits kann der Fluss der Energie durch Kontrolle der Muskelwirksamkeit, wie es von «Touch for health» her bekannt ist, kontrolliert werden. Selbstverständlich ist es möglich, dies auch mit Hilfe von Geräten zu messen, geht es doch bei allen Messmethoden darum, die Auswirkungen des Energieflusses im Körper zu messen. Schliesslich kann der Energiefluss gemessen werden beim Verlassen des Körpers. Alle Energie, die den Körper verlässt, hat ihn auch durchflossen. Wenn also genügend Energie den Körper verlässt, so hat auch genügend Energie den Körper durchflossen. (210/3)

Die Wirkung der Lebensenergie auf unsere Gefühle, auf physische Vorgänge in unserem Körper und schliesslich auf andere Organismen und Objekte nach dem Verlassen unseres Körpers, sind die Möglichkeiten, mit Hilfe der Lebensenergie unseren Weg zu finden, die Gesetze kennenzulernen. Neben den kurzfristigen Wirkungen der Lebensenergie kann auch die langfristige Wirkung auf den Organismus festgestellt werden. Die geistige und die körperliche Gesundheit eines Menschen am Ende seines Lebens ist das Resultat aus seinem geistigen und physischen Verhalten und damit aus seinem Umgang mit der Lebensenergie. (153/5)

Die wissenschaftliche Forschung zeigt immer deutlicher, wie geistige und physische Krankheiten die Folge von geistigem und physischem Fehlverhalten sind, und immer deutlicher ist auch zu erkennen, dass die besten Mittel für geistige und physische Gesundheit die Befolgung jener Regeln ist, die weise Menschen seit Jahrtausenden gelehrt haben. Aller zivilisatorischer Fortschritt hat an diesen Tatsachen nichts geändert. (401/25)

Den Menschen der Gegenwart steht die Möglichkeit offen, das Wissen all dieser Epochen zusammenzutragen und damit zu arbeiten. Wenn sie ihre Kräfte darauf konzentrieren würden, anstatt darauf - um vermeintlicher sinnlich-materieller Vorteile Willen - immer grössere Teile der Schöpfung zu unterdrücken und zu vernichten, dann würde die Erde wieder lebenswerter und die Menschen wieder geistig und physisch gesünder. Es ist unser aller Aufgabe, hier mitzuhelfen. (333/17)

Gesundheit ist ein Zeichen der Harmonie, ein Zeichen dafür, dass ein Mensch den Gesetzen Gottes entsprechend lebt. Verletzt er die Gesetze, hat er Nachteile auf sich zu nehmen, deren Zweck es ist, ihn auf den richtigen Weg zurückzudrängen. Oft werden die Zeichen richtig gedeutet und die richtigen Konsequenzen gezogen. Viel häufiger aber werden diese Hinweise missdeutet und falsche Konsequenzen gezogen. Dies führt dann zu neuem, grösserem Leid, das ebenfalls richtig oder falsch gedeutet werden kann. Wann die Erkenntnis der wirklichen Situation erfolgt, hängt vom eigenen Verhalten ab. Wer bereit ist, in Demut den Willen Gottes anzuerkennen und zu befolgen, sich also bewusst zu sein, dass er ein Teil der Schöpfung und nicht der Schöpfer ist, nur der wird sich aus diesem Teufelskreis befreien können. (087/4)

Wer nur das aufnimmt, was mit der Führung in ihm übereinstimmt, der lebt in Harmonie, und wer in Harmonie lebt, wird nicht krank. Gesundheit bedeutet demnach in Harmonie zu sein, und dies bedeutet nur das aus der Umwelt aufzunehmen, was mit dem Höheren Selbst in uns übereinstimmt.

Dieses Gesetz ist sehr einfach zu verstehen, vorausgesetzt man hört auf die Stimme, die in jedem ist. Dies ist die Voraussetzung für alles. Es ist dabei weniger wichtig, wie wir diese Stimme bezeichnen; sie hat viele Namen. Wichtig ist, dass wir auf sie hören und das tun, was sie uns sagt. Wenn wir dies tun, so bleiben wir in Harmonie, also heil, gesund. (067/7-8)

Falsches Verhalten im materiellen und im geistigen Bereich führt zu Krankheit

Wir wissen heute, und niemand könnte dies in guten Treuen bestreiten, dass gewisse Verhaltensweisen auf unseren Gesundheitszustand Einfluss nehmen können. Man wusste es eigentlich schon immer, und gute Ärzte haben zu allen Zeiten versucht, Menschen zu einer Änderung gewisser Verhaltensweisen zu bewegen, um dadurch Krankheiten zu vermeiden.

Die wissenschaftliche Forschung hat gezeigt, dass das Fehlen gewisser Stoffe in der Nahrung ebenso zu Erkrankungen führen kann, wie die Aufnahme gewisser Stoffe zusammen mit der Nahrung, beispielsweise Konservierungsmittel oder Schädlingsbekämpfungsmittel. Aber auch die Aufnahme von Giftstoffen in anderer Weise - aus unserer Umgebung, aus Baumaterialien, aus Nebenprodukten die bei Produktionsvorgängen entstehen, und nicht zuletzt auch durch Drogenmissbrauch - sind Krankheitsursachen, die heute kaum noch jemand ernsthaft bestreitet.

Jede neue diesbezügliche Erkenntnis muss sich erst mühsam durchsetzen. Interessierte Kreise und nicht änderungswillige Konsumenten unterstützen sich jeweils gegenseitig im Widerstand. Auf die Dauer wird sich die Wahrheit jedoch schwerlich aufhalten lassen. Der Nachweis, und damit die Anerkennung solcher Krankheitsursachen auf materieller Basis, lässt sich leichter erbringen, als der Nachweis geistiger Ursachen. Was man sehen, berühren oder riechen kann, findet leichter Glauben als Dinge, die mit unseren Sinnen nicht feststellbar sind.

Wenn schon die leichter feststellbaren Krankheitsursachen nur entgegen starkem Widerstand Anerkennung finden können, so ist es leicht verständlich, dass Ursachen aus dem nichtmateriellen Bereich verstärktem Widerstand begegnen. Aber auch hier lassen sich Argumente nicht auf Dauer ignorieren.

Jedermann weiss aus eigener Erfahrung, dass wir auf bestimmte Ereignisse durch Erröten, durch verstärktes Herzklopfen, durch starkes Schwitzen oder Atmen, aber auch durch Behinderung des Atmens reagieren können. Solche Wirkungen können aber auch durch reine Vorstellung von Ereignissen ausgelöst werden, seien es Rückerrinnerungen, Erwartungen oder reine Phantasien. Solchermassen müsste es eigentlich leicht vorstellbar sein, dass ein Übermass bestimmter negativer Gedanken und Gefühle wie Hass, Neid, Wut, Eifersucht usw. sich im normalen Körpergeschehen auswirken muss.

Eine stets steigende Zahl von Psychologen und Psychiatern versucht heute, leidenden Menschen zu helfen, und immer neue Therapeuten aller Art, wie Lebensberater, Eheberater, Erziehungsberater usw. ergänzen die althergebrachten «Seelsorger». Dazu kommt eine endlose Reihe neuer Methoden, die in Seminaren und Vorträgen angeboten werden, um die stets zunehmenden Probleme der Menschen zu meistern. Trotzdem steigt die Zahl der Drogenabhängigen, der Selbstmorde usw. stets an, und die Urteile der Ärzte «psychisch bedingt» werden immer häufiger.

Vor diesem Hintergrund setzt sich nicht nur die Erkenntnis der geistig-seelischen Ursachen von Krankheiten durch. So wie sich immer mehr der Zusammenhang zwischen bestimmten physischen Verhaltensweisen und bestimmten Krankheiten herauskristallisierte, wird auch der Zusammenhang zwischen bestimmten geistigen Verhaltensweisen und bestimmten Krankheiten erkennbar. (453/2–8)

Da das Ziel des Daseins darin besteht, auf dem Weg zu Gott fortzuschreiten und mitzuhelfen, dass auch andere Menschen dies tun können, so ist auch der Sinn der Krankheit diesem Ziel untergeordnet.

Die erste Aufgabe der Krankheit ist es, ein Stehenbleiben zu vermeiden. Alles muss sich stets bewegen. Auch hier gilt das Sprichwort «was rastet rostet». Was verharzt ist, muss etwas gerüttelt und geschüttelt werden, damit es wieder weiterläuft.

Im Leben jedes Menschen entstehen Gewohnheiten, die eine gewisse Bewegung vortäuschen, die jedoch nur im Kreis herumführen. Es bildet sich eine geistige Barrikade, und wenn der Mensch nicht von sich aus etwas dagegen zu unternehmen bereit oder in der Lage ist, so erhält er Hilfe in Form von Krankheit.

Wie leidvoll das Ganze ist, hängt davon ab, wie gross die Bereitschaft ist, die Krankheit zu akzeptieren, ihren Sinn zu ergründen und die Konsequenzen zu ziehen.

Krankheit und Leid betreffen zwei verschiedene Ebenen. Krankheit betrifft die physische Ebene, Leid die geistige. Das was wir als geistige Krankheiten bezeichnen, findet zum grössten Teil auf der geistigen Ebene statt.

Wir wissen: physisches Fehlverhalten schlägt sich auf der physischen Ebene in Form von physischer Krankheit nieder, geistiges Fehlverhalten auf der geistigen Ebene, als geistige Krankheit. Wir wissen auch, dass geistiges Fehlverhalten sich zusätzlich auf den Energiefluss im menschlichen Körper auswirkt und dadurch schliesslich auch auf die physische Gesundheit. (428/3–8)

Ein sinnvolles Gesundheitswesen muss die Krankheitsursachen erforschen und vermeiden

Die göttliche Kraft durchfliesst uns ohne Unterlass, wenn wir ihr keinen Widerstand entgegenbringen. Wenn diese Kraft nicht mehr fliesst, so droht Krankheit. Die göttliche Kraft enthält Informationen, enthält Bewusstsein, und wenn diese Kraft nicht mehr fliesst, fehlen die Informationen, fehlt das Bewusstsein. Die geordnete Entwicklung kommt ins Wanken.

Die Widerstandskraft des Körpers, das Immunsystem wird geschwächt. Andere Kräfte, beispielsweise Viren, können infolge des geschwächten Widerstandes angreifen. Sie sind stets überall vorhanden und warten auf den Moment, wo ihnen solchermassen die Möglichkeit geboten ist, aktiv zu werden.

Wenn die Krankheit festgestellt wird, beginnt normalerweise der Versuch, den entstandenen Schaden zu beheben. Der erfahrene Therapeut, der die ganzen Zusammenhänge erkennt, wird einerseits den akuten Schaden zu beheben suchen und anderseits dem Patienten Anweisungen geben, dass sich dasselbe nicht wiederholt. Der weniger weitblickende Therapeut wird den Schaden zu reparieren suchen und sich mit den Ursachen der Erkrankung nicht auseinandersetzen. Für ihn ist Krankheit ein Feind, den es zu besiegen gilt, mehr interessiert ihn nicht.

Es ist daher für den Menschen wertvoll, sich die Frage zu stellen, wie der Fluss der Lebensenergie und damit ein widerstandsfähiges Immunsystem gewährleistet werden kann. Es ist dies eine Arbeit, die an Bedeutung immer mehr zunimmt. Jene Faktoren, die die Krankheitsentstehung begünstigen, sind stets im Zunehmen begriffen, wie die stets steigende Zahl von Kranken widerspiegelt, und es muss angenommen werden, dass diese Entwicklung weitergeht.

Es gibt Tests, die uns zeigen, dass sich unterschiedliche Gedanken, unterschiedliche Nahrung usw. direkt auf die Vorgänge in unserem Körper auswirken, auf die Muskelstärke, auf den Hautwiderstand, auf Puls und Blutdruck usw. Es sollte daher eigentlich leicht verständlich sein, dass Fehlverhalten in physischen und geistigen Verhaltensweisen sich auf unser Wohlbefinden und unseren Gesundheitszustand auswirken. Entsprechend müsste die Bereitschaft vorhanden sein, falsche Verhaltensweisen zu ändern.

Nun weiss jeder aus eigener Erfahrung, wie schwierig das ist, einen einmal eingeschlagenen falschen Weg aufzugeben. Beispiele sind das Aufgeben des Rauchens, des Alkoholtrinkens, der falschen Ernährungsweise und die Überwindung geistiger oder körperlicher Trägheit, insbesondere aber die Änderung falscher Denkstrukturen.

Falsche Verhaltensweisen blockieren den Energiefluss und führen damit zu Krankheiten: geistiges Fehlverhalten zu geistigen Krankheiten, physisches Fehlverhalten zu physischen Krankheiten.

Wenn wir Krankheiten verhindern oder überwinden wollen, bleibt trotz der Schwierigkeiten, die dabei entstehen, nur die Verhaltensänderung. Es lohnt sich daher, alle Möglichkeiten zu nutzen, um solche Abhängigkeiten zu überwinden. Es gibt nicht nur innere Abhängigkeiten, auch äussere existieren, und um von ihnen loszukommen, ist es oft notwendig, auch den Freundeskreis zu wechseln. Das alte Sprichwort «Sage mir, mit wem du gehst, und ich sage dir, wer du bist» weist uns auf die diesbezüglichen Gefahren hin. (450/2–9)

Die Erkenntnis, dass falsche geistige und physische Verhaltensweisen zu Krankheiten führen können, wurde in den letzten Jahrzehnten zunehmend verdrängt und vergessen. Menschlicher Wahn, Krankheiten mit Hilfe der Wissenschaft besiegen zu können, ist deutlich misslungen. Es ist nicht das Leid der stets grösser werdenden Zahl von Menschen, das bei den Diskussionen im Mittelpunkt steht, sondern das finanzielle Fiasko unseres «Gesundheitswesens».

Ein sinnvolles Gesundheitswesen müsste zweifellos damit beginnen, die Ursachen der Krankheiten zu erforschen und zu vermeiden. Trotz der Widerstände interessierter Kreise wird sich auch hier die Wahrheit nicht aufhalten lassen. Die Wirkung falscher Ernährung, bestimmter Genussmittel, mangelnder körperlicher Betätigung usw. werden immer mehr als Krankheitsursachen erkannt, und der Anteil der psychischen Ursachen von Krankheiten wird stets höher angegeben.

Unser Körper ist unser Testgerät dafür, wie wir leben sollen, um auf unserem Wege fortzuschreiten. Die Krankheiten sind daher nicht nur für unser geistiges und physisches Wohlbefinden während unseres Erdendaseins bedeutungsvoll, vielmehr liegt ihre grosse Bedeutung in ihrer Lehrfunktion. Sie weisen uns nicht nur auf Blockaden im Energiefluss hin, sondern auch auf unsere Fehler, die wir eliminieren müssen, um weiterschreiten zu können. (450/13–15)

Verhalten wirkt in verschiedener Weise über den Energiefluss auf Wohlbefinden und Gesundheit

Geistig-seelisches Fehlverhalten wirkt sich in doppelter Weise erschwerend auf unser Wohlbefinden aus. Einerseits wirkt es auf den nichtmateriellen Körper und anderseits auf den materiellen. Die Blockaden im Energiefluss, die solchermassen entstehen, wirken sich, wenn sie nicht beseitigt werden, mit der Zeit auch auf den physischen Körper aus, da die notwendige Energieversorgung ausbleibt. Wer beispielsweise von ständigem Hass- oder Eifersuchtsgefühl geplagt wird, leidet darunter im geistig-seelischen Bereich und gefährdet gleichzeitig die körperliche Gesundheit. Der Schaden im physischen Körper nimmt dann seinen eigenen Verlauf. Die geistig-seelische Störung wirkt weiterhin, den Schaden im physischen Körper stets vergrössernd. (453/9)

Die mit den Chakren in Verbindung stehenden Drüsen sind die wichtigsten Verbindungsstellen zwischen dem Geistkörper und dem physischen Körper. Durch die Hormone, die sie ausschütten, beeinflussen sie die Vorgänge im physischen Körper. So wirken sich die Vorgänge im geistigen Körper als Folge unseres geistigen Verhaltens im physischen Körper aus. Sie schaffen Hindernisse im Energiefluss, die der Energieversorgung des Körpers, oder von Teilen desselben, im Wege stehen. Fehlende Energieversorgung führt dann zur Erkrankung der betroffenen Gebiete. (171/18–19)

Es ist dabei wesentlich, die beiden Einflüsse auf den physischen Körper klar zu unterscheiden.

Einerseit werden durch unsere Gedanken Hindernisse im Energiekörper geschaffen, die sich über die Gefühle im physischen Körper niederschlagen. Wenn die göttliche Energie nicht fliesst, so wird in den Chakren die notwendige Beeinflussung der aus der Erde aufgenommenen Energie nicht erfolgen – oder eben nur in dem Ausmass, wie Energie noch fliesst. Diese mangelhaft gerichtete Energie kann ihre Funktion im Körper dann nur mangelhaft erfüllen.

In den entsprechenden Körperregionen fliesst dann nur mangelhaft Energie, wodurch die körperlichen Funktionen nicht mehr in genügender Weise gewährleistet sind. Diese Wirkungen im physischen Körper erfolgen über die Drüsen, die mit den jeweiligen Chakren in Zusammenhang stehen.

Anderseits werden, wie bereits öfters erwähnt, die durch die im Körper fliessenden Substanzen gebildeten Felder auch noch durch äussere Felder beeinflusst. Solche Felder werden gebildet durch fliessende Luft (wir kennen beispielsweise den Föhneinfluss), durch fliessendes Wasser (wir kennen den Einfluss unterirdischer Wasserläufe), durch fliessende Elektrizität (wir können die von elektrischen Leitungen gebildeten Felder messen), und auch durch andere fliessende Substanzen.

Aber auch Musik bildet Felder oder vielmehr, sie ist bereits – wenn wir sie wahrnehmen – ein Feld. Nahrung enthält magnetische Felder, und auch das reflektierte Licht, das wir dann als Farbe wahrnehmen. All diese Felder, und noch zahllose andere, wirken auf unsere eigenen Felder ein, positiv oder negativ. Dies ist der Grund, weshalb wir alle diese Felder kennenlernen sollen. (215/3–5)

Unsere Gedanken und Gefühle, aber auch unsere Nahrung, Luft und Wasser und die übrige Umwelt beeinflussen also die Stärke unserer Lebensfelder. Es ist also nicht ein einzelner Faktor, wie die Nahrung oder ein unterirdischer Wasserlauf, der über unsere Gesundheit entscheidet, sondern es ist die Gesamtheit der energetischen Einflüsse, die dafür entscheidend ist. (171/23)

Addieren sich negative Wirkungen aus Verhalten und äusseren Einflüssen, führen sie nach einem entsprechenden Zeitraum unweigerlich zu gesundheitlichen Störungen. Je früher man solche Störungen feststellen kann, desto eher kann man auch reagieren. Es ist von Vorteil, wenn die Reaktion schon im Stadium der energetischen Störung, also vor dem Niederschlag im physischen Körper, erfolgen kann. (215/7)

Störungen durch andere Felder verhindern den Empfang körpereigener Informationen

Stärkere Felder beeinflussen schwächere Felder. Je stärker die Lebensfelder sind, desto weniger können sie von anderen Feldern geschädigt werden. Dies ist letztlich die Ursache, warum Felder gewisse Menschen schädigen und andere unbehelligt lassen. Die Stärke des eigenen Feldes ist von ausschlaggebender Bedeutung. Es ist daher wichtig, dafür zu sorgen, dass Energie in uns fliessen kann, damit unsere Felder stark sind. (171/20)

Wenn wir uns dessen bewusst werden, so ist es für uns wertvoll, die Wirkung solcher Felder kennenzulernen.

Wir wissen bereits, dass die Felder verschieden sind, je nachdem was fliesst. Wir kennen Felder, die von fliessendem Wasser gebildet werden. Wir können sie feststellen, wenn wir die notwendigen Fähigkeiten und Übung besitzen. Die Wirkung dieser Felder ist bedeutungsvoll für alle jene Organismen, in denen ihrerseits Wasser fliesst, also auch für Pflanzen, Menschen und Tiere.

Der Grund dieser Beeinflussung liegt in der Tatsache, dass gleichartige Felder sich beeinflussen, vorausgesetzt, dass sie die notwendige Stärke besitzen.

Innerhalb jedes Feldes werden Informationen ausgestrahlt. Wenn nun solche Informationen verschiedener, jedoch gleichartiger Felder aufeinandertreffen, so stören sie sich gegenseitig und können nicht mehr klar empfangen werden an jenen Stellen, für die sie bestimmt sind.

Man kann sich dies etwa so vorstellen, wie wenn sich beim Radioempfang zwei Sender gegenseitig stören. So wie dort ein wesentlich stärkerer Sender den schwächeren dominiert, ist es auch bei zwei Feldern. Die Informationen des schwächeren Feldes werden von den Informationen des stärkeren Feldes überlagert. Dadurch wird auch die Formbildung gestört, es entstehen missgebildete Formen.

Wenn fliessendes Wasser im Boden starke Felder bildet, können diese jene Felder beeinflussen, die vom fliessenden Blut gebildet werden, da Blut auch Wasser enthält. Die richtigen Informationen des Blut-Wasser-Feldes können dann an der betreffenden Stelle des betroffenen Organismus nicht mehr empfangen werden, und die Folge sind Missbildungen, die wir bei Pflanzen – beispielsweise Bäumen – bei Tieren und Menschen feststellen können. Es wird dann allgemein von Krebsbildung gesprochen.

Je besser wir über solche Felder Bescheid wissen, um so besser können wir ihren Schädigungen ausweichen. (393/2–8)

Wenn dieses Lebensfeld schwach wird, weil die Energie nicht mehr genügend frei fliessen kann, dann haben andere Felder die Möglichkeit, auf solche geschwächte Lebensfelder einzuwirken. Es ist, wie wenn jemand ein Gebiet verlässt, in dem er, mit anderen verbunden, von diesen Schutz erhält. Er begibt sich in eine Gegend, in der viele Gefahren lauern, denen er allein nicht widerstehen kann. Wer aus jenem Verband, der ihm Schutz gewährt, austritt, wer seinen Platz im Gesamtorganismus verlässt, seine Aufgabe vernachlässigt, der begibt sich in Gefahr, für sich und für die anderen.

Der physische Körper, wie wir ihn kennen, ist eine Schöpfung im Kleinen. Alle Zellen bilden gemeinsam diesen Organismus, jede hat darin eine genau vorgeschriebene Funktion. Die Erfüllung dieser Aufgabe bedeutet, sich dem Ganzen zu unterordnen, sich ins Ganze einzuordnen. Sich gegen diese Ordnung auflehnen, aus ihr ausbrechen, gefährdet die Existenz des Ganzen.

Aids bedeutet ein schwaches Lebensfeld, einen geschwächten Organismus, eine geschwächte Organisation der Zellen. Wie bei Krebs besteht die Gefahr, dass der Organismus als Ganzes die Kontrolle über einzelne Zellen resp. Zellverbände verliert. Die Informationen, die das Geschehen im Organismus lenken, werden von einzelnen Teilen nicht mehr empfangen. Diese Teile richten sich dann nach Informationen, die von anderer Seite eintreffen.

Sobald dies geschieht, beginnt ein Verfall des Organismus, der nur dann aufgehalten werden kann, wenn die richtigen Informationen wieder eintreffen und befolgt werden. Dazu ist jedoch ein Wiedererstarken des Lebensfeldes notwendig. Wie dies erreicht werden kann, ist bekannt: kurz gesagt, es ist ein Leben entsprechend dem Schöpfungsplan, ein Wiedereinordnen in das Ganze, ein Befolgen der göttlichen, der kosmischen Gesetze. Es ist die Rückkehr in den Schutz der Gesamtheit, des Ganzen, in jenes Gebiet, das verlassen wurde im Glauben, man hätte den Schutz des Ganzen nicht nötig, man sei selber stark genug. (306/4–7)

Die hochwertige Energie bildet hochwertige starke Felder. Dies ist auch der Grund, warum - wie im alten Testament erzählt - wenig weit entwickelte Menschen von der Energie der Bundeslade getötet wurden, während die geistig hochstehenden Menschen damit umgehen konnten.

Nicht jeder kann hochwertige Energie aufnehmen. Er muss vorher seine eigene Frequenz entsprechend anheben. Hochwertige Energie bewirkt hochwertige Felder, d.h. Felder, die nicht von anderen Feldern, die von minderwertigen Energien gebildet werden, geschädigt werden können. Felder aus absolut reiner Energie können von anderen Feldern überhaupt nicht beeinflusst werden. Da wir jedoch alle noch nicht jenen Grad der Entwicklung erreicht haben, müssen wir auf andere Felder - bewusst wahrnehmbare und nicht wahrnehmbare - achten. (171/21–22)

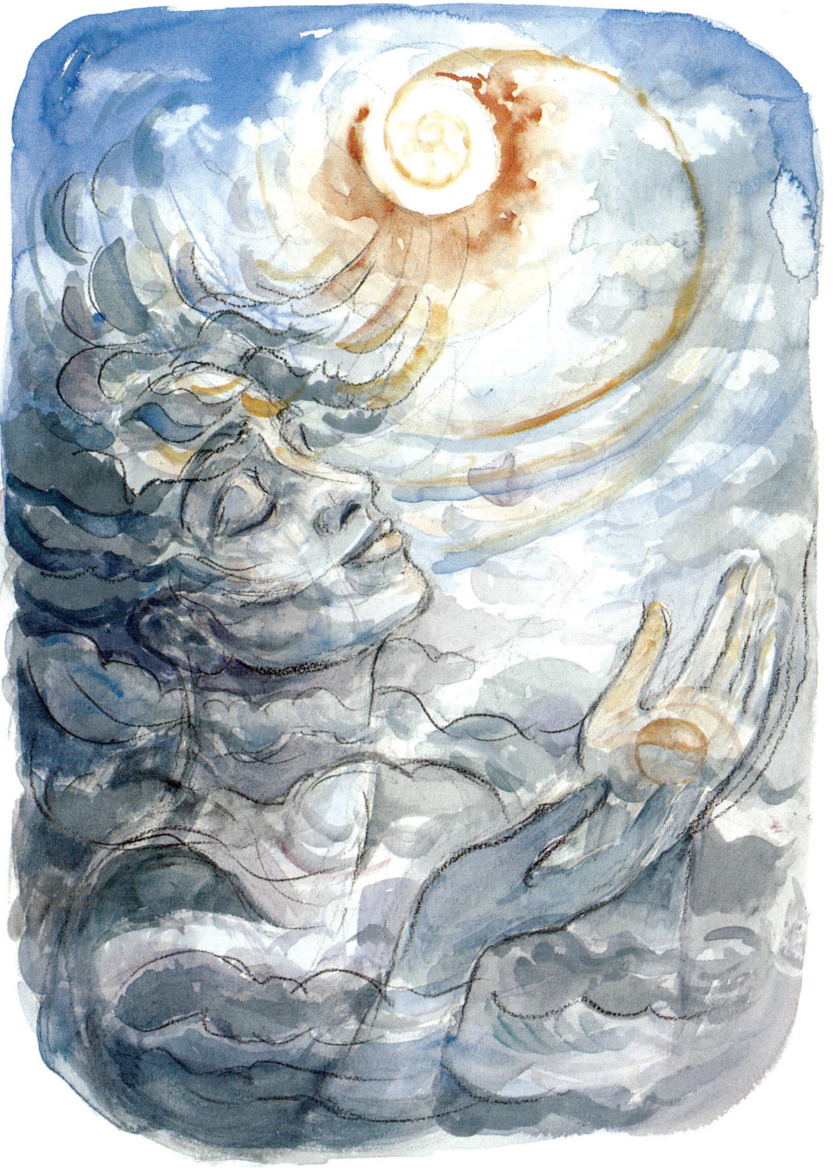

Teil 9

Heilung bedeutet Rückkehr auf den richtigen Weg

Das Sympton ist nicht die Krankheit, sondern die Stimme der Krankheit

Krankheit und Symptom sind zwei grundverschiedene Dinge. So wie der Brand und das Feuerhorn, wie ein Fliegerangriff und die Sirene, das Ertrinken und die Hilferufe usw. jeweils nicht dasselbe sind, so ist auch die Krankheit und das Symptom nicht dasselbe.

In gewissem Sinn ist das Symptom die Stimme der Krankheit. Es müsste heissen: verstehen, was das Symptom sagen will - nicht, was die Krankheit sagen will; denn Krankheit ist ein Fehlverhalten, und Heilung ist Verhaltensänderung. Das Symptom ist das Alarmzeichen, das von grösster Bedeutung ist, auf das wir hören sollen, um zu wissen, wie es um uns steht. (213/4–5)

Schmerzen sind stets ein Zeichen, dass irgend etwas falsch gemacht wird. Dieses Fehlverhalten kann psychischer oder physischer Natur sein. Man kann und soll dann sein Verhalten ändern und die Symptome beenden, so wie wir den Wecker abstellen, wenn wir aufstehen. Das Symptom hat, so wie das Rasseln des Weckers, die Aufgabe nur dann erfüllt, wenn die notwendigen Konsequenzen gezogen werden, d.h. wenn die Verhaltensänderung erfolgt. Weitere Alarmzeichen wären dann nutzlos und lästig. (087/6)

Seien wir uns immer bewusst, dass es ebenso zwecklos ist, Alarmzeichen auszuschalten, ohne die Aufgabe zu erfüllen, auf die wir durch diese Zeichen hingewiesen werden, wie den Wecker abzustellen und weiterzuschlafen. (087/10)

Symptom-Bekämpfung ist keine Heilung. Schmerz ist ein Alarmsignal und nicht eine Krankheit. Dies zu verstehen ist äusserst bedeutungsvoll für jeden Menschen, ob er es gerne hört oder nicht. Ausschalten von Alarmsignalen ohne Verhaltensänderung ist Selbstbetrug. (172/13)

Die Symptome zeigen uns jedoch nicht nur, dass wir uns zu ändern haben, sondern sie weisen auch in jene Richtung, in der wir uns nicht richtig, nicht sinnvoll bezüglich der Erfüllung der uns gestellten Aufgabe verhalten.

Es bestehen Zusammenhänge zwischen Eigenschaften, Organen und Farben. Sie können uns helfen, aufgrund der Art des Leidens resp. der Krankheit Aufschlüsse über die Art des Fehlverhaltens zu erlangen und so die Voraussetzung für eine wirkliche Heilung zu schaffen. Die Arbeit, das Verhalten entsprechend den Erkenntnissen zu verändern, muss dann erst noch geleistet werden. Erst dadurch ist ein Fortschreiten auf dem Wege zurück zu Gott, zum Heil, möglich. (127/10–11)

Die Wegweiser-Funktion des Symptoms gibt Hinweise darauf, wie das Verhalten geändert und das Symptom beseitigt werden kann. (213/7)

Die Sprache unseres Körpers ist immer symbolisch. Schmerzen und Blockaden haben eine Symbolsprache, die wir kennenlernen sollen – dann können wir auch richtig reagieren. (335/3)

Das Ausschalten von Symptomen ist keine Dauerlösung. Es kann zwar sinnvoll sein, für eine kurze Zeitspanne ein Symptom zu unterdrücken, aber nur, wenn baldmöglichst die Konsequenzen gezogen werden. Die Beseitigung von Symptomen jedoch mit Heilung (= heil werden) gleichzusetzen, ist ein Unding. Es verhindert das Fortschreiten auf dem Weg, indem es das Erkennen der notwendigen Verhaltensänderungen verhindert. (127/9)

Wir sind nicht auf dieser Erde um zu leiden, sondern wir sind hier, um zu lernen

Wenn wir uns der göttlichen Führung und Kraft öffnen, so werden wir unseren Weg finden und gehen können. Geistige und körperliche Gesundheit sind das damit verbundene Geschenk. Nutzen wir dies vermehrt.

Das Leid, das mit einer Krankheit verbunden ist, hängt zusammen mit der Bereitschaft, die Krankheit zu akzeptieren und die Konsequenzen bezüglich des Verhaltens zu ziehen. Widerstand in den Gedanken sind immer schmerzhaft. Wir müssen lernen, das Veränderbare zu ändern, wo dies notwendig ist, und das Unveränderbare zu akzeptieren. Dann werden wir uns wohl befinden und gleichzeitig fortschreiten können auf unserem Weg.

Wir müssen darauf zu achten lernen, wenn unser Wohlbefinden gestört ist, dann stimmt etwas nicht. Wir sind nicht auf dieser Erde, um zu leiden, sondern um zu lernen. Wenn wir den falschen Weg gehen, werden wir Leid erfahren, das immer grösser wird, je weiter wir uns vom rechten Weg entfernen. Dadurch sollen wir auf den richtigen Weg zurückgedrängt werden. Es hängt darum ganz von uns ab, wie gross das Leid werden muss, das notwendig ist, um dieses Ziel zu erreichen.

Wenn jemand unbelehrbar den falschen Weg erzwingen will, wird nur grosses Leid ihn zum Nachdenken und Nachgeben bringen können. Wer jedoch aufmerksam ist und bereit, die Führung zu akzeptieren, wird von grossem Leid verschont werden. Diesbezüglich feinfühlig zu werden ist, ebenso wie die Bereitschaft zu akzeptieren, nicht unbedingt leicht. Man kann dies jedoch lernen und muss dies früher oder später auch. Es ist jedoch beglückend, wenn man es gelernt hat und wohlgeführt seinen Weg gehen kann.

Die Führung will uns dazu bringen, dass wir uns auf unserem Weg weiterentwickeln; dass wir lernen, den Einfluss des Ego zu überwinden und uns dem Dienst am Ganzen hinzugeben. (433/3–7)

Wir sind hier, um zu lernen und das Gelernte umzusetzen. Wenn wir dies einmal begriffen haben, werden wir feststellen, dass dies beglückend ist. Nicht die Fehler, die wir beim Lernen begangen haben, sind von Bedeutung, sondern was wir gelernt haben. Immer wieder werden wir Prüfungen zu bestehen haben, und da wir schwache Menschen sind, werden wir auch immer wieder Rückfälle erleiden. Entscheidend ist jedoch, den Mut nicht aufzugeben.

Alles ist unendlich viel einfacher, wenn wir unser Schicksal in Gottes Hände legen und akzeptieren, dass alles, was uns gesandt wird, zu unserem Wohl ist. Dies können wir jedoch nur, wenn wir begreifen, dass allem Wirken ein höherer Plan zugrunde liegt, in den wir uns einzuordnen haben. Wir können dies freiwillig tun, indem wir uns bemühen, den Sinn des Ganzen zu erkennen und unser Leben entsprechend zu gestalten. Wir können uns jedoch auch weigern, starrköpfig bleiben. Dann werden wir mit Hilfe des Leidensdruckes - dessen Stärke wir selbst bestimmen - auf den Weg zurückgeführt. Leid ist eine Hilfe. Sie wirkt automatisch und ist nicht etwas, was Menschen anderen Menschen zufügen dürfen.

Wir können feststellen, wenn wir uns darum bemühen, wie geistiges und physisches Fehlverhalten Leid bewirken. Zwischen der Art des Fehlverhaltens und der Art des Leides besteht ein direkter Zusammenhang. Viele alte Aussprüche zeigen, dass dieses Wissen keineswegs neu ist. Ganz im Gegenteil, es wird mit den Mitteln unserer Zeit wieder neu entdeckt. (401/22–24)

Krankheit ist eine Chance, wenn wir sie wahrnehmen, grosses Leid jedoch, wenn wir stur und unbelehrbar bleiben. Es liegt in unserer Hand, wann wir begreifen wollen. Viele Menschen ziehen es vor zu leiden und machen von der Rettungsmöglichkeit keinen Gebrauch. Wer jedoch den Ausweg sucht, wird ihn auch finden. (067/3)

Die Aufgabe, während unseres Lebens zu lernen, schliesst das Recht ein, Fehler zu machen

Die christliche Lehre der Liebe wurde oft in ihr Gegenteil, in eine Lehre der Gewalt, umgewandelt. Der liebende Gott wurde als ein strafender, ein rächender Gott dargestellt. Menschen, denen es um eigene Macht, eigenen Einfluss ging, haben dies bewerkstelligt. Die «moderne» Entwicklung hat sich leider von dieser Gottesvorstellung nicht so distanziert, dass sie zur Wahrheit zurückgekehrt wäre, sondern sie wollte von Gott überhaupt nichts mehr wissen.

Wenn wir begreifen, dass wir auf dieser Welt sind um zu lernen, und daher auch das Recht haben, Fehler zu machen, dann bekommt die Aussage, dass die christliche Botschaft eine frohe Botschaft ist, auch wieder einen Sinn. Wenn wir aus unseren Fehlern lernen, dann besteht keine Ursache, uns für diese Fehler zu bestrafen. Es wird uns vergeben, wie auch wir vergeben. Christus hat dies an vielen Beispielen gezeigt. Wenn wir aber nicht bereit sind zu lernen, so wird die Hilfe des Leides notwendig sein, im Diesseits wie im Jenseits. Wir müssen bereit sein, dem andern genauso zu vergeben wie uns selbst vergeben werden soll. Dies ist auch die Konsequenz aus der Forderung, den Nächsten zu lieben wie sich selbst. (392/5–6)

Wir alle haben eine innere Führung, eine innere Stimme, ein Gewissen oder wie immer wir es nennen. Wir wissen aus Erfahrung, wie schwierig es oft ist, ihr Folge zu leisten resp. wie oft wir dazu nicht in der Lage sind. So ist es denn auch, wenn wir jemandem helfen, ihm raten wollen. Dass er das dann tut, was wir für ihn als gut und richtig betrachten, können wir nicht verlangen. Dazu kommt, dass wir nicht unbedingt immer das als gut und richtig ansehen, was es letzten Endes auch ist. Wir müssen daher das Verhalten anderer Menschen akzeptieren, auch wenn es uns als falsch erscheint resp. auch wenn es wirklich falsch ist.

Wir müssen aber auch unseren eigenen Fehlern gegenüber tolerant sein. Wir sind hier um zu lernen, und lernen schliesst das Recht ein, Fehler zu machen. Anderseits schliesst das Lernen auch ein Streben ein, keine Fehler zu machen. Enttäuscht über unser eigenes Verhalten sind wir dann, wenn wir uns vorerst täuschen, indem wir annehmen, keine Fehler zu machen. Wenn wir wissen und akzeptieren, dass wir noch fehlerhafte Menschen sind, so werden wir auch unsere Enttäuschung nicht als leidvoll erleben, sondern als ernüchternd.

Entscheidend ist, dass wir aus unseren Fehlern lernen. Wir können auch aus den Fehlern anderer Menschen lernen. Die Fehler anderer Menschen sind weder dazu da, dass wir uns darüber aufregen oder amüsieren, noch dass wir strafen oder in anderer Weise richten. Wir sollen daraus für uns selbst lernen und anderen raten, wenn sie bereit sind, solchen Rat anzunehmen. (466/11–13)

Niemand ist fehlerlos und niemand ohne Tadel, sonst wäre er nicht hier in dieser Welt. Wir sollen daher niemanden unnötig herausfordern. Jeder Mensch hat seine Mängel, und die haben wir zu respektieren; denn auch wir brauchen Toleranz, und wir sollen nicht von anderen das erwarten, was wir selbst nicht zu geben bereit sind. Wir fühlen es stets, wenn etwas nicht stimmt, und wir sollen dann ehrlich und ernsthaft in uns gehen, und nicht mit den Gefühlen anderer Menschen spielen. Wenn wir es trotzdem tun, müssen wir nicht erstaunt sein, wenn es auf uns zurückfällt. (223/3)

Wenn wir das Handeln von anderen verstehen wollen, so sollen wir es aus ihrer Situation heraus zu verstehen suchen. Auch wir haben uns schon oft so verhalten, dass wir es mit unseren jetzigen Massstäben nicht gutheissen können, und wir handeln heute in vielen Beziehungen so, wie wir es in einem späteren Zeitpunkt nicht mehr gutheissen können. Es steht uns daher nicht zu, über einen anderen Menschen zu Gericht zu sitzen. «Richtet nicht, auf dass ihr nicht gerichtet werdet.»

Dies bedeutet nun wieder nicht, dass wir alles hinzunehmen brauchen, was andere Menschen uns antun. Ganz im Gegenteil, wir haben das Recht und die Pflicht, uns da zur Wehr zu setzen, wo uns Unrecht geschieht; dies nicht zuletzt auch zum Wohl dieser anderen Menschen. (248/9)

Man fühlt es, wenn man auf dem richtigen Weg wandelt, und man fühlt es, wenn man sich von diesem Weg - mehr oder weniger stark - entfernt. Man kann aus vergangenen Fehlern lernen oder man kann sie wiederholen. Das Leben bietet immer wieder Gelegenheiten, seine individuellen Prüfungen zu bestehen. Man muss auf seine Gedanken achten und auf seine Gefühle. Wir müssen in den Versuchungen bestehen und wir können Gott um seine Hilfe bitten: «Führe uns in der Versuchung, damit wir ihr nicht erliegen.» (138/3)

Wir sollen alle Quellen nutzen, um Klarheit über die eigene Situation zu schaffen

Unter Diagnose wird hier eigentlich Selbsterkenntnis verstanden. Feststellen, wo etwas im physischen Körper nicht richtig funktioniert, ist Diagnose. Aber feststellen, wo die wirklichen Ursachen dieser Fehlfunktion liegt, dies ist der wichtigste Teil der Diagnose.

Den Schaden zu diagnostizieren, der durch ein Fehlverhalten entstanden ist, ist nicht bedeutungslos; denn dies zeigt uns nicht nur, dass in diesem oder jenem Körperteil etwas nicht stimmt, sondern es weist uns - wenn wir die Zusammenhänge kennen - auch auf die geistigen Ursachen hin. Wenn wir die Zusammenhänge kennen, können wir daraus auch die geistigen Ursachen der Fehlfunktion, der Krankheit erkennen.

Beim Erkennen dieser Zusammenhänge können uns die Farben in mehrfacher Beziehung hilfreich sein. Einerseits bestehen nämlich Beziehungen zwischen Farben und Organen, und anderseits bestehen Zusammenhänge zwischen Farben und geistigen Verhaltensweisen. Nun sind jedoch auch bereits Zusammenhänge zwischen Organen und Verhaltensweisen bekannt. Es ist also möglich, die Dreiecksbeziehung Organe-Farben-geistige Verhaltensweisen von drei Seiten her anzugehen. (370/5–7)

Solche Zusammenhänge waren schon im alten Ägypten und im alten China bekannt. Sprichwörter weisen immer wieder darauf hin. Durchgaben, die die verschiedensten Medien erhielten, machen immer wieder darauf aufmerksam, und die neuesten wissenschaftlichen Forschungen bestätigen solche Beziehungen.

Die Bedeutung der Erkenntnisse auf diesem Gebiet sind diagnostischer und therapeutischer Art. «Diagnostisch» ist hier in recht weitem Rahmen zu verstehen. Versuche an Tausenden von Patienten haben ergeben, dass die Bevorzugung einer bestimmten Farbkombination mit dem Gesundheitszustand der betreffenden Person in einer bestimmten Beziehung steht. So wählt beispielsweise der Infarktpatient eine ganz bestimmte Farbkombination, während er eine bestimmte andere stark ablehnt. Bei anderen Krankheiten kann die Auswahl gerade umgekehrt sein.

Die diagnostischen Aussagen gehen jedoch noch weiter. Sie ermöglichen zu erkennen, welche Eigenschaften, welche Verhaltensweisen einer bestimmten Farbauswahl resp. einer bestimmten Organ-Erkrankung zugrunde liegen können. Diese Selbsterkenntnis bildet eine Voraussetzung für die wirkliche Heilung, die mit einer Verhaltensänderung beginnen muss. (377/3–5)

Bei der Überwindung von Leid durch Heilung können psychophysiognomische Erkenntnisse mithelfen, die Ursache des Leidens zu erfahren, und damit zu dessen Überwindung beitragen. Wenn die erste Stufe der Heilung die Erkennung dessen ist, was uns das Leid sagen will, so können uns diese Erkenntnisse dabei einen wertvollen Dienst erweisen. Ihre Funktion ist hier dieselbe, wie die jeder anderen Methode, die uns Aussagen über unsere Charakterstruktur machen kann. «Selbsterkenntnis ist der erste Schritt zur Besserung, zur Heilung.» (237/8)

Unser Verhalten, sowohl das physische wie das geistige, wirkt sich im physischen Körper aus. Dies bleibt nicht ohne Einfluss auf unser Befinden, sowohl direkt, wie auch indirekt über die Reaktionen, die unser Aussehen bei anderen Menschen auslöst. Dies ist jedoch nicht die entscheidende Bedeutung der psychophysiognomischen Erkenntnisse. (237/4)

Der sinnvollste Einsatz dieser Kenntnisse im täglichen Leben ist zweifellos der, mit ihrer Hilfe die eigenen Schwachpunkte besser erkennen zu können. Wie das Verstehen des Leides ermöglichen diese Kenntnisse – und auch andere Kenntnisse wie beispielsweise die seriöse Astrologie – Selbsterkenntnisse, die für das Finden unseres Weges wertvoll sein können. (237/6)

Wir können auch feststellen, welche Energien in uns fliessen resp. wo Blockaden das Fliessen der Energien in uns verhindern. Das Feststellen dieser Blockaden ist Diagnose im richtigen Sinn.

Allerdings ist dies nur die eine Hälfte der wirklichen Diagnose.

Der zweite Teil - der wichtigere - ist festzustellen, warum bestimmte Energien nicht fliessen, resp. warum in bestimmten Teilen des Körpers die Energien nicht fliessen. Um dies feststellen zu können ist es notwendig, Kenntnisse über die Ursachen mangelhaften Energieflusses zu erarbeiten. Es ist dies immer die Folge bestimmter Verhaltensweisen in geistiger Beziehung. (408/3–4)

Alle Erkenntnisse, die Menschen erlangen, sind wertvoll. Je mehr Wahrheit zusammengetragen wird, desto klarer ist das Bild, das von der Wirklichkeit entsteht. Direkt oder indirekt helfen alle Erkenntnisse dazu, die bestehenden Zusammenhänge zu begreifen, zu verstehen. Sie sind daher willkommen. (237/2)

Wir sollen alle Quellen nutzen, die uns ermöglichen, Klarheit über die eigene Situation zu schaffen, und aus diesem Wissen dann auch die Konsequenzen bezüglich unseres Verhaltens ziehen. (447/15)

Therapie ist kein Eingriff von aussen, sondern ein Vorgang, der von aussen unterstützt wird

Es versteht sich von selbst, dass Therapie nicht als Eingriff von aussen zu verstehen ist, sondern als ein Vorgang, der von aussen unterstützt wird. Die eigentliche Arbeit der Verhaltensänderung muss jeder selbst vollbringen, aber er selbst und andere können dazu beitragen, dass die Bedingungen, um dieses Ziel zu erreichen, besser oder weniger gut sind. (364/2)

Häufig verschwinden die Symptome nach der Verhaltensänderung von selbst. Wenn im physischen Körper schon starke Niederschläge eingetreten sind, als Folge sehr lange andauernder energetischer Fehlversorgung, dann ist es in einem Grossteil der Fälle besser, diese Schädigungen mit Hilfe anderer Menschen zu beheben, so gut es jeweils eben möglich ist.

Es gibt aber auch Hilfen in der jenseitigen Welt, die wir anrufen können. In jedem Falle ist der Glaube für die wirkliche Heilung von Bedeutung. Letzten Endes bringt alles positive Verhalten Kräfte, die uns in jeder Situation helfen – wir müssen sie nur nutzen. (216/2–3)

Bei Fremdbehandlung ist auch bedeutungsvoll, wie sich die therapierende Person verhält, ebenso deren Charakter. Zwischen dem Therapeuten und dem zu Therapierenden muss eine gewisse Übereinstimmung vorhanden sein, um eine Harmonie zu verwirklichen.

Es ist keinesfalls so, dass es Menschen gibt, die therapieren können und solche, die es nicht können. Jeder hat in gewissem Rahmen therapeutische Fähigkeiten und sollte diese auch entwickeln. Es gibt nicht einfach Geber- und Nehmertypen, jeder ist, wenn auch in ungleichem Ausmasse, beides.

Dabei soll auch bedacht werden, dass nur der auf seinem Wege weiterschreiten, also heiler werden kann, der mithilft, dass auch andere Wesen ihren Weg gehen, also heiler werden können. Wir können Gott dienen, indem wir dem Einzelnen dienen. Dem

Einzelnen dienen bedeutet, ihm zu helfen, zum Ganzen zurückzufinden.

Alles, was also andern Wesen zur Rückkehr zum Ganzen verhilft, ist Dienst am Ganzen, an Gott. Was diesem Ziel nicht dient, ist auch kein Dienst am Ganzen, an Gott. Daher ist zu beachten, dass nicht alle Mittel angewendet werden dürfen, um dieses Ziel zu erreichen. Die Freiheit des Menschen ist unter allen Umständen zu wahren, denn jeder muss sich aus freiem Willen entscheiden können, welchen Weg er einschlagen will. Deshalb gibt es nur die beiden Möglichkeiten der Hilfe: Vorbild sein und Rat geben, wo solcher erwünscht ist.

Ausserdem haben wir die Möglichkeit mitzuwirken, dass die Umwelt so gestaltet wird, dass sie der Rückfindung, der Heilung förderlich ist: Gerechtigkeit, Reinheit, Schönheit, Harmonie, Weisheit und vor allem die Liebe sind Wörter, die Ziele bezeichnen, die wir alle einzeln oder gemeinsam anstreben sollen, um zur Gesundung, Heilwerdung des Ganzen beizutragen. (378/12-16)

Wenn wir unsere Energie aufs Gute konzentrieren, andern zu helfen, im Sinne des Schöpfungsplanes zu arbeiten oder Wahrheit zu suchen, so wird für die verbrauchte Energie stets reichlich Ersatz nachfliessen. Dies ist insbesondere auch dann der Fall, wenn wir auf einen anderen Menschen Energie übertragen, um ihm Heilung zu vermitteln. (073/2)

Wenn wir nicht vergessen, dass es Aufgabe der Krankheit ist, uns auf Fehler aufmerksam zu machen, Fehler im Denken und Handeln, so werden wir auch stets bedenken, das Heilen nur einen Sinn hat, wenn sich der Mensch auch ändert. Sonst ist niemandem wirklich - im Sinne der göttlichen Liebe - gedient. (078/7)

Wahre Heilung bedeutet nicht, die Schulmedizin durch Naturheilverfahren oder Geistheilung ersetzen zu wollen, wobei der Patient unverändert der passive Empfänger der «Heilung» darstellt, sondern: Jeder kann nur sich selber heilen! Er hat dabei aber Hilfen zur Verfügung, die er annehmen darf und soll. (172/15)

Farben können in verschiedenster Art und Weise eingesetzt werden, um die Heilung zu unterstützen. Die Bedeutung liegt dabei beim Wort «unterstützen». Es gibt Therapeuten, die glauben, mit Farben allein wäre eine Heilung zu erreichen. Dabei können sie nur Schiffbruch erleiden. Das Entscheidende ist die Verhaltensänderung.

Die Farbtherapie unterstützt die Heilung, wobei sie durch Bestrahlung, durch Auflegen von farbigen Materialien auf gewissen Punkten oder durch farbige Zimmer, wie dies im alten Ägypten der Fall war, erfolgen kann. Auch die Behandlung mit Kristallen und mit bestimmten Blütenauszügen gehören zur Farbtherapie. Ausserdem müssen die Farben nicht zwingend vorhanden sein; auch sie sich vorstellen, imaginieren, kann die Heilung unterstützen. (377/6–7)

Wirkliche Heilung bedeutet Änderung des Verhaltens im Sinn der geistigen Gesetze

Jeder Mensch muss sich selbst heilen. Die Farben können ihm dabei als Hilfsmittel dienen, so wie es auch andere Hilfsmittel gibt: Medikamente, Töne, Steine, Pflanzen, ja auch Tiere und Menschen.

Dazu kommen natürlich noch die Hilfen aus der jenseitigen Welt. Aber es ist wichtig, immer wieder darauf aufmerksam zu machen, dass wirkliche Heilung - Heilwerdung - eine Handlung ist, die jeder selber vollbringen muss. Es ist eine Änderung des Verhaltens, die im Denken ihren Ausgang nehmen muss. (370/8–9)

Die notwendige Verhaltensänderung, um Krankheit und Leid auszuweichen, ist Kernpunkt jeder Religion, die ihre Aufgabe richtig begriffen hat.

Die wirkliche Heilung kann erst dann einsetzen, wenn die Ursache des Leidens behoben ist. Sowenig es sinnvoll ist, einen Schlauch füllen zu wollen, bevor das Loch darin geflickt ist, oder eine Wunde am Fuss zu behandeln, solange der Nagel im Schuh nicht entfernt ist, sowenig hat es einen Sinn, irgendwelche Krankheiten behandeln zu wollen, bevor die Ursache behoben ist. Für die Nichtanerkennung dieser Tatsache bezahlen wir in der Gegenwart einen hohen Preis, nicht nur finanziell. (127/7–8)

Heilung, heil werden, bedeutet Rückkehr auf den richtigen Weg. Es bedeutet nicht, ein absolut fehlerloses Leben zu führen. Immer wieder werden wir Fehler machen, solange wir auf dieser Erde wandeln. Es wurde schon früher gesagt, wir gehen alle den Weg der Ameisen, in einer gewissen Spannbreite hin und her, aber bei alledem in eine bestimmte Richtung. Wenn diese Richtung stimmt, dann ist alles gut, wenn sie nicht stimmt, dann werden automatisch jene Hilfen ausgelöst, die wir als Leid kennen und die wir erkennen und verstehen sollten, wenn wir unser Ziel erreichen wollen. (172/9)

Krankheit kann physischen Ursprungs oder geistigen Ursprungs sein. Geistig bedingte Krankheiten können nicht behoben werden, wenn die geistigen Ursachen nicht behoben werden, und dies ist eine Arbeit, die jeder selber leisten muss. Natürlich können Menschen sich dabei gegenseitig helfen, und es gibt die Hilfe aus der jenseitigen Welt, die wir erbitten können.

Krankheiten, deren Ursachen physischer Art sind, können dadurch behoben werden, dass die physischen Ursachen beseitigt werden. Ob, wie und wieweit Schäden, die bereits im physischen Körper entstanden sind, behoben werden können, muss dabei besonders untersucht werden. (428/9–10)

Ein Verfall des Organismus kann nur dann aufgehalten werden, wenn die richtigen Informationen wieder eintreffen und befolgt werden. Dazu ist jedoch ein Wiedererstarken des Lebensfeldes notwendig. Wie dies erreicht werden kann, ist bekannt. Kurz gesagt, es ist ein Leben entsprechend dem Schöpfungsplan, ein Wiedereinordnen in das Ganze, ein Befolgen der göttlichen, der kosmischen Gesetze. Es ist die Rückkehr in den Schutz der Gesamtheit, des Ganzen, in jenes Gebiet, das verlassen wurde im Glauben, man hätte den Schutz des Ganzen nicht notwendig, man sei selber stark genug. (306/7)

Gelingt es uns, die geistig-seelische Ursache zu beheben, dann wird auch die Blockade im physischen Körper, unserem Testgerät, nicht weiter anhalten. Was aber schon geschädigt ist, bleibt es auch. Es ist daher nicht gleichgültig, wie lange wir zuwarten, bis wir uns aufraffen und die Störungen beseitigen, die sich auf den geistig-seelischen, wie auch auf den physischen Teil unseres Wesens auswirken. (453/10)

Sünde bedeutet die Absonderung vom Ganzen und von seinen Teilen

Der Geist ist das Licht in uns und auch in unserem Nächsten. Dieses Licht muss befreit werden. Jede Handlung, die dies erschwert, ist eine Sünde wider den Geist.

Wer eine Mauer um das Feuer baut, indem er das Licht leugnet, es nicht sich darbieten und leuchten lässt, der sündigt wider den Geist. Er wird Kälte verbreiten, das Licht zu erlöschen suchen, damit es die eigenen Verlangen nicht hemme, seine Machtgier, seine Herrschsucht, seinen Gottähnlichkeitswahn. Er glaubt, er wäre das Licht, nicht das Licht wäre in ihm. Er glaubt, das was seine Triebe ihn zu tun veranlassen, sei Gottes Wille. Er ist blind seiner eigenen Bedeutung gegenüber.

Der eigene Wille ist nicht Gottes Wille. Wer sich gegen den Willen Gottes auflehnt, wer den eigenen Willen an die Stelle des Willen Gottes setzt, wird es büssen müssen. Jeder hat die Mittel, sich selbst zu hinterfragen, in wessen Willen er handelt. Wenn er diesen Gedanken flieht, weiss er auch schon, wessen Willen er folgt. Wer den anderen nach dem eigenen Willen unterdrückt, tut sich und diesem Unrecht. Der andere muss dem Willen seines Lichtes folgen. Sünde gegen den Geist ist die Nichtanerkennung des Willen Gottes, wie er sich in jedem von uns dokumentiert. Er allein darf unser Wegweiser sein. (004/7–9)

Wenn wir unsere Mitmenschen und auch andere Teile der Schöpfung als Wesen betrachten, die mit uns nichts zu tun haben, sie sogar als unsere Konkurrenten, unsere Gegner betrachten oder als Mittel, die dazu da sind, die Ansprüche unseres Egos zu befriedigen, so werden unsere Gedanken und Gefühle kaum beglücken. Neid, Hass, Eifersucht und andere negative Gefühle werden uns beherrschen und unserem Wohlbefinden im Diesseits ebenso im Wege stehen, wie unserer geistigen Entwicklung. (471/10)

Die Eigenschaft, anderen Teilen dieser Schöpfung nicht das zugestehen zu wollen, was ihnen zukommt, mehr für sich zu wollen, als für die Anderen, bezeichnen wir als Geiz. Der geizige Mensch versucht, für sich Schätze anzusammeln, die bei einer gerechten Verteilung ihm nicht zustehen würden. Er ist auch nicht bereit, freiwillig von seinen Gütern andern zu geben, die solche benötigen würden.

Eng verwandt mit dem Geiz ist auch der Neid. Der neidische Mensch missgönnt anderen Menschen ihren Besitz an Gütern. Eine Sonderform des Neides ist die Eifersucht. Hier wird der «Besitz» eines Menschen angestrebt, der mit einem anderen Menschen zusammen ist.

Der Neid steht oft mit dem Geiz eines anderen Menschen in Beziehung. Materielle Ungerechtigkeit kann daher den geistigen Fortschritt beider Gruppen von Menschen erschweren, denjenigen die zuviel und denjenigen die zuwenig besitzen. (419/4–6)

Auch Zorn kann mit Geiz und Neid in Zusammenhang stehen. Er kann aber ebensogut von diesen Eigenschaften unabhängig bestehen oder bei Geiz und Neid fehlen. Er ist daher eine Eigenschaft, die mit anderen verbunden sein kann, aber im Prinzip eine eigene ist.

Zorn ist eine Form der Erregung, die sich meist in bestimmten Verhaltensweisen äussert, wie z.B. in lautem Sprechen, Drohgebärden und gegebenenfalls auch Gewaltanwendungen gegenüber Menschen, Tieren, Pflanzen oder anderer Materie.

Als Ausschweifung bezeichnet man den Wunsch, Bedürfnisse in einem Ausmass zu befriedigen, das als suchtartig zu betrachten ist. Eine Befriedigung ist dabei stets nur extrem kurzfristig möglich. Diese missbräuchlichen Befriedigungsversuche können die Sexualität betreffen, aber auch andere Bedürfnisse, wie beispielsweise Essen und Trinken.

Die im Zusammenhang mit der Wut bereits erwähnte Gewaltanwendung ist ebenfalls eine selbständige Eigenschaft. Sie kann kaltblütig oder nur im Zustand der Erregung angewandt werden. Gewalt ist der Versuch, mittels Zwang seine Ziele zu erreichen, der Versuch, Macht über andere Menschen zu erlangen.

Eine weitere Eigenschaft, die sich auf unsere Beziehung zu den Mitgeschöpfen bezieht, ist der Stolz. Er äussert sich in den Verhaltensweisen oft weniger auffällig als andere Eigenschaften. Der stolze Mensch versucht sich jedoch auch äusserlich von anderen Menschen abzuheben durch besseres Aussehen, ob echt oder vorgetäuscht. Eine stolze Person wird sich auch im Reden und Verhalten von anderen Personen abzuheben versuchen.

Natürlich kann auch Stolz mit anderen Eigenschaften verbunden sein, die sich auf die Beziehung zu anderen Menschen beziehen. (419/8–13)

Die Kirche spricht von sieben Todsünden. Diese Bezeichnung ist insofern berechtigt, als sie über den Tod hinaus wirken. Wenn wir Zorn, Hass, Neid usw. nicht in diesem Leben überwinden lernen, so nehmen wir sie mit in die jenseitige Welt. Sie können dort – wie auch im diesseitigen Leben – unsere Gefühle derart schmerzhaft werden lassen, dass für sie der Name Höllenqualen zutreffend ist. Wie bereits in unserem gegenwärtigen Leben, will uns dieses Leid helfen zu verstehen. Es ist nicht Strafe, sondern Lernprozess, und es dauert auch nicht ewig, sondern bis zu jenem Zeitpunkt, in dem wir begreifen und unser Verhalten ändern – in diesem oder in einem späteren Leben.

Himmel und Hölle sind Zustände, nicht Orte, die wir erleben können im Hier und Jetzt, sowohl im Alltag, im Traum, in Fieberphantasien. Sie finden immer in unserem geistig-seelischen Bereich statt. Wir haben die Mittel, frei zu wählen. Wir können sie nutzen oder nicht. Alles dient dem Ziel, dass wir auf unserem Weg fortschreiten können und zurückkehren zum Ausgangspunkt, zu Gott. (453/11–12)

Das Ganze und alle seine Teile lieben, ist der Weg aus Krankheit und Leid

Tugenden sind Eigenschaften, die im Gegensatz stehen zu jenen anderen, die wir unter dem Namen «Sünden» kennen. Während Sünden mit Absonderung, Trennung zu tun haben, haben Tugenden mit Vereinigung, Zusammenschluss zu tun. Der Entwicklungsweg führt vom Einzelnen, Abgetrennten, zum Ganzen. Sünde, Absonderung steht daher der Entwicklung im Weg, Tugenden sind ihr förderlich.

Beide beziehen sich jedoch auf unsere Beziehung zu Gott und zu den anderen Teilen der Schöpfung, zu den Mitmenschen, Tieren, Pflanzen, Erde, Wasser, Feuer und Luft. Unser geistiges und physisches Verhalten beeinflusst unsere eigene Entwicklung und die Entwicklung des Ganzen. Es ist der Wiedervereinigung förderlich oder hinderlich.

Die Namen der Tugenden sind weniger bekannt als die Namen der Sünden. Geiz, Neid, Stolz, Zorn usw. sind bekanntere Namen als Bescheidenheit, Friedfertigkeit, Toleranz, Sanftmut, Anspruchslosigkeit oder Grosszügigkeit.

Kleinmut und Grossmut, Intoleranz und Toleranz, Unbeherrschtheit und Selbstbeherrschung sind Gegensatzpaare, aber auch Ungeduld und Geduld, Unreinheit und Reinheit usw. Das bedeutendste Gegensatzpaar ist jedoch Liebe und Egoismus. Liebe ist alles, was der Vereinigung des Ganzen förderlich ist, Egoismus ist alles, was ihr hinderlich ist. Es sind die beiden Überbegriffe, die alle Tugenden resp. alle Sünden einschliessen. (475/2–4)

So wie wir sagen, dass Weiss alle anderen Farben enthalte, so können wir auch sagen, dass Liebe alle anderen Tugenden enthalte. Es ist leicht verständlich, wenn man sich dafür interessiert und sich darum bemüht, dass Liebe undenkbar ist, wenn beispielsweise anderen Teilen der Schöpfung ihr Anteil missgönnt oder gar vorenthalten wird, indem für den eigenen Bedarf mehr genommen wird, als für sich notwendig und für die Gesamtheit tragbar ist.

Gott dienen heisst dem Ganzen dienen. Dies bedeutet, einerseits allen Teilen des Ganzen zu dienen und anderseits in allen Formen, allen Aspekten dem Ganzen, resp. seinen Teilen zu dienen.

Diese Formen der Liebe, des Dienens sollen wir kennenlernen und studieren. Es sind die sogenannten Tugenden. Sie stehen im Zusammenhang mit den einzelnen Farben, den Meridianen, den Chakren. Sie zu kennen ist eine wesentliche Voraussetzung für das Erkennen und Gehen des Weges, des Erkennens und Befolgens der Gesetze. (462/8–10)

Alle Tugenden stehen in einem Zusammenhang. Ihnen allen ist eine Farbe zugeordnet, und die Summe dieser Farben ist das weisse Licht, es enthält alle Farben.

Die Summe der Tugenden ist die Liebe. Wenn wir verstanden haben, wenn wir erkannt haben, dann werden wir feststellen, dass alles Eins ist, dass alles zusammenhängt. Wir werden dem Ganzen dienen, jedem Teil dienen. Dies ist die Liebe. Sie ist das Gegenstück zum weissen Licht. Sie enthält alle anderen Tugenden, so wie das weisse Licht alle anderen Farben enthält.

Licht ist Liebe, und Liebe ist Licht. Daher erzählen Menschen, die hohe geistige Erlebnisse haben dürfen, von wunderbaren Farben. Es sind die Tugenden, die Aspekte der Liebe. Wir sollen sie alle zu pflegen suchen. Sie sind die Voraussetzung, um das Ganze, das Vollkommene zu erreichen, das Licht, die Liebe. (463/12–14)

Es sind alle die Tugenden, die wir anwenden, die uns und andere gleichzeitig auf dem Wege vorwärtsbringen: Einsatz für Gerechtigkeit, Trost für die Behinderten, Vorbild oder Rat für die Suchenden, Nahrung für die Hungernden, Verständnis für Irrungen usw. (449/4)

Diese Tugenden sind zugleich die Quellen der höchsten Form der Lebenskraft. Sie wirken sich auf den geistigen Körper ebenso aus, wie auf den physischen. (089/7)

Es sind immer dieselben Eigenschaften, die wir entwickeln müssen zum eigenen Wohl und zum Wohl unserer Mitmenschen:

Demut - das heisst das Akzeptieren eines höheren Willens. Dies schliesst ein, sich gegen diesen Willen nicht auflehnen und damit, sich Leid ersparen.

Disziplin - dies meint disziplinierte Arbeit beim Suchen und Gehen des Weges. Sie schliesst ein: die ständige Aufmerksamkeit, die Kontrolle der eigenen Gedanken und die Überwindung der Trägheit im Geistigen wie im Physischen. Disziplin schliesst jedoch auch ein: die notwendige Ruhe, die Entspannung sowohl in der geistigen wie in der körperlichen Aktivität.

Toleranz - also das Hinnehmen anderer Meinungen und das Ziehenlassen von Menschen auf Irrwegen, ist eigentlich eine Folge aus der Demut, dem Akzeptieren eines höheren Willens, des Willen Gottes.

Liebe - dies schliesst alle Tätigkeiten ein, die das Gehen des Weges für andere Menschen erleichtert. Dazu gehört das Arbeiten für Wahrheit und Gerechtigkeit aus der richtigen Motivation. Wir müssen stets darauf achten, dass dabei nicht Interessen des Ego sich einschleichen, der Wunsch nach Macht, Besitz oder anderen Vorteilen. Viele Menschen haben sich schon in guter Absicht für ein Ziel eingesetzt und dasselbe dann immer mehr aus den Augen verloren.

Wachsamkeit - sie ist beständig notwendig, wenn wir irgendwelche Aktivitäten - sei es in Gedanken oder Taten - ausüben. Wir sind stets in Gefahr abzugleiten, vom ursprünglichen Ziel wegzukommen, wenn wir nicht aufmerksam sind.

Bitten wir um göttliche Hilfe, dass wir diese Eigenschaften entfalten können, und bemühen wir uns darum. (433/10–16)

Seinen Platz im Ganzen einnehmen, führt zu Gesundheit und geistigem Fortschritt

Wenn wir begreifen, dass alles eins ist, so haben wir die grösste Erkenntnis erlangt, derer ein Mensch fähig ist. Etwas begreifen heisst, es nicht nur als Gedankenkonstruktion zu akzeptieren, sondern auch danach zu handeln. Begreifen, dass alles eins ist, bedeutet daher, entsprechend zu handeln. Mit anderen Worten: wer begreift, dass alles eins ist, kann keinem Teil des Ganzen Schaden in irgendeiner Weise zufügen. Dies bedeutet nicht nur, es nicht zu behindern beim Gehen seines Weges, sondern auch, es dabei zu unterstützen mit all den Mitteln, die angebracht sind. Dazu gehört einerseits Hilfe beim Suchen des Weges durch Vorbild sein und Rat geben, wo dies erwünscht, und anderseits auch Hilfe beim Aufbau einer Ordnung, die dem Fortschreiten der Menschen möglichst wenig Hindernisse in den Weg legt.

Es geht also auch darum mitzuhelfen, Ungerechtigkeiten zu erkennen und zu verhindern. Dies bedeutet, sich dafür einzusetzen, dass die Benachteiligungen von Minderheiten und von Schwächeren immer mehr reduziert werden und nach Möglichkeit verschwinden. Es betrifft dies Menschen anderer Hautfarbe, anderer Gegenden, anderer sozialer Klassen, anderen Geschlechts, anderen Glaubens oder anderer Generationen. Es betrifft jedoch auch andere Lebewesen, Pflanzen und Tiere.

Wenn beispielsweise extreme soziale Gegensätze, Streitigkeiten zwischen Gruppen von Menschen oder unwürdige Zustände bei den Tieren bestehen, sind dies Voraussetzungen, die dem Fortschritt der Menschen in mehrfacher Beziehung Hindernisse in den Weg legen. Die Gedanken der Menschen werden dann in eine Richtung gelenkt, die der geistigen Entwicklung zuwiderläuft.

Dies führt zu Stauungen im Entwicklungsfluss, die sich ausdehnen und immer mehr Teile in Mitleidenschaft ziehen können, die ursprünglich damit nicht in Verbindung standen. Stauungen können nur da entstehen, wo jeder Teil unabhängig von den anderen Teilen, unabhängig vom Ganzen, seine Interessen wahrnimmt. Alle leidvollen Elemente sind die Folge der Trennung. Wut, Eifersucht, Neid, Geiz usw. sind nur da möglich, wo sich die einzelnen Teile nicht als Teile eines Ganzen verstehen. Trennung, Absonderung bedeutet Leid, Sünde. Sünde hängt zusammen mit Absonderung. Sünde gegenüber dem Nächsten bedeutet daher Absonderung vom Nächsten, Trennung vom Ganzen.

Wer sich als Teil des Ganzen begreift, begreift sich auch als Teil Gottes; denn Gott ist das Ganze, nichts kann sein ausserhalb Gottes. Alles ist stets verbunden mit Gott, mit dem Ganzen, durch die Kraft, die stets fliesst und die bezweckt, das Ganze auch wieder zu vereinigen, die Frequenz jedes Teiles wieder zu erhöhen. Nur was dieselbe Frequenz hat, kann vereinigt werden. Abtrennung vom Ganzen bedeutet, sich dieser Kraft zu verschliessen. Dadurch wird ein Fortschreiten verhindert. Trennung bringt Leid, und Leid schafft die Voraussetzung für die Umkehr.

Trennung bedeutet jedoch nicht nur Trennung von den anderen Teilen, sondern auch Trennung vom Ganzen, von Gott. Das Ganze ist mehr als die Summe seiner Teile. Das Ganze hat auch eine Struktur, eine Ordnung. Wir können dies vergleichen mit einer Fabrik. Wenn alle Menschen dieser Fabrik sich irgendwo versammeln, so sind es dieselben Menschen, wie wenn sie in der Fabrik arbeiten. Aber dort bilden sie eine Gesamtheit, die in der Lage ist, etwas zu schaffen, weil jeder an seinem Platz seinen Teil zum Gelingen des Ganzen beiträgt.

So ist es auch mit den Zellen des Körpers. Nur weil jede an ihrem Platz ihren Teil beiträgt, kann der Mensch leben, als Organismus funktionieren. Wenn die Zellen beginnen, die Interessen des Ganzen zu vernachlässigen und aus der Ordnung auszubrechen, so beginnt der Zerfall des Ganzen: Krebs.

Auch die ganze Schöpfung ist ein Zusammenspiel ihrer verschiedenen Teile. Wenn ein Teil der Schöpfung – die Luft, das Wasser, die Erde, die Pflanzen, die Tiere – geschädigt wird, so bleibt dies nicht ohne Folgen für die anderen Teile. Dies wirklich begreifen kann nicht ohne Auswirkungen auf das Verhalten bleiben.

Zu begreifen, dass die Schöpfung ein Ganzes ist, bedeutet auch, seinen eigenen Platz in diesem Ganzen zu suchen und auszufüllen versuchen. Einordnen ins Ganze bedeutet, seine eigenen Pläne denen des Ganzen zu unterordnen. Dies ist dann gut, wenn der Plan des Ganzen gut ist. Vertrauen zu Gott, zum Ganzen bedeutet auch Vertrauen in den ganzen Plan, in den Schöpfungsplan. Wenn wir uns unserer Bedeutung im Verhältnis zum Ganzen bewusst werden, so wird uns bewusst, dass wir wenig Chancen haben, uns gegen den Plan des Ganzen aufzulehnen.
Wenn wir jedoch den Plan des Ganzen zu erkennen trachten, in seiner unermesslichen Grösse und Genauigkeit, so werden wir uns auch bewusst, dass dieser Plan gut ist, unvergleichbar mit allem, was Menschen schaffen können, die zudem nur Teile dieser Schöpfung sind. Einordnung in die Schöpfung bedeutet auch Unterordnung unter den Plan des Schöpfers, vertrauensvolle Hingabe dem Schöpfer gegenüber; anerkennen, dass es noch etwas gibt, das über uns steht und dessen Willen wir respektieren sollen, zu unserem Wohl und zum Wohl des Ganzen.

Wenn wir dies begreifen, wirklich begreifen, so ist dies das grösste Glück, das wir erreichen können. Es bedeutet, dass wir bei allem, was uns widerfährt, wissen, dass es zu unserem Wohle ist, unserem Fortschritt, unserer Entwicklung zuträglich ist, auch wenn wir es im Moment noch nicht verstehen. Dieses Vertrauen ist das Gegenstück zur Angst.
Wo wahres Vertrauen vorhanden ist, bleibt kein Platz für Angst, und wo dieses Vertrauen fehlt, da manifestiert sich Angst. (349/2–17)

Die wirkliche Erkenntnis, dass alles ein Ganzes ist, in das wir uns einordnen müssen, verschont uns daher nicht nur von schlechten Gefühlen gegenüber den Mitgeschöpfen, sondern auch vor dem leidvollen Gefühl der Angst, durch das Vertrauen zum Schöpfer.

Der Ratschlag, den Schöpfer über alles zu ehren – indem wir uns in seine Ordnung einfügen – und die übrigen Teile der Schöpfung zu lieben wie sich selbst, will uns daher nicht einen Weg des Leides empfehlen, sondern einen Weg zum Glück, den einzigen Weg zum Glück. (349/20–21)

Wir können feststellen, dass wir alle Teile eines Ganzen sind, des Ganzen

Alles ist eins, alles gehört zusammen, alles sind Teile des Einen, des Ganzen. Wir kennen diese Aussage, und doch begegnen wir im Leben so vielen Gegensätzen, die diese Aussage zu widerlegen scheinen. Wie können wir denn diese Aussage glauben, verstehen?

Betrachten wir vorerst den physischen Körper. Wir wissen einerseits, dass er aufgebaut ist aus Milliarden von Zellen, von denen in jeder Sekunde eine unzählbare Menge eingeht und durch neue Zellen ersetzt wird. Was ist also unser Körper? Es ist dies ein Begriff, der im Zeitenverlauf ändert. Man hat errechnet, dass alle sieben Jahre alle Zellen des Körpers durch neue ersetzt werden. Demnach wäre alles, was vor sieben Jahren unser Körper war, heute nicht mehr unser Körper, und was heute unser Körper ist, wird in sieben Jahren nicht mehr unser Körper sein.

Wer die Existenz eines ewigen Geistkörpers leugnet, für den könnte es auch keinen Menschen geben, der eine Verantwortung dafür trägt, was vor sieben Jahren geschehen ist. Es wäre beispielsweise sinnlos, einen Verurteilten länger als sieben Jahre einzusperren, denn der Mensch hätte mit jenem, der eine Tat begangen hat, ja nichts mehr gemeinsam.

Anderseits wird der physische Körper aus Pflanzen und Tieren aufgebaut und auch aus Wasser. Wenn also nicht eine geistige Grundlage besteht, die von ewiger Dauer ist, so ist der Mensch neben Wasser einfach Tier oder Pflanze, der eine etwas mehr Tier, der andere etwas mehr Pflanze, je nach seinen Ernährungsgewohnheiten.

Wenn man also nur den materiellen Teil des Menschen betrachtet, so stellen wir fest, dass alles eins ist, insbesondere wenn man bedenkt, was aus dem physischen Körper nach seinem Tod wird; er geht in seiner Umwelt unter. Er verschwindet wieder unauffindbar im Rest der Schöpfung. Der Unterschied zum Schneemann ist beim physischen Körper relativ klein, der grösste Unterschied besteht in der Zeitdauer; aber beides wird aus der Umwelt aufgebaut und verschwindet darin auch wieder.

Wir haben aus diesen Ausführungen gesehen, dass diese Aussage, dass alles eins ist, in der materiellen Welt sehr leicht nachzuvollziehen ist. Wir erleben dasselbe dort auch bei den Pflanzen, den Tieren, den Gebäuden usw. immer wieder, wobei die Rhythmen des Entstehens und des Vergehens recht unterschiedlich sein können, wenn wir beispielsweise an die Eintagsfliege und die Pyramiden denken. Aber nichts wird dem «Zahn der Zeit» widerstehen können. Wir haben auch gesehen, dass das Verleugnen eines Geistkörpers, der den physischen Körper überdauert, zu recht eigentümlichen Konsequenzen führen würde.

Vorgänge in der geistigen Welt können wir nicht in derselben Weise nachprüfen, wie jene in der physischen Welt. Dies ist durch unsere beschränkte Wahrnehmungsfähigkeit im physischen Körper bedingt; damit haben wir uns abzufinden.

Wenn wir über ein Gebiet, das wir nicht in unserer «wissenschaftlichen» Weise nachprüfen können, Aussagen machen möchten, so bleibt uns - wie dem Richter, dem der «Beweis» fehlt - nichts anderes übrig, als jene Indizien zu sammeln, die uns zur Verfügung stehen.

Da wären einerseits die Konsequenzen aus den Erkenntnissen der Naturwissenschaften. So wissen wir, dass sich feste Stoffe nicht in derselben Weise durchdringen können, wie dies flüssige oder gar gasförmige tun können. Je «feinstofflicher» etwas ist, desto stärker ist es durchdringbar.

Je weiter die moderne Physik in den Mikrokosmos vordringt, desto mehr erkennt man nicht nur, dass Materie gemäss unseren Vorstellungen gar nicht existiert, sondern nur eine Form der Energie darstellt und dass diese Energie unfassbar ist. Ihre «Bauteile» entstehen und zerfallen in Zeitepochen, die so unendlich klein sind, dass sie nur noch mathematisch darstellbar sind.

Es wäre müssig, den physischen Eigenschaften des Geistkörpers nachspüren zu wollen, aber wir können uns vorstellen, dass sie auf der Skala der Schwingungen mit Sicherheit auf dem der Materie entgegengesetzten Ende liegen müssen.

Wenn wir bedenken, dass sich bereits Kurzwellen gegenseitig durchdringen - wir leben ja in einem chaotischen Wirrwarr von technisch erzeugten Wellen der verschiedensten Frequenzen - so können wir uns auch vorstellen, dass Verflechtungen in der sogenannten geistigen Welt stärker als in der materiellen Welt sein müssen.

Wenn wir uns auf dem Gebiet weiter vorwärts bewegen wollen, auf dem uns die Wissenschaft nicht mehr begleiten kann, so bleibt nur die Möglichkeit, die «wissenschaftlich nicht beglaubigten» Aussagen zur Kenntnis zu nehmen. Wenn wir dabei berücksichtigen, dass die Erkenntnis der modernen Wissenschaft, wonach alles Energie ist und alles schwingt und dass die Materie in der Weise, wie wir sie erleben, gar nicht existiert, schon vor Jahrtausenden aus anderer Quelle gemacht wurde, so besteht eigentlich kaum ein Grund, gegenüber den Aussagen aus diesen Quellen allzu misstrauisch zu sein.

Diese Quellen lehren uns seit ältesten Zeiten, dass alles aus einer Ur-Energie ausgegangen ist und dahin auch wieder zurückkehren wird nach Zeiten. So wie der Wassertropfen für eine kurze Zeitspanne seiner Existenz getrennt ist vom Allwasser, so ist auch der Geistkörper für eine kurze Zeitspanne getrennt vom Ganzen, mit dem er wieder vereinigt werden wird.

Natürlich können die Quellen, aus denen diese Informationen stammen, nicht mit unseren, für die materielle Welt geschaffenen Geräten überprüft werden. Aber wir haben die Möglichkeit, die Aussage in anderer Weise nachzuprüfen. Es sind uns Verstand und Gefühl gegeben. Mit ihrer Hilfe können wir feststellen, dass jene Menschen, die freiwillig bereit sind, dem Ganzen zu dienen, den Mitmenschen, den Tieren, den Pflanzen, der ganzen Schöpfung, geistig und körperlich gesünder sind als jene, die all dies nur als Hilfsmittel zur Befriedigung ihres eigenen Ego betrachten.

Jeder Mensch hat die Möglichkeit, dies unendliche Male nachzuprüfen. Es beginnt bereits beim verliebten Menschen, der einen anderen glücklich machen will und geht weiter bei den Eltern, die ihrem Kind Liebe schenken, bis zu jenen Menschen, die eine endlose Quelle von Liebe und Trost darstellen und so, dem Schöpfungsplan dienend, mithelfen, dass jeder seinen eigenen Weg gehen kann.

Der Dienst am Ganzen ist, soweit er frei von egoistischen Motiven ist, die höchste Stufe, die ein Mensch in seinem irdischen Dasein erreichen kann - und die rücksichtslose Ausbeutung von allem ist die primitivste Stufe des menschlichen Daseins. Jeder hat diese primitivste Stufe zu überwinden und die höchste Stufe zu erreichen, dem Ganzen zu dienen, Gott zu dienen; denn Gott ist das Ganze, das Allumfassende. Aus ihm ist alles ausgegangen, und zu ihm wird alles zurückkehren.

Dies ist der Weg der Schöpfung, von der wir ein kleiner Teil sind, der sich in diese Gesetzmässigkeiten einzuordnen hat, freiwillig oder mit Hilfe des Leides, wobei er dessen Mass selber wählen kann.

Es ist die Aufgabe jedes Menschen, mitzuhelfen, dass die anderen Wesen dieser Schöpfung auch ihren Weg gehen können, indem man ihnen keine Schwierigkeiten in den Weg legt, Rat gibt, falls sie solchen wünschen - und im übrigen durch die eigene Lebensführung als Vorbild wirkt. Dies ist unser aller Aufgabe. (327/2-20)

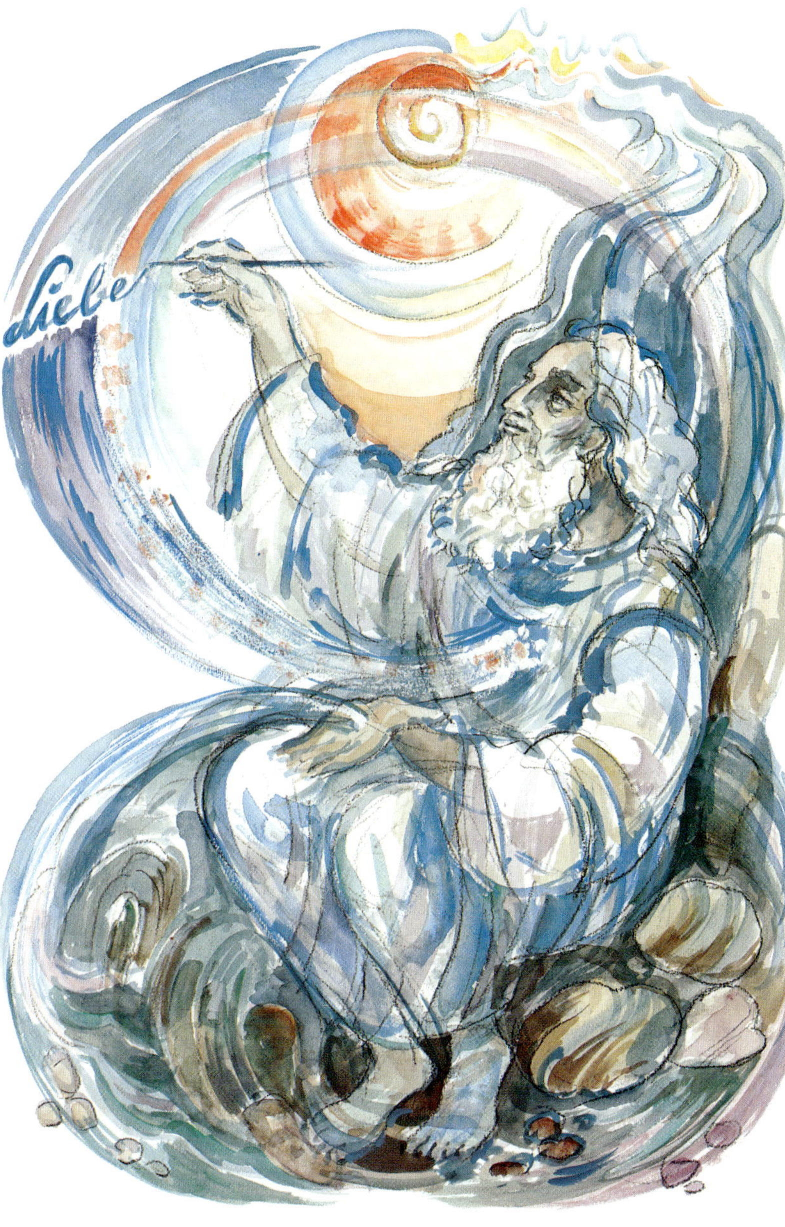
Liebe

Teil 10

Der Sinn des Lebens

Wenn wir die Schöpfung studieren, so werden wir erkennen, dass es einen Schöpfer gibt

Wenn ich ein Kunstwerk aus Ton, Glas oder einem anderen zerbrechlichen Material zusammenschlage, dann kann ich alle Teile zusammensammeln, die Figur als Ganzes ist verloren. Wenn es nur wenige Teile sind, dann kann ich versuchen, sie wieder zusammenzukleben. Sind es jedoch Tausende von Splittern, dann wird auch dies kaum wieder gelingen. Nur durch das richtige Anordnen jedes einzelnen Teiles wird das Kunstwerk zu dem, was es ist. Die Gesamtheit aller Teile macht erst das Kunstwerk.

Der Künstler, der das Kunstwerk herstellt, beginnt jedoch nicht damit, winzige Teile zusammenzufügen, sondern er geht von einer Vorstellung aus, einem Plan, wenn man so sagen will. Nach diesem Plan beginnt das Kunstwerk zu entstehen. Er muss sich stets bewusst sein, wie das Kunstwerk aussehen soll, und dann planmässig arbeiten. Am Ende muss das entstehen, was er sich vorgestellt, was im Geist längst schon bestanden hat. Das im Geist Bestehende hat sich im Materiellen niedergeschlagen, und wenn das Kunstwerk beendet ist, so besteht es auch in der Materie.

Dieses Kunstwerk kann für Minuten oder für Jahrtausende bestehen bleiben. Eines Tages wird auch sein Ende kommen, und es verliert seine Existenz wieder, es ist nicht mehr existent. So wie es aus der Gesamtmaterie herausgetreten ist, so ist es auch wieder zur Gesamtmaterie zurückgetreten. Durch die Entstehung des Kunstwerkes ist nicht mehr Materie entstanden, und durch die Zerstörung nicht weniger, sie hat nur die Form geändert. Aufgrund der Vorstellung im Geist und der disziplinierten Arbeit ist das entstanden, aus der Masse herausgetreten für einen beschränkten Zeitraum, das sich vom Rest abhob und eine eigene Persönlichkeit erhielt.

So wie es beim Kunstwerk ist, ist es auch beim menschlichen Körper. Er entsteht aus einer Summe von Teilen, die vorgängig Teile von etwas anderem waren, von Pflanzen, Tieren oder sonst etwas, einem Bach zum Beispiel. Niemand hätte in diesem Fall den entstehenden Menschen erkennen können, und doch wuchs er durch Zusammenfügen von Zelle um Zelle, einem höheren Plan folgend. Auch zerfällt er nach dem Ende seiner Tage in Teile, aus denen der Mensch nicht wieder zu erkennen sein wird. Wir wissen, dass der menschliche Körper einem Plan folgend entstand und zuerst im Geiste bestanden hat.

Wodurch unterscheidet sich das Kunstwerk oder der menschliche Körper während der Dauer seiner individuellen Existenz von dem, was er vorher war und von dem, was er nachher ist? Die Bestandteile sind nicht mehr planlos angeordnet, es besteht nicht mehr ein Chaos, die Ordnung fehlt nicht mehr. Es ist allein die Anordnung der Teile, die etwas existent werden lässt, und solange diese bestimmte Anordnung besteht, besteht auch das Kunstwerk oder der menschliche Körper. Es ist also die Anordnung der Teile, die Struktur, die für das Entstehen und Bestehen die Verantwortung trägt.

Beim Kunstwerk wissen wir, dass es der Künstler ist, in dessen Geist das Kunstwerk zuerst entsteht. Beim menschlichen Körper, der unendlich komplizierter ist als das Kunstwerk, muss auch der Plan, der dem Ganzen zugrundeliegt, unendlich komplizierter sein. Dazu kommt die Tatsache, dass dieser Körper – solange er beseelt ist – seine Form ständig verändert, immer wieder ein sinnvolles Ganzes bildend.

Der Entstehung des menschlichen Körpers muss genauso ein Plan zugrundeliegen wie dem Kunstwerk. Es braucht kein materieller Plan zu sein. Ein Buch würde nicht ausreichen, um alle Angaben festzuhalten, die notwendig wären, um einen Menschen herzustellen; jeden Vorgang in einem menschlichen Körper in schriftlicher Form festzulegen würde unendliche Bücher füllen. Dass es trotzdem Menschen gibt, die die Existenz eines solchen Planes bestreiten, ist erstaunlich.

Wer seinen Intellekt im richtigen Sinne gebraucht, kann nie zu einem solchen Schluss kommen. Wenn aber der Existenz eines menschlichen Körpers ein Plan zugrundeliegt, dann muss es auch jemanden geben, der denselben entworfen hat. Wenn wir uns jedoch den Plan vorstellen wollten, der der ganzen Schöpfung zugrunde liegt, so erkennen wir die hoffnungslose Beschränktheit unseres Geistes. Wir können uns einen solchen Plan nicht einmal skizzenhaft vorstellen.

Wir können uns aber vorstellen, wir können erkennen, dass wenn unser Geist für die Vorstellung eines solchen Planes zu klein ist, ein unendlich höherer Geist einen solchen Plan geschaffen haben muss. Spätestens hier müssen wir auch Demut als eine Folge der Intelligenz erkennen.

Diesen Schöpfer, diesen höheren Geist, nennen wir Gott. Die Existenz dieses höheren Geistes kann niemand im Vollbesitze seines Verstandes bestreiten. Er kann jedoch den Namen Gott ablehnen. Dies ist in gewissem Sinn auch verständlich, wurde er doch im Lauf der Zeit immer und immer wieder missbraucht. Aber der Name ist auch nicht das Entscheidende, wenigstens solange nicht, als nicht Menschengruppen, die jenem Geist eigene Namen geben, auf die Idee verfallen, für dieses «ihr» höheres Wesen das höhere Wesen einer anderen Gruppe resp. dessen Anhänger bekämpfen zu müssen. Dass dies leider im Lauf der Geschichte immer wieder der Fall gewesen und auch heute noch nicht überwunden ist, ist ein weiteres Zeichen, dass die richtige Verwendung der menschlichen Intelligenz viel Leid verhindern könnte. (468/2–11)

Es ist sicher ein weiser Rat, sich kein Bild vom Schöpfer, von Gott machen zu wollen

Das Wort «Gott» bewirkt bei den Menschen recht unterschiedliche Reaktionen: Ablehnung und Hingabe, betretenes Schweigen und lautstarkes Argumentieren und Definieren. Je ausführlicher die Diskussionen geführt werden, desto mehr zeigen sich Meinungsverschiedenheiten darüber, was sich jeder unter Gott vorstellt, was Gott sei, resp. was er nicht sei.

In Umkehrung der Aussage, dass Gott den Menschen nach seinem eigenen Bilde schuf, sagte der Philosoph Feuerbach: «Der Mensch schuf Gott nach seinem Bilde.» Er wollte damit sagen, dass jeder Mensch sein Gottesbild selbst erschafft und dass diese Vorstellungen recht verschieden sind. Sie widerspiegeln die Zeit, in der ein Mensch lebt, ebenso wie seine eigenen Ängste und Hoffnungen, die Vorstellungen der eigenen Kultur, wie diejenige der geistigen Entwicklung.

Es ist daher sicher ein weiser Rat, sich kein Bild von Gott zu machen. Solche Vorstellungen können Anlass zu Meinungsverschiedenheiten sein, insbesondere, wenn man versucht, Gott zu personifizieren, einen bestimmten Namen für ihn wählt und sich vorstellt, diesen Gott in die Händel zwischen den Menschen, den Völkern oder den Menschengruppen einbeziehen zu können. So glauben dann oft Menschen, für «ihren Gott» andere Menschen bekämpfen und umbringen zu sollen und auch Teile der Schöpfung vernichten zu müssen.

Die bei uns vorherrschenden Vorstellungen von den Eigenschaften Gottes variieren zwischen gütig, gerecht, richtend, rächend und grausam. Diese Vorstellungen widerspiegeln meist auch die eigenen Erziehungsvorstellungen, ob man Kinder oder erwachsene Menschen mit mehr Geduld, Liebe und Verständnis, oder mit Gewalt – als Zucht und Ordnung bezeichnet – erziehen soll. Dieses Beispiel zeigt, dass Feuerbach mit seiner Behauptung nicht so unrecht hat, wie es im ersten Moment zu sein scheint.

Die Vorstellung, dass Gott bestimmte Gruppen von Menschen

bevorzugt behandelt, je nach ihrer Volkszugehörigkeit oder ihrem Bekennertum zu dem betrefffenden personifizierten Gott, entspricht genauso menschlichem Wunschdenken. Die Vorstellungen können dabei auf eine besondere Bevorzugung in einer jenseitigen Welt gerichtet sein, oder auf ein Eingreifen in das diesseitige Geschehen, nicht zuletzt im Beistand in kriegerischen Auseinandersetzungen: Belohnung für sich und die eigene Partei oder das eigene Volk, Bestrafung der Gegner.

Die Versuche, Gott für die eigenen Wünsche gut zu stimmen, sind ebenso vielfältig wie die Vorstellungen von Gott, und stehen mit diesen selbstverständlich auch meist im Zusammenhang. Tier- und Menschenopfern, aber auch dem Töten von «Ungläubigen» im offenen Kampf oder in anderer Weise, steht der hegende und pflegende Umgang mit der göttlichen Schöpfung gegenüber.

Dann wird Bekennertum zu einer Lehre verlangt, und eventuell aktive Mitarbeit in einer Organisation, die als Gott dienend und seinem Willen entsprechend dargestellt wird, gleichgültig ob sie als Religion, Partei, Ideologie oder in anderer Weise bezeichnet wird. Solche Organisationen stellen häufig Forderungen auf mehr oder weniger grossen Verzicht bestimmter sinnlich-materieller Genüsse ihrer Angehörigen. Häufig genügt jedoch auch die Mitgliedschaft, um solche Genüsse zu tolerieren.

Dabei werden dann häufig auch «die Ungläubigen» als Freiwild betrachtet, die nach Belieben für die eigenen Wünsche missbraucht werden dürfen. Bei der Verbreitung der eigenen Lehren – was mit dem Willen des «eigenen Gottes» gleichgesetzt wird – sind der Willkür kaum Grenzen gesetzt. Was der eigenen Sache dient, wird als gut betrachtet, selbst Mord, Folterung usw.

Der Grundsatz, dass der Zweck die Mittel heilige, wird als Vorwand für jede Art von Handlungen genommen. Dabei wird jedoch meist übersehen, dass der Zweck nicht so heilig ist, wie vorgegeben wird, sondern den Interessen von Einzelmenschen und Organisationen dient, auf die der Ausdruck «heilig» ebensowenig zutrifft. Anderseits dienen die Mittel nur insofern dem

Zweck, als sie diesem nicht widersprechen. Wenn der Zweck einer Lehre die Ablehnung von Mord einschliesst, so kann das Mittel Mord durch diesen Zweck nicht geheiligt werden.

Was können wir denn in guten Treuen bezüglich der Existenz Gottes aussagen, glauben? Wenn wir unseren Verstand wirklich und vorurteilslos gebrauchen, so werden wir feststellen, dass die ganze Schöpfung Gesetzen unterliegt, die nicht durch «Zufall» entstanden sein können, sondern einem höher entwickelten Geist entstammen müssen, als wir Menschen ihn besitzen. Wir werden in der Folge auch versuchen, diese Gesetze zu erkennen und ihnen entsprechend zu leben.

Wir werden jenem Wesen, das dies alles geschaffen hat, unsere höchste Achtung entgegenbringen und einsehen, dass wir uns diesem Willen zu unterordnen haben. Dies wird uns auch immer weniger Mühe machen, je mehr wir diese Zusammenhänge zu erkennen lernen; es wird zu einem Bedürfnis, sich hier einzuordnen.

Unabhängig vom Verstand zeigen uns auch die Gefühle, dass gewisse Verhaltensweisen innere Ruhe, Friede und Glück bewirken, während andere Verhaltensweisen gegenteilige Gefühle bewirken: Unruhe, Unzufriedenheit usw. Diese werden mit Drogen aller Art - in unserer Gesellschaft meist Alkohol, Zigaretten, Ablenkung - überspielt, solange dies möglich ist.

Früher oder später, in diesem oder in einem zukünftigen Leben, wird jeder einmal einen Punkt erreichen, an dem ihm die wirkliche Situation bewusst wird. Er wird zu suchen beginnen, und entsprechend der Verheissung wird er auch einmal fündig werden. Er wird feststellen, dass in uns selbst alles enthalten ist und wir dies bloss auszugraben brauchen. Wir werden die Wahrheit erfühlen und verstehen können. Wir werden das, was uns von aussen an Weisheiten entgegengebracht wird, mit anderen Augen sehen und es wirklich verstehen können. Wir werden einen neuen Gottesbegriff erkennen: Gott ist das Ganze. (456/2–14)

Alles ist ausgegangen aus der Ur-Energie, aus Gott, und wird wieder dahin zurückkehren

Unser gegenwärtiges Leben hier auf dieser Erde ist ein kleiner Abschnitt auf dem Wege der Entwicklung, den wir alle zu gehen haben. Er ist an sich nicht wichtiger und nicht weniger wichtig als jeder andere Teil unseres Weges, und er ist vor allem nicht ohne Zusammenhang mit diesen anderen Teilen unseres Weges. Unsere früheren Leben beeinflussten unser gegenwärtiges Leben, und unser gegenwärtiges Leben beeinflusst auch wieder unsere zukünftigen Leben. Wenn wir dieses Leben beenden, so wird das Ergebnis dieses Lebens dem bisherigen Ergebnis zugezählt, und was dann anfällt, ist die Grundlage unseres nächsten Lebens. (299/2)

Wenn ein Mensch seine Aufgabe in dieser Welt erfüllt hat, so muss er nicht mehr hieher zurückkehren; er wird aus dieser materiellen Welt erlöst und kann weiterschreiten, in jene andere Welt, die auch ein Teil seines Weges darstellt, genau wie diese materielle Welt. Er kommt sozusagen in eine höhere Schule mit mehr Freiheit, aber auch mit mehr Verantwortung. Er wird von einem neuen Platz aus mithelfen, dass die Entwicklung der ganzen Schöpfung und auch von ihm selbst dem Schöpfungsplan entsprechend weitergehen kann. (194/3)

Wohin immer wir gehen, wir nehmen unser ganzes Wesen mit, also auch die innere Stimme und den Schatten, den wir aufarbeiten sollen.

Dies gilt nicht nur für geographischen Wechsel, sondern auch für Wechsel unseres Bewusstseinzustandes im Schlaf und insbesondere auch beim Übergang in eine andere Welt, beim sogenannten Tod. Wir können somit unserem wahren Wesen nicht entfliehen, auch wenn wir dies noch so gerne möchten. (058/1–2)

Wenn sich der Geist vom Körper wieder löst, fällt die Materie zurück zur Erde, und der Geist wird an jenen Ort gehen, der für ihn bestimmt ist. Dort wird er eine neue Aufgabe zu lösen haben, die davon abhängt, wie weit er schon fortgeschritten ist. Nicht jeder kehrt zur Erde zurück, aber jeder war schon da, in irgendwelcher Form.

Unsere Erlösung ist eine Erlösung aus der materiellen Welt in die geistige. Das Göttliche in uns wird frei und kann weiterschreiten auf dem Weg zur Vollkommenheit. Die körperliche Hülle kehrt zurück zur Erde, sie hat hier ihre Aufgabe zu erfüllen. Welche dies ist, bleibt uns noch verschlossen. Eines Tages wird aber auch sie erlöst werden, zurückkehren können. Es ist jedoch ein sehr langer Weg, für unsere Begriffe unvorstellbar. (066/4–5)

Auf dem langen Weg, den die ganze Schöpfung zu gehen hat, ist das Menschsein ein Abschnitt. Dieser stellt den Übergang vom Materiellen zum Geistigen dar. Vor dem Menschsein ist alles materiell, nach dem Menschsein ist alles geistig. (417/3)

Wenn wir den Weg durch die Materie beendet haben werden, beginnt ein neuer Teil unserer Entwicklung, ein neuer Abschnitt unseres Weges. Wir sind dann noch nicht am Ziel angelangt, aber wir werden dem Ziel näher gekommen sein. (353/4)

Der Weg der Energie – und alles ist Energie – geht von der Ur-Energie, von Gott aus, durch die Materie hindurch, und von da wieder zurück zum Ausgangspunkt, zu Gott. Wir Menschen befinden uns am Übergangspunkt von der Materiellen- zur Rückkehr-Periode. Durch Steigerung unserer eigenen Frequenz können wir aus der Materie austreten, was gleichzeitig verbunden ist mit einer Erweiterung unseres Bewusstseins. Auf dem Weg der Loslösung aus der sinnlich-materiellen Welt gibt es viele Schwierigkeiten zu überwinden, was ohne grosse Anstrengung und Hilfe nicht gelingt. Disziplin und Demut sind dabei Voraussetzungen. (177/16)

Auf dem vorgezeichneten Weg ändert die Energie laufend ihre Form und ihr Bewusstsein. Sie ändert ihre Frequenz, sie muss durch die Materie hindurch, ehe sie zurückkehren kann zu Gott. Dies bedeutet, dass zuerst ihre Frequenz sinkt, bis sie zur Materie wird, und dann wird sie wieder gesteigert, bis sie endgültig aus dem materiellen Zustand austreten kann. Die weitere Steigerung der Frequenz führt schliesslich - nach unendlich langer Zeit - zurück zum Ausgangspunkt, zum Ganzen, zu Gott. (181/2)

Wir können Menschen als Kinder Gottes bezeichnen, denn sie sind aus Gott ausgegangen. Aber auch die anderen Wesen, die Steine, Pflanzen und Tiere sind aus Gott hervorgegangen und sind daher unsere jüngeren Brüder und Schwestern. Wir sollten uns unserer Pflichten ihnen gegenüber bewusst werden.

Anderseits haben wir Geschwister, die schon über das menschliche Stadium hinaus fortgeschritten sind. Wie immer wir sie auch bezeichnen wollen, ob als Schutzengel, Geistführer oder Schutzgeister, sie sind stets bereit, uns zu helfen, wenn wir um ihre Hilfe bitten. Es ist ihre Aufgabe, so wie es unsere Aufgabe ist, den weniger weit entwickelten Menschen und anderen Wesen zu helfen.

Auch sie haben sich an jene Gesetze zu halten, die auf allen Stufen der Entwicklung Gültigkeit besitzen und die wir daher ewige Gesetze nennen können. Diese Gesetze erkennen und erfüllen bedeutet, den Weg finden und gehen. (417/8-11)

Alles ist ausgegangen aus Gott und ist daher göttlichen Ursprungs. Alles hat seinen Weg zu gehen, der genau vorgezeichnet ist. Alles ist in diesem Sinn unterwegs, Mineral, Pflanze, Tier, Mensch usw. Alle Teile dieses Weges sind von gleicher Bedeutung; denn wer einen Teil des Weges nicht gehen will, der kann den Weg als Ganzes nicht gehen. (305/2)

Die göttliche Kraft fliesst ohne Unterlass durch die ganze Schöpfung, einem hohen Plan folgend. Sie wird in unendlichen Zeiträumen, in Ewigkeiten alles wieder zurückführen zum Ausgangspunkt. Der Mensch hat die Möglichkeit, diese Kraft aufzunehmen, an sich zu ziehen. Dadurch kann er den Vorgang der Rückkehr beschleunigen, denn diese Kraft ist auch verbunden mit Bewusstsein. Je mehr von dieser Kraft aufgenommen, an sich gezogen wird, desto höher wird das Bewusstsein, die Erkenntnisfähigkeit. Es liegt daher am Verhalten jedes einzelnen Menschen, welche Bewusstseinsentwicklung er im Laufe eines Lebens erreichen kann. (339/3)

Die Wiedervereinigung mit Gott, mit dem Ganzen, ist das Ziel unseres Weges

In ihm allein finden wir Frieden und Ruhe. Wenn wir mit ihm verbunden sind, dann sind wir verbunden mit dem Ganzen; denn alles ist in Gott.

Wenn wir uns von ihm trennen, dann sind wir getrennt vom Ganzen; wir sind allein, und es ist nicht gut für den Menschen, allein zu sein. Angst und Leid sind die Folgen der Trennung, und diese kann nur überwunden werden, wenn wir uns wieder vereinigen mit Gott, mit dem Ganzen, indem wir zurückkehren zu Gott, zum Ganzen, indem wir die Trennung erkennen, die Absonderung, die Sünde, und aus der Erkenntnis folgt die Reue.

Reue ist das Erkennen des Fehlers und die Voraussetzung der Rückkehr, der Überwindung der Trennung. Trennung bringt immer Leid – das eine ist verbunden mit dem andern, und nur die Überwindung der Trennung kann zur Überwindung des Leides führen.

Die Überwindung des Leides, der Trennung, geschieht dann, wenn wir uns der göttlichen Energie wieder öffnen, wenn wir die Hindernisse im Energiefluss beseitigen, die die Folge des negativen Denkens und Fühlens sind, und uns bewusst auf die Kraft einstellen, die uns immer und überall in unbeschränkter Menge zur Verfügung steht, wenn wir bereit sind, sie aufzunehmen.

Dann sind wir wieder verbunden mit dem Ganzen, wie ein Apparat, der angeschlossen wird ans Stromnetz, wodurch er wieder funktionsfähig wird. So fliesst uns die Lebensenergie wieder zu, wenn wir uns ans Ganze, an Gott anschliessen. Seine Energie kann uns wieder durchfliessen, wir werden innerlich stark und die Angst zerfliesst, wie sie gekommen ist. Wir verstehen, wozu wir hier sind, und wir bekommen wieder die richtige Relation zu unserem Dasein, wodurch die Ursache der Angst dahinfällt. Wir verstehen.

Aber auch der physische Körper wird gestärkt durch diese Kraft. Die Energie kann wieder fliessen. Jede Zelle erhält das, was sie braucht und wird dadurch wieder verbunden mit der ganzen Schöpfung.

So wie sich der Mensch einordnet in die ganze Schöpfung, so ordnet sich auch die Zelle ein in den ganzen Körper. Die Vorgänge im Mikrokosmos widerspiegeln die Vorgänge im Makrokosmos. Wer dies versteht, der wird auch verstehen, dass ein Leben ausserhalb Gottes nicht möglich sein kann. Das Gesetz gilt genauso auf der geistigen Ebene, wie auch auf der physischen Ebene. Nur das Ganze ist lebensfähig. Wenn es gestört wird, zerfällt es.

Dies gilt auch für jede Gesellschaft, und dies meint die Aussage von Übereinstimmung der menschlichen Gesetze mit den ewigen, den göttlichen Gesetzen. Wenn der Mensch oder die Gesellschaft glaubt, Gesetze kreieren zu können, die den ewigen Gesetzen zuwiderlaufen, so wird der Mensch, die Gesellschaft, zerfallen, es ist nur eine Frage der Zeit. Nur was sich einzuordnen bereit ist ins Ganze, wird lebensfähig sein. Dies gilt auf allen Ebenen. Das Physische ist die Widerspiegelung des Geistigen. Man sorge daher vorerst dafür, dass das Geistige stimmt, dann wird das andere auch stimmen.

Alles ist ausgegangen aus Gott, und alles wird zurückkehren zu Gott. Verbundensein mit Gott heisst, von seiner ewigen, göttlichen, kosmischen Energie, von der Energie des Lebens durchflossen werden. Nur wer von dieser Energie durchflossen wird, der lebt. Alles was ausserhalb dieser Energie ist, ist tot und wird zerfallen, hat keinen Bestand. (258/1–10)

Alle Kraft kommt von Gott und wird zurückkehren zu Gott. Was getrennt ist, wird vereinigt werden. Die vereinigende Kraft nennen wir die Liebe, und das Vereinigte, das Ganze, nennen wir Gott. Das Ziel des Abgetrenntseins ist die Vereinigung, und die Vereinigung führt zu Gott. Die Vereinigung ist nur möglich im Geistigen. Nur das Geistige kann sich wirklich durchdringen. (204/12)

«Im Materiellen verharren» kann man auch umschreiben als «die Gedanken im Materiellen fixiert haben». Jesus Christus hat es mit den Worten ausgedrückt: «Entweder man dient Gott oder dem Mammon», das heisst, entweder man dient Gott, dem Ganzen, oder dem Materiellen, dem Abgetrennten. Wir haben bereits früher festgestellt, dass das Materielle aus Einzelteilen besteht, die sich nicht gegenseitig durchdringen können. Im Materiellen lässt sich klar abtrennen: hier bin ich, und dort bist du. Im Geistigen ist dies anders, alles durchdringt sich, das sich nicht verschliesst. So ist es möglich, dass alles ein Ganzes sein kann, indem alles sich durchdringt, eins wird. In Gott sein, von Gott durchdrungen sein, von Gott durchströmt werden bedeutet diesen Zustand. Was sich durchdringt, wird eins.

Verharren im Materiellen bewirkt Leid. Die Trennung ist die Voraussetzung des Leides. Neid, Eifersucht, Zorn usw. richtet sich immer gegen etwas anderes, es setzt daher das Bestehen von etwas anderem voraus. Wenn alles eins ist, ein Ganzes, dann kann es sich nicht gegeneinander richten, denn alles ist alles, alles hat alles und alles fühlt alles.

Getrenntheit ist also die Voraussetzung des Leides. Dies gilt auch für die meistverbreitete Art des Leides, die Angst. Man kann sich nur vor Unbekanntem, Fremdem ängstigen. Wenn aber alles eins ist, dann gibt es nichts Anderes und nichts Unbekanntes. Wovor sollte man sich denn ängstigen?

Die Rückkehr in die Einheit ist daher die Voraussetzung für die Befreiung vom Leid. Der Weg dazu wurde uns aufgezeigt. Weiterentwicklung bedeutet Erhöhung der Frequenz, und erhöhte Frequenz schafft die Möglichkeit, höhere Verbindungen einzugehen, sich mit immer grösseren Teilen des Ganzen zu vereinigen, immer mehr eins zu werden. Verharren im Materiellen bedingt denn eine Denkart, die sich nur auf einen ganz kleinen Teil des Ganzen beschränkt und der sich einer Vereinigung mit dem Ganzen widersetzt.

Dem Ganzen zu dienen bringt gute Gedanken und gute Gefühle, wenn man dabei die richtige Einstellung hat. So wie ein Gärtner die Pflanzen lieben kann und sich darüber freut, wenn sie wachsen und gedeihen, und so die Gesetze des Wachstums akzeptieren muss, so ist es auch bei den Menschen. Einander helfen bedingt die Anerkennung der Gesetzmässigkeiten, die allem zugrunde liegen. Insbesondere müssen wir die Freiheit des Willens der Einzelnen respektieren. Jeder wächst mit der ihm eigenen Geschwindigkeit. Es ist nicht unsere Aufgabe, uns da einmischen zu wollen, sonst handeln wir uns nur Leid ein. Es widerspricht dem Akzeptieren des höheren Willen Gottes und dem Willen des Nächsten, wenn wir an dieser Entwicklung etwas erzwingen wollen.

So wie der Gärtner nicht in die Entwicklung des Wachstums eingreifen kann und darf, da sonst die Pflanze geschädigt würde, so verhält es sich auch bei der Hilfe der Entwicklung des Ganzen und insbesondere unseres Nächsten. So wie der Gärtner Bedingungen schaffen kann und soll, die der Pflanze gute Wachstumsbedingungen bieten, so sollen wir auch mithelfen, Bedingungen zu schaffen, die den Menschen und der ganzen Schöpfung gute Möglichkeiten der Entwicklung bieten. (212/5–9)

Freiheit bedeutet, überall sein zu können. Das ist möglich, wenn alles eins ist, dann ist alles gleichzeitig überall. Was hier ist, ist dort, und was dort ist, ist hier. Alles ist eins, und damit ist es überall. Dies bedeutet die Aussage «Gott ist überall», und so verhält es sich mit der Zeit; dadurch ist auch alles gleichzeitig. Wir werden dies begreifen, wenn die Zeit reif ist. Aber wir haben in der Erinnerung eine Möglichkeit, dies in etwa zu erahnen - können doch erinnerte Ereignisse wieder die Gefühle vom Zeitpunkt aufleben lassen, als es unserer Meinung nach geschah.

Mit unseren Erkenntnismöglichkeiten können wir nur immer sehr notdürftige Vergleiche ziehen; es ist, wie wenn man einem Kind etwas Kompliziertes erklären will. Wir können nur mit Vergleichen arbeiten, die es nachvollziehen kann, und damit werden wir schwerlich den ganzen Sachverhalt wirklich verständlich machen können. Aber ein Ahnen werden wir auslösen können. (204/13)

Unser gegenwärtiges Leben ist nur ein kleiner Abschnitt des Gesamtweges

Wenn wir den Sinn unseres Lebens verstehen wollen, so müssen wir es in einem gewissen Zusammenhang sehen. Wenn man nur ein Einzelleben betrachtet - in der Weise, wie es viele Menschen und leider auch Religionsgemeinschaften tun - ergibt sich keinen Sinn. Die Startbedingungen und Entwicklungsmöglichkeiten der Einzelnen sind zu unterschiedlich, als dass von einer Gerechtigkeit die Rede sein könnte, wenn dies die einzige Möglichkeit wäre. Völlig ungerecht wäre es, wenn dieses Leben dann für die «ewige Verdammnis» oder für «ewige Belohnung» entscheidend wäre. (297/4)

Wenn wir uns bewusst sind, dass unser gegenwärtiges Leben nur ein kleiner Abschnitt unseres Gesamtweges ist, so besteht wenig Gefahr, den richtigen Massstab zu verlieren. Alle Verlustängste bezüglich materieller Güter, Macht und Ruhm, aber auch bezüglich des Lebens überhaupt, bezüglich der geliebten Menschen usw. verlieren ihre Schärfe, wenn wir unsern Blick nicht nur auf dieses eine Leben fixieren.

Wenn wir den ganzen Weg betrachten, ist selbst der Verlust, die Beendigung eines Lebens nicht mehr bedrohlich; wir wissen, diesem Leben folgt eine neue Existenz. Wenn wir diese Tatsache nicht akzeptieren wollen, erscheint uns jeder Verlust endgültig und damit bedrohlich. (455/4–5)

Wir sind auf Erden, um unsere Aufgabe zu erfüllen. Diese Aufgabe heisst lernen, reif werden für eine neue Aufgabe, eine höhere. Wenn wir unsere Aufgabe erfüllen, werden wir weiterschreiten, wenn wir sie nicht erfüllen, werden wir wiederkommen und die Aufgabe erneut in Angriff nehmen müssen.

Man kann nicht sagen, die Aufgabe, die wir erfüllen müssen, sei leicht oder sei schwer. Es hängt alles von unserer Einstellung ab. Mit der richtigen Einstellung werden wir sie mit Leichtigkeit lösen, mit der falschen Einstellung wird sie uns unlösbar erscheinen. (045/1–3)

Niemand ist ohne Fehl. Wir alle sind hier, um gesund, heil zu werden, auf dass wir zurückkehren können zu unserem Ausgangspunkt. Wenn wir die Führung Gottes, des Höheren Selbstes, annehmen und ihr Folge leisten, so wird uns dies gelingen. Wenn wir die Hilfe ablehnen und im Unrecht verharren, so werden wir keine Fortschritte machen, sondern immer wieder zurückkehren müssen in die Materie, bis wir begreifen und die Konsequenzen bezüglich unseres Verhaltens ziehen. (239/1)

So wie die Kerze immer wieder eingetaucht werden muss, bis sie jene Vollkommenheit erreicht hat, die notwendig ist, so wird auch der Mensch so oft wiederkehren, bis er jenen Grad der Entwicklung erreicht hat, der die Voraussetzung für das Weiterschreiten bildet. (417/5)

In der westlichen Gesellschaft ist der Anteil jener Menschen verhältnismässig hoch, die nicht an ein Weiterleben - in welcher Form auch immer - nach dem physischen Tod glauben. Sie verhalten sich so, als wäre der endgültige Schluss beim Tod wissenschaftlich erwiesen und logisch. In Wirklichkeit ist es weder das eine noch das andere. Ganz im Gegenteil, wer bei den heute vorliegenden Indizien sich die Mühe nimmt, die Wahrheit zu suchen, wird zum Schluss kommen, dass der Weg weit länger ist als nur ein Erdenleben.

Was führt ausgerechnet jene Menschen dazu, ihren Standpunkt als wissenschaftlich und logisch zu betrachten, die sich weigern, die gegebenen Indizien zu prüfen, ja sich überhaupt mit dieser Frage zu befassen? Es ist die mangelnde Bereitschaft, eine höhere Instanz anzuerkennen. Es ist der Glaube an die Allmacht des Menschen, die eigene Vollkommenheit.

Die Folge solcher Denkweise ist dann auch der rücksichtslose Umgang mit den übrigen Teilen der Schöpfung, mit den Mitmenschen, den Tieren, den Pflanzen, der Erde, dem Wasser, der Luft und der Energie. Es ist dies kaum böse Absicht dieser Menschen, sondern mangelnde Erkenntnisfähigkeit bezüglich der Zusammenhänge. (455/6–8)

Sich über den Sinn dieses Lebens klar zu werden, hängt weitgehend vom eigenen Bemühen ab

Wir müssen uns bemühen, die Erkenntnis zu erlangen, wovon unser Wohlergehen abhängt, und vor allem auch nach dem Sinn unseres Hierseins fragen, nach unserer Aufgabe in diesem Leben. Wer sich mit dem Sinn des Lebens befasst, wer sucht, der erhält eine Antwort, die ihm weiterhilft in beiden Welten.

Es geht vorerst darum, die richtige Frage zu stellen. Es existieren viele mögliche Fragen, viele Wege:
- Wie kann ich reich werden?
- Wie kann ich Macht erlangen?
- Wie werde ich berühmt?
- Wozu bin ich hier?
- Wie kann ich mir Anstrengungen ersparen?
- Wie bleibe ich jung, schön?

Alle diese Fragen stehen am Anfang eines Weges. Alle Wege – mit einer Ausnahme – führen zu Leid, früher oder später. Wir erleben immer das Befinden, wir werden mit ihm konfrontiert. (154/3–4)

Alles hat seinen Sinn und seine Aufgabe. Ob wir diesen Sinn und diese Aufgabe jeweils erkennen können, hängt weitgehend von unserem Bemühen ab. Auch hier gilt die Aussage: wer sucht, der findet.

Der Sinn ist gegeben, ob wir ihn erkennen oder nicht. Er entsteht nicht dadurch, dass wir ihn erkennen. Er besteht auch, wenn wir uns weigern, ihn zu erkennen, ihn anzuerkennen. Dies gilt für jede Erscheinung. Es gilt für den Sinn unseres Lebens, unseres Daseins. Es gilt auch für den Sinn des Leides. Es gilt für die Wachsamkeit ebenso wie für die Disziplin, für die Demut ebenso wie für die Sexualität, für das Materielle ebenso wir für das Geistige. Alles hat seinen Sinn und seine Aufgabe.

Entscheidend ist es, sich über den Sinn unseres Daseins, unseres Lebens klar zu werden. Wenn wir uns klar werden, dass wir hier sind, um uns weiterzuentwickeln und mitzuhelfen, dass auch alle anderen Wesen sich weiterentwickeln können, und dabei Gott, dem Ganzen dienen, so können wir die Antwort auf die Frage nach dem Sinn des Leides, der Demut, der Disziplin, der Sexualität und aller anderen Erscheinungen verhältnismässig schnell erkennen. Dies alles muss dem höheren Ziele dienen.

Wir können jedoch beispielsweise den Sinn des Leidens nicht verstehen, wenn wir den Sinn des Daseins nicht verstehen können oder wollen. Wir betrachten diesen Freund als Feind und bekämpfen ihn. Anstatt zu verstehen, dass uns das Leid dazu bringen will, unser Denken und Verhalten - beispielsweise die Nahrungsaufnahme - zu ändern, versuchen wir das Leid zu besiegen, um in der bisherigen Weise weiterleben zu können. Dadurch bewirken wir einen verstärkten Leidensdruck. Es bleiben uns wieder die beiden Möglichkeiten, Verhaltensänderung oder Bekämpfung des Leides ohne Änderung. (406/2–5)

Wir haben die Möglichkeit, alles zu prüfen. Schon die Gefühle vorher, währenddem und nachher sind Hinweise, ob es sinnvoll ist - also dem Sinn entsprechend - etwas zu tun. Wir können jedoch auch mit unserem Verstand überprüfen, ob eine Sache dem Sinn unseres Daseins dienlich ist oder nicht, und schliesslich können wir Vergleiche anstellen: wie wirken sich bestimmte Verhaltensweisen bei anderen Menschen aus, und was haben weise Menschen diesbezüglich gelehrt? In jedem Fall müssen wir unsere Antwort selber finden, und auch jeder andere Mensch muss seine Antwort selber finden. (406/7)

Wenn wir die Antwort auf die Frage nach dem Sinn unseres Daseins im Äusseren suchen - in Gesprächen, in Büchern, in der Natur, in der Wissenschaft oder wo auch immer - so werden wir nicht nur eine Antwort erhalten, wir werden oft auf widersprüchliche Aussagen stossen. Sie gilt es zu prüfen, auf ihre Echtheit, auf ihre Wahrheit. Dies wird nicht ohne Anstrengung und Ausdauer möglich sein, aber jeder dieser Wege wird uns der richtigen Antwort entgegenführen, wenn wir ihn konsequent weitergehen, wenn auch nicht auf dem direktesten Wege. Bei der Wahrheitssuche werden wir immer wieder auf Irrwege gelangen. (295/6)

Die Liebe, die uns von Gott, von der geistigen Welt zufliesst, ist wahre Liebe. Sie will uns helfen, unser Ziel zu erreichen, unsere Aufgabe zu erfüllen, um deretwillen wir hier sind auf dieser Erde. In dem Ausmasse, wie wir erkennen können, dass unser Hiersein einen Sinn hat, ein Ziel, in dem Ausmasse können wir auch die Hilfe, die uns aus dieser andern Welt zufliesst, als wahre Liebe erkennen.

Solange jemand glaubt, der Sinn seines Hierseins sei einzig die Befriedigung der Wünsche seines eigenen Ego, solange wird er die Hilfe, die ihm in Form von Leid zufliesst, auch nicht als Liebe erkennen können, sondern es im Gegenteil als Hindernis bei der Erfüllung seiner Ziele deuten. (344/4–5)

In unserem gegenwärtigen Erdendasein geht es nicht nur darum, Wissen über den Sinn des Hierseins zu erlangen, sondern auch über die Vorgänge im Moment des Todes, das heisst dem Austritt aus dieser Inkarnation. Dadurch können wir uns im einen wie im anderen Fall richtig verhalten. (352/10)

Den Sinn unseres Lebens können wir als Lernen bezeichnen oder auch als Weiterentwicklung

Unser Leben auf dieser Erde hat den Sinn und die Aufgabe, dass wir lernen können. Ein Lernen ohne Widerstände und Prüfungen ist jedoch nicht möglich.

Das Wesentliche beim Gehen des Weges ist es also nicht, zu versuchen, Prüfungen und Widerstände zu umgehen, sondern sich in solchen Situationen zu bewähren, sich richtig zu verhalten.

Was heisst nun, sich richtig verhalten? Wir kennen auch Prüfungen - im Alltagsleben, in der Schule, beim Autofahren lernen usw. Hier wissen wir, dass es darum geht, sich auf solche Prüfungen vorzubereiten, indem wir einerseits uns die notwendigen theoretischen Kenntnisse beschaffen und anderseits durch Üben versuchen, mit diesem theoretischen Wissen auch praktisch umgehen zu können.

Bei den Prüfungen auf dem geistigen Entwicklungsweg ist die Situation dieselbe. Auch hier geht es darum, geistige Erkenntnisse zu erlangen. Ohne diese Erkenntnisse kann man ebensowenig vorwärtskommen, wie mit den Erkenntnissen allein.

Erkenntnis ist ein Geschenk Gottes. Durch göttliche Gnade können wir sie erlangen. Es gibt keinen anderen Weg. Dies bedeutet jedoch nicht, dass wir nichts dazu tun können, in den Genuss dieses Gnadengeschenkes zu gelangen. Hier gilt das, was Christus gesagt hat: «Wer sucht, der findet; wer anklopft, dem wird aufgetan.» Es ist dies die eigentliche Verheissung der Gnade. Sie ist jedoch an eine Bedingung geknüpft: an das eigene Bemühen. (352/2-6)

Wenn wir die Grenzen unseres Wissens studieren, so stellen wir fest, dass das Instrumentarium, das uns mitgegeben ist, um Erfahrungen zu sammeln, vorwiegend darauf ausgerichtet ist, ein Erdendasein zu meistern. Dies bezieht sich nicht nur auf unser Denk- und Vorstellungsvermögen. Wir wissen heute, dass es auch Dinge gibt, die wir mit den uns gegebenen Sinnen nicht sehen können; solche, die wir nicht hören können; solche, die wir nicht fühlen können usw. Die Beschränktheit unserer Wahrnehmungsmöglichkeiten sollte uns zeigen, dass wir Menschen nicht die höchsten Wesen sein können.

Wir können feststellen, dass andere Wesen dieser Schöpfung, beispielsweise die Tiere, auch ein Instrumentarium besitzen, um in dieser irdischen Welt überleben zu können, das unserem Instrumentarium teilweise entspricht und teilweise nicht. Auch die Pflanzen sind dazu eingerichtet, das für sie Notwendige tun zu können, beispielsweise mit ihren Wurzeln Nahrung suchen zu gehen, sich einen Körper aufzubauen und schliesslich die Voraussetzungen der Art-Erhaltung zu erfüllen, wie etwa Blumen bilden, die die notwendigen Insekten anziehen und Samen erzeugen.

Die materiellen Aufgaben sind bei Pflanzen, Tieren und Menschen doch sehr ähnlich. Wissenschaftliche Forschung macht dies immer mehr verständlich. So zeigt die Verhaltensforschung, wie bei mehreren Tierarten und Menschen ähnliche Methoden der Zeugung, der Aufzucht der Nachkommen und vieler anderer Verhaltensweisen einprogrammiert sind. So wie sich das Tier durch weitere Fähigkeiten von der Pflanze abhebt, so verfügt der Mensch wieder über ein Zusatzinstrumentarium, das ihn dem Tier gegenüber überlegen macht. Seine grundsätzliche Überlegenheit dem Tier gegenüber liegt jedoch nicht auf dem physischen, sondern auf dem geistigen Gebiet.

Es ist leicht feststellbar, wie sich der Mensch mit diesen Fähigkeiten auf geistigem Gebiet, die ihn dem Tier gegenüber überlegen machen, schwer tut. Nicht nur, dass die vorhandene Nahrungsbasis nicht so genutzt wird, dass sie für alle Menschen reichen würde, sondern die Nahrung wird so ungerecht verteilt, dass dadurch zusätzlich Menschen verhungern müssen. Die Verteilung des Bodens und der Bodenschätze erfolgt nicht nur ungerecht, sondern es wird ständig darum gestritten, wobei sich Menschen gegenseitig verfolgen und umbringen, dies alles sowohl individuell, wie auch kollektiv zwischen Menschengruppen. Aber auch die unterschiedliche Meinung darüber, wie man leben soll, muss als Begründung dafür herhalten, sich gegenseitig zu verfolgen und umzubringen, ja selbst die Meinung, was Gott ist, die Sprache, die jemand spricht und sogar die Hautfarbe, mit der jemand geboren wird, dienen als Begründung für solches Verhalten.

Ebenso verhält sich der Mensch den weniger weit entwickelten Wesen der Schöpfung gegenüber, den Pflanzen und Tieren. Diese werden hemmungslos vernichtet, aus den verschiedensten Gründen wie Profitgier, Fressucht, «Forschung» usw.

Solche Verhaltensweisen sind also das Ergebnis der zusätzlichen Fähigkeiten des Menschen. Sie sind nur zu verstehen, wenn man bedenkt, dass wir Menschen mit diesen zusätzlichen Fähigkeiten noch nicht umgehen können, es erst erlernen müssen.

Dadurch wird dann auch die Aussage begreifbar, dass wir Menschen in dieser physischen Welt sind, um den Umgang mit den geistigen Kräften zu erlernen, um dereinst in der geistigen Welt bestehen zu können, und dass die Welt, in der wir jetzt leben, recht eigentlich eine Schule ist. Wenn wir es nicht können, müssen wir wiederkommen, wir erhalten wieder eine Chance, um es zu erlernen. (477/3–8)

Die Möglichkeiten, die aus der Nutzung der Geisteskräfte hervorgehen, sind verglichen mit unseren gegenwärtigen Möglichkeiten unvergleichlich und unbegreiflich.

Aber alle Kräfte haben nur einen Sinn, wenn wir sie beherrschen. Dies müssen wir erst lernen. Diesem Zweck dient auch unser irdisches Dasein.

Wir können hier bereits vieles darüber lernen. Dazu müssen wir erst lernen, den irdischen Körper, die irdischen Kräfte zu beherrschen. Erst dann können wir auch mit den geistigen Kräften umzugehen lernen. Niemand verbietet uns das, aber wir müssen es mit Verstand und Vorsicht tun. (030/3–5)

Das Spiel des Lebens sollen wir spielen ohne Leidenschaften, ohne Hass und ohne Neid, so wie man ein Spiel eben spielen soll.

Am Spiel können wir manches lernen für dieses Leben. Wir sehen das bei den Kindern und auch bei den Tierkindern. So ist auch unser Leben hier nur ein Spiel, indem wir lernen für das wahre Leben, und dieses Spiel sollen wir spielen wie die andern Spiele dieses Lebens, korrekt, ohne Hass und Leidenschaft, aber auch ohne Neid und Eifersucht. Es ist doch gleichgültig, wer dieses Spiel gewinnt. Nach Schluss des Spieles hat dies keine Bedeutung mehr, nur das Wie des Spieles.

Es gibt verschiedene Wege, ein Spiel zu gewinnen, aber kann es jemanden freuen, wenn er beim Spiel unredlich gewann? Und kann man sich nicht auch freuen, mit den andern, dass diese gewonnen haben? Lernen jedenfalls kann man dies! (020/4–6)

Wir sollen unsern Weg gehen und mithelfen, dass die andern Wesen ihren Weg gehen können

Die Aufgabe ist für jeden verschieden, wenn auch dem gleichen Zwecke dienend - zurückzukehren zu Gott, von dem wir alle ausgegangen. Jeder hat seinen eigenen Weg zu gehen und alles dazu beizutragen, dass die anderen auch ihren Weg gehen können. Jeder muss seinen Weg selber suchen und finden, aber auch gehen. Dabei hat er zahlreiche Hilfen, die er nutzen soll und kann. Die Arbeit muss er jedoch in jedem Falle selber leisten.

Da keiner den Weg eines anderen kennen kann, hat auch keiner das Recht, sich in den Weg eines anderen einzumischen. Es ist oft nicht so leicht verständlich, wieso man sich da nicht einmischen darf, wo man doch glaubt, es besser zu wissen. Man soll dann jeweils bedenken, dass jeder seinen eigenen freien Willen hat, den es zu respektieren gilt, und dass alles Teil eines grossen Planes ist, den wir nicht zu erkennen vermögen.

Jeder, der auf seinem Weg weiterschreitet, hilft damit, dass die Gesamtentwicklung weitergeht, und jeder, der mithilft, dass die Gesamtentwicklung weitergeht, kann selber vorwärtsschreiten. Alles hängt nämlich zusammen, weil alles Teil eines Ganzen ist, und daher ist Dienst an sich selbst auch Dienst am Ganzen, und Dienst am Ganzen auch Dienst an sich selbst. (177/11–13)

Vergessen wir nie, dass alles, was wir tun, auf uns zurückfällt. Wenn wir anderen das Gehen ihres Weges erleichtern, wird auch uns das Gehen unseres Weges erleichtert; wenn wir ihnen das Gehen ihres Weges erschweren, so wird auch uns das Gehen unseres Weges erschwert. Dies erklärt die Aussage, dass wir nur weiterkommen können, wenn wir auch anderen Menschen dazu verhelfen, auf ihrem Weg vorwärtszukommen. (352/21)

Den anderen dazu verhelfen, dass diese ihren Weg gehen können und sich selbst dazu verhelfen, den eigenen Weg gehen zu können, ist untrennbar miteinander verbunden. Wer versucht, selbst weiterzukommen, ohne den anderen zu helfen, lässt die Liebe zum Ganzen vermissen, und ohne diese Liebe wird er nicht weiterschreiten können. (344/14)

Da es unsere Aufgabe in dieser Welt ist, dafür zu sorgen, dass jedes Wesen auf seinem Wege fortschreiten kann, so sind all jene Handlungen, die dies unterstützen, für den Energiefluss und unsere eigene Entwicklung positiv. Alle Handlungen, die die Fortentwicklung anderer Menschen bremsen, sind für den Energiefluss und damit unsere eigene Entwicklung negativ. Wenn wir versuchen zu verstehen, welche geistigen Verhaltensweisen sich auf unseren Energiefluss und damit unsere Entwicklung auswirken, so ist es notwendig, sich zu überlegen, welche Auswirkungen solche Verhaltensweisen auf andere Wesen haben. (408/7)

Wenn unser Hiersein auf dieser Erde einen Sinn hat, wenn wir hier eine Aufgabe zu erfüllen haben, dann ist Hilfe für den Nächsten, jedes Verhalten, das einem Menschen helfen kann, diesen Sinn zu erkennen, sich seiner Aufgabe bewusst zu werden und sie erfüllen zu können.

Das Problem des Erkennens wird dadurch erschwert, dass jeder seinen Weg selber suchen muss. Jeder Versuch, diese Arbeit für einen anderen zu leisten, muss daher misslingen, gleichgültig ob er von besorgten Eltern, von Anhängern von Religionsgemeinschaften oder von wem sonst auch immer vorgenommen wird. Das Ergebnis solcher Versuche ist dann allzuoft das Gegenteil von dem, was angestrebt wurde. Streitigkeiten, ja sogar Kriege sind oft die Folge der Missachtung dieses Grundsatzes. Der freie Wille des Menschen muss respektiert werden; denn nur dann ist es möglich, dass ein Mensch aus freiem Willen zurückkehren kann. (286/3–5)

Wer dem andern die Möglichkeit nimmt, falsche Wege, Irrwege kennenzulernen, ihn auf einen bestimmten Weg bringen will, beraubt ihn der Möglichkeit, seinen eigenen Weg erkennen und gehen zu können. Dadurch lädt er sich Schuld auf. Anstatt andern Menschen die Möglichkeit zu geben, ihren Weg zu erkennen und zu gehen, werden sie daran gehindert. Daher wird immer wieder gesagt, wir sollen Vorbild sein und Rat geben, wo solcher erwünscht ist. Diese beiden Sachen hängen zusammen. Man holt sich seinen Rat doch am ehesten dort, wo man sieht, dass jemand ein vorbildliches Leben führt. (379/9)

Dem Mitmenschen helfen heisst, ihn dabei zu unterstützen Schäden zu beheben, die in diesem oder in früheren Leben entstanden sind; ebenso, ihm zu helfen, dass er nicht aus Unwissenheit oder gar wider besseres Wissen weiteren Schaden anrichtet. Es versteht sich, dass diese Hilfe nur im Sinne des göttlichen Schöpfungsplanes erfolgen darf, also ohne Zwang oder gar Zerstörung von Teilen der Schöpfung, sondern einzig und allein mit Liebe. Liebe heisst, eben im Sinne des göttlichen Schöpfungsplanes, im Sinne der Weiterentwicklung des Bewusstseins des betreffenden Wesens, auf welcher Stufe immer es sich befindet. (081/9–10)

Nur wo Menschen unzurechnungsfähig sind, seien es kleine Kinder oder alte Menschen, da dürfen wir zu deren Wohl eingreifen, wobei deren freier Wille immer, soweit es möglich ist, zu respektieren ist. Dasselbe gilt im Falle von geistig gestörten Menschen. Auch ihnen dürfen wir in verständnisvoller Liebe jene Hilfe zukommen lassen, die notwendig ist, um Schaden zu verhindern, der nicht wieder gutzumachen ist. Diese Grenzen müssen jedoch unter allen Umständen gewahrt werden. (380/16)

Solange wir mit geschlossenen Augen durchs Leben gehen, werden wir laufend anstossen und uns und anderen Leid zufügen. Wenn wir die Augen jedoch offen halten, werden wir unseren Weg gehen, ohne grossen Schaden anzurichten, und dabei viel Unheil verhindern helfen können, das andere anrichten können, die mit geschlossenen Augen durchs Leben gehen.

Darum hängt das eigene Voranschreiten mit dem Fortschritt des Ganzen zusammen. Jeder, der die Augen öffnet, wird damit zugleich zum Führer der Blinden, das heisst jener, die ihre Augen noch geschlossen haben. Dazu braucht man nicht unbedingt seine berufliche Tätigkeit aufzugeben, ganz im Gegenteil. Wir alle sind in diese Welt gestellt, um uns darin zu bewähren. Wir können nicht einfach aussteigen und uns so eigene Schwierigkeiten ersparen wollen. (221/9–10)

Erkenntnis ist etwas, das jeder für sich selber erlangen kann und muss. Es gibt dabei Hilfen: jeder Mensch, der eine höhere Stufe erreicht hat, kann uns helfen, dieselbe auch zu erreichen. So wie derjenige, der bei einer Bergwanderung eine höhere Stufe bereits erreicht hat, dem nachfolgenden raten kann, wie er diese Stufe auch erreichen kann, so ist dies auch bei der Entwicklung im Geistigen. (259/10)

Wir können andern Menschen, die ihrem Ziele zustreben, helfen, indem wir ihnen Vorbild sind oder Rat erteilen. Dies ist auch wieder zu unserem Wohle; denn erst, wenn alle das Ziel erreicht haben, wird die Aufgabe erfüllt sein, um deretwillen wir alle auf dem Weg sind.

Es kann aber nicht darum gehen, dass Einzelne oder Gruppen von ganz schlau sich Wähnenden das Ziel erreichen können, um mehr oder weniger teilnahmslos oder gar schadenfroh zuzuschauen, wie die anderen in die Irre oder gar ins Verderben gehen. Dies widerspräche dem höchsten Gebot, in dem wir dazu aufgefordert werden, den Nächsten zu lieben wie uns selbst. Eine solche Einstellung zeigt, dass noch nicht begriffen wurde, dass alles eins ist und nichts sein kann ausser diesem Einen. Es ist ebenso vom Ego bestimmt, sich selbst retten und die anderen sich selbst überlassen zu wollen, wie zuviel materielle Güter an sich reissen zu wollen, sodass die anderen darben müssen.

Wir müssen verstehen lernen, dass alles zusammengehört, und dass nichts sein kann ohne das andere. Helfen wir daher jeder an seiner Stelle mit, dass alles seiner Bestimmung gemäss sich weiterentwickeln kann. Es entspricht dem Willen Gottes und dient der ganzen Schöpfung, von der auch wir ein Teil, wenn auch ein winzig kleiner, sind. (254/13–16)

Schliesslich müssen wir versuchen, jene aufzuwecken, die noch im Dämmerschlaf dahinwandern. Dies ist nicht leicht, aber mit geduldiger Liebe und grosser Wahrhaftigkeit wird mancher aufgeweckt werden können. (031/9)

In jedem Menschen ist ein Funke, jeder ist ein Teil Gottes. Dieser

Funke ist verschüttet, er ist unsichtbar, unerkannt. Wenn es gelingt, diesen Funken freizulegen, wird er Nahrung bekommen, und das Feuer kann zu brennen beginnen. Wie aber kann ein Funke zu brennen beginnen? Wenn ein Feuer in der Nähe brennt, wird der Funke erschlossen, er wird dann zu einem Teil des grossen Feuers werden. Viele Hölzer, die mehr oder weniger stark brennen, können zusammengetragen ein grosses Feuer ergeben, das alles erfasst, und der Funke, der irgendwo für sich allein schwelte, wird genau so zum Teil des grossen Feuers, wie jenes Stück, das zuerst brannte. Alles zusammen bildet das grosse Feuer.

Kein Feuer kann jedoch brennen, wenn der Sauerstoff fehlt. Dieser Sauerstoff ist die Liebe Gottes. Diesen Sauerstoff können wir finden, wenn wir richtig handeln. Es gibt jedoch auch Feuer, die erlöschen, die ersticken. Man kann ein Feuer nicht erzwingen. Wenn die Hölzer zu nahe zusammengestossen werden, können sie nicht brennen. Sie brauchen Luft, Sauerstoff. Haltet daher Abstand, aber haltet stets ein grosses Feuer bereit in der Nähe, mit dem sich der einsame Funke vereinigen kann.

Das brennende Holzstück ist dem mottenden ein Vorbild. Auch es möchte vom Feuer erfasst werden. Es beginnt immer stärker zu brennen, die Wärme des brennenden Feuers hilft ihm dabei. Auch es wird dann zu einem einzigen Feuer im Verlangen zu Gott, bis die letzte Zelle verbrannt und alles emporgestiegen ist. Nur seine Asche bleibt zurück und kehrt zurück zur Erde.

Wann aber wird jener Funke freigelegt, der verschüttet ist, unsichtbar und doch in jedem Menschen schlummernd? Wenn die Zeit gekommen ist, die wir nicht kennen, sondern nur der Vater. Dies soll nicht unsere Frage sein und nicht unser Problem. Wir sollen uns nur bereithalten für den Zeitpunkt, in dem wir benötigt werden, wo wir unsere Aufgabe zu erfüllen haben. Inzwischen haben wir genügend zu tun, an uns selbst zu arbeiten. Wir können allerdings Gutes tun, und Gott bitten, dass denen geholfen wird im Diesseits und Jenseits, die die Hilfe am nötigsten haben. Aber er allein weiss, was richtig ist und wo der Gnadenstrahl hinfällt. Wir haben da nicht mitzuentscheiden. (040/4–8)

Bei allen Formen der Hilfe sind die Gesetze der göttlichen Liebe zu berücksichtigen

Es gibt zwei Möglichkeiten, einem Menschen zu helfen: Vorbild sein und Rat geben, da wo Rat gewünscht wird. Auf diese beiden Möglichkeiten müssen wir uns konzentrieren, wenn wir jemandem helfen wollen.

Es ist notwendig, mit solchen Menschen in Kontakt zu bleiben. Wenn sie uns weder sehen noch hören, wenn sie nicht wissen, was wir tun, so können wir für sie auch kein Vorbild sein. Es wäre jedoch wenig sinnvoll, sich aufzudrängen, zuviel mit diesen Leuten in Kontakt zu sein. Einerseits schätzt man das, wovon man etwas mehr möchte, stärker als das, wovon man etwas weniger möchte, als man hat. Es ist daher immer besser, die Kontakte so zu dosieren, dass der Wunsch wach bleibt, den Menschen wiederzusehen, der einem helfen könnte.

Anderseits ist auch Sorge zu tragen, dass der Kontakt mit einer Person, die Hilfe bedarf, nicht zu einer so grossen Belastung wird, dass man sich selbst gefährdet, indem die eigenen Kräfte schwinden und negative Gedanken und Gefühle überhand nehmen. Es hilft niemandem, wenn ein Ertrinkender einen Rettungswilligen mit sich reisst. Man muss wissen, was man zu geben in der Lage ist. (275/4–6)

Durch das, was wir sind, was wir ausstrahlen, wirken wir in jedem Moment unseres Daseins und noch darüber hinaus auf andere Menschen. Wir sind Vorbild für andere. Jeder Mensch orientiert sich, ob bewusst oder unbewusst, am Verhalten seiner Mitmenschen. Wir müssen uns dieser Tatsache stets bewusst sein, bei allem, was wir tun oder sagen; es bleibt nicht ohne Einfluss auf andere. Jeder Mensch lernt aus seinen eigenen Erfahrungen und aus den Wirkungen, die er bei anderen Menschen feststellen kann, als Folge deren Verhaltens.

Die andere Form der Hilfe ist das Erteilen von Ratschlägen, da wo solche erwünscht werden, ausgesprochen oder nicht ausgesprochen. Wir haben dabei das Recht, Hilfsbereitschaft zu signalisieren. Dies muss jedoch mit Feingefühl, in unaufdringlicher Weise geschehen. (286/6–7)

Wir sollen für jene Rat bereithalten, die solchen wünschen, und wir sollen jene in Ruhe lassen, die solchen Rat nicht wünschen. Wenn ihre Zeit gekommen ist, werden sie sich selbst darum bemühen. (344/15)

Rat geben wo Rat gewünscht wird, bedeutet nicht, nur da Rat zu geben, wo ausdrücklich die Frage gestellt wird. Es ist dies zwar der richtige Weg; wer Rat will, soll fragen. Man soll den Mut haben - die Demut - zu sagen, ich brauche Hilfe, ich habe eine Frage. Dies gilt auf der ganzen Skala der Entwicklung: jeder ist in einer langen Reihe der Entwicklung. Die einen sind weiter, sie kann man um Rat fragen, die anderen sind weniger weit, sie können uns um Rat fragen.

Bei Kindern ist dieses Fragen noch natürlich ausgeprägt, leider wird es dann häufig unterdrückt. Es ist nur normal, dass Kinder, die von ihren Eltern die erfragten Auskünfte und Ratschläge nicht bekommen, diese an anderer Stelle zu erhalten suchen.

Dies bedeutet nun nicht, dass man nicht da aktiv werden dürfte, wo man fühlt, dass Auskunft erwünscht ist, auch wenn nicht mit Worten Fragen gestellt werden.

Die Erteilung unerwünschter Auskünfte kann jedoch negative Reaktionen hervorrufen und das Gegenteil von dem bewirken, was beabsichtigt war. Das Stellen und Beantworten von Fragen ist eine wichtige Kommunikationsart, die genutzt werden sollte. (275/9–12)

Wie können wir mithelfen, dass jemand seinen Weg gehen kann? Wir können ihm dazu verhelfen, dass er seinen Weg erkennen kann? Wir können ihm seinen Weg nicht sagen, und wir dürfen schon gar nicht versuchen, ihn auf unseren Weg zu lotsen. Aber wir können ihn darauf hinweisen, dass er in sich einen Führer besitzt, der ihm seinen eigenen, individuellen Weg zeigen kann und ihn darauf aufmerksam machen, dass es auch andere

Stimmen gibt. Wir können mithelfen, dass er die richtige Stimme erkennen kann, indem wir ihn auf die massgebenden Kriterien hinweisen.

Wir dürfen dies alles jedoch nur dann tun, wenn ihm unser Rat erwünscht ist, aufdrängen sollen wir uns nie, es würde ihm nichts nützen und uns schaden. Wir können und sollen auch dazu beitragen, dass jeder seinen Weg nicht nur erkennen, sondern auch gehen kann. Es ist dies unser Beitrag an die Gestaltung der Umwelt, den wir leisten, der hier von entscheidender Bedeutung ist; wobei darunter sowohl das, was wir heute allgemein als Umweltschutz im weitesten Sinne bezeichnen, zu verstehen ist, aber ebenso soziale Ziele der Gerechtigkeit und Freiheit jedes Individuums. (469/11–12)

Dies bedeutet auch mitzuhelfen, dass die wirtschaftlichen und politischen Verhältnisse so sind, dass möglichst wenig Menschen durch ihre wirtschaftliche Situation – Mangel oder Überfluss – dazu veranlasst werden, ihre Gedanken übermässig aufs Materielle zu lenken, ebenso dass ihre politische Situation einen möglichst grossen Freiraum gewährt, um eigene Erfahrungen zu sammeln, inbegriffen das Recht, Fehler zu machen.

Jeder sollte Gelegenheit haben, an die für sein Fortschreiten wesentlichen Informationen zu kommen. Dies schliesst auch ein, dass möglichst wenig Desinformationen aus politischer oder wirtschaftlicher Machtstellung heraus verbreitet werden. Die Einflussnahmen auf die wirtschaftlichen und politischen Gegebenheiten dürfen nur mit jenen Mitteln erfolgen, die dem Gesetz von Wahrheit und Liebe entsprechen, also ohne Gewalt und ohne negative Gedanken und Gefühle. (184/3–4)

Wir haben auch das Recht und die Pflicht, durch das Gesetz benachteiligten Menschen zu helfen mit all jenen Mitteln, die den göttlichen Gesetzen entsprechen. Materielle Hilfe und Dienstleistungen ebenso wie Trost und Rat entsprechen der göttlichen Liebe, die Massstab unseres Verhaltens sein muss. (434/7)

Jeder Mensch sehnt sich nach Kontakt mit lieben Menschen, mit

Menschen, die einen verstehen, die bereit sind, einen anzuhören, zu geben ohne etwas zu fordern und ohne sich aufzudrängen. Christus hat uns aufgefordert, uns um die Einsamen zu kümmern. Wir müssen jedoch bereit sein, sie so zu akzeptieren wie sie sind, nicht meinen, wir müssten sie ändern, damit sie wieder glücklich werden. Wenn sie allerdings Rat wünschen, dann sollen wir ihnen solchen erteilen. (382/6)

Es ist auch richtig, Betrübte zu trösten, es ist wichtig, Ratsuchenden Rat zu geben. Aber wir haben zu akzeptieren, dass es Situationen gibt, die leidvoll sind, auch wenn wir nicht verstehen können, warum dies so sein muss.

Solches Leid lässt verständlicherweise den Wunsch entstehen, den Leidenden zu helfem, vom Leid loszukommen. Dies zu versuchen ist uns nicht verboten, wenn wir jene Regeln beachten, die allgemeingültig sind, für jeden Menschen und für jede Situation. (415/3–4)

Wir müssen verstehen lernen, auch mit dem Leid umzugehen, das einem anderen Menschen gesandt wird. Es gibt dabei Extrempunkte, die es zu meiden gilt. Es ist weder die Aufgabe des Heilers, dem Leidenden das Leid abnehmen zu wollen, noch gleichgültig seinem Leid gegenüber zu sein. Es geht vielmehr darum, dem Leidenden zu helfen, den Sinn seines Leides zu verstehen, als Voraussetzung, um davon loszukommen. (275/7)

Mitleiden bringt keine Freude in die Welt, sondern noch mehr Leid. Es ist besser, einen Ertrinkenden aus dem Wasser zu ziehen, als sich von ihm ins Wasser ziehen zu lassen. Was vom Wasser gilt, gilt auch vom Leid. Wenn wir die richtige Einstellung zum Leid haben, dann können wir den Leidenden verstehen und ihm in richtiger Weise Trost spenden. (380/14)

Es ist auch angebracht, einer Person, die ihr Verhalten ändern will, schützend beizustehen, so wie man einer jungen Pflanze oder einem jungen Menschen Schutz zu gewähren sucht. Dies kann jedoch immer nur für eine bestimmte Zeit sinnvoll sein, muss doch jeder Mensch selbständig seinen Weg gehen. Ihn über

Gebühr bemuttern zu wollen, bedeutet, seinen Weg zu blockieren. (275/8)

Es gibt «höhere», d.h. weiter entwickelte und weniger weit entwickelte Wesen. Es ist von Vorteil, wenn die weniger weit entwickelten sich bei den weiter entwickelten Rat holen. Es ist die Aufgabe jedes weiter entwickelten Wesens - vor- und nachmenschliche Stufen inbegriffen - dem weniger weit entwickelten beizustehen, damit dieses seinen Weg gehen kann.

Es gilt jedoch, stets wachsam zu sein. Nicht alle, die sich als Helfer anbieten, sind weiter fortgeschritten. Dies gilt für Wesen dieser und der jenseitigen Welt. Ämter und Würden sind ebensowenig ein Merkmal fortgeschrittener Menschen wie Macht und Selbstlob. Ähnlich verhält es sich bei jenseitigen Helfern. Deshalb warnte schon Paulus: «Prüfet die Geister».

Bei Helfern, die eigene Vorteile anstreben und bei solchen, die leichte Wege anbieten, ist besondere Vorsicht am Platze, ebenso bei solchen, die ihre Fähigkeiten anpreisen. Es ist notwendig, stets kritisch zu bleiben. Falsches Helfertum hat es immer gegeben, und es treibt gerade heute besondere Blüten. Jeder trägt die Verantwortung für sein Handeln selbst. Sie kann nie einem anderen Menschen übertragen werden.

Es gibt eine Hilfe, die wir immer erhalten können und die uns nicht in die Irre führt: die Hilfe Gottes. Dazu ist es notwendig, Gott zu glauben, ihm zu vertrauen. Dann können wir unsere Probleme Gott übergeben und seine Hilfe erbitten. Wir müssen dann aber auch bereit sein, die Dinge so zu akzeptieren, wie sie sich entwickeln. So werden wir kaum Leid erfahren, denn Leid ist die Folge des Widerstandes gegen die Gegebenheiten, denen wir begegnen. (432/11-14)

Den Weg gehen heisst, die Erkenntnisse Schritt für Schritt im Alltag zu verwirklichen

Geduld ist eine der Voraussetzungen, um den Weg gehen zu können. Schon beim Suchen des Weges braucht es Geduld. Jeder, der sich bemüht hat, seinen Weg zu suchen, weiss dies aus eigener Erfahrung: es braucht Geduld, es braucht Ausdauer. Es wird stets ein Akt göttlicher Gnade sein, und göttliche Gnade ist meist auch Lohn für menschliches Bemühen.

Wenn wir dann erster Erkenntnisse teilhaftig werden, so müssen wir dieses Wissen in unseren Alltag integrieren, es praktizieren. Erst wenn wir dies erreichen, sind wir für den nächsten Schritt bereit, der wieder mit dem Erkennen weiterer Zusammenhänge beginnt. So geht es Schritt um Schritt, wie bei einem Kind, das laufen lernt. Wie dort werden die Zeitspannen immer kürzer, die für den nächsten Schritt notwendig sind. Allerdings kann jederzeit ein neues Hindernis unseren Weg blockieren, und wir müssen uns dann bemühen, es zu überwinden.

Es versteht sich, dass der Wunsch aufkommt, den Weg nicht so langsam zu bewältigen, sondern ihn schneller hinter sich zu bringen, sind doch die Schritte klein und bestehen immer aus zwei Teilen, dem Erkennen und dem Umsetzen im praktischen Leben.

Wann immer wir etwas lernen - vom Schreiben bis zum Rechnen oder vom Schwimmen bis zum Skifahren - wir verspüren stets den Wunsch, den nächsten Weg-Abschnitt kennenzulernen, bevor wir den letzten genügend beherrschen. Die Lehrer beharren darauf, zuerst den letzten Schritt perfekt zu erlernen, während die Schüler lieber weiter nach vorne drängen möchten.

Die materielle Welt ist eine Widerspiegelung der geistigen Welt, und die materiellen Gesetze sind die endliche Form der ewigen, der geistigen Gesetze. So ist es denn verständlich, dass wir auch beim Gehen des geistigen Weges lieber Zusammenhänge erkennen möchten, als diese Stück für Stück in unserem Alltagsleben umzusetzen.

So wird denn immer wieder versucht, den Weg abzukürzen, neues Wissen, neue Erkenntnisse zu erlangen, anstatt das zu verwirklichen, was man bereits kennt. Man weiss, was man als nächstes tun sollte, aber man möchte lieber wissen, was einen als übernächster Schritt erwartet; danach - so glaubt man - wäre immer noch Zeit, das bereits Bekannte zu verwirklichen.

So werden denn immer neue Bücher gekauft, neue Kurse besucht, neue Vorträge angehört, aber nicht die Geduld aufgebracht, um dieses Wissen auch ins Leben zu integrieren. Was dann gehört und gelesen wird sind oft Spekulationen, die für den wirklichen Fortschritt nutzlos sind, sich jedoch imposant anhören lassen, oder es sind wirkliche Weisheiten, die jedoch nicht richtig verstanden, nicht integriert werden können. So kann man oft ein Buch lesen, das einem belanglos erscheint, und wenn man es nach Jahren wieder zur Hand nimmt, erscheint es als Goldgrube.

Wenn wir noch nicht bereit sind, etwas aufzunehmen, so nützt es uns auch nichts; erzwingen lässt sich nichts. Man kann höchstens in die Irre geführt werden. Unwichtige und unrichtige Dinge drängen sich dann in den Vordergrund und lenken von den wirklichen Wahrheiten ab.

Geschäftstüchtige Menschen nehmen diese Gelegenheit wahr und bieten Abkürzungen und leichtere Wege an. Man missversteht den Satz «Was nichts kostet ist auch nichts wert» solchermassen, dass für Kurse teures Geld verlangt wird. Der wirkliche Sinn dieser Aussage wäre jedoch, dass das, was nichts fordert - an Anstrengung und nicht an Geld - uns auch nicht weiterbringen kann. Dasselbe will auch der Satz aussagen, der vielen als veraltet erscheint: «Ohne Fleiss kein Preis».

Ohne Geduld, ohne disziplinierte Anstrengung, werden wir auf unserem Weg nicht fortschreiten können. Seien wir daher wachsam, damit wir nicht von einem Irrlicht, einer Fata Morgana getäuscht werden.

Verwechseln wir nicht – unser Weg braucht nicht leidvoll zu sein, aber wenn er uns nicht fordert, bringt er uns auch nicht weiter. Wenn wir die Muskeln unseres physischen Körpers entwickeln wollen, so müssen wir sie trainieren. Wenn wir unsern Intellekt entwickeln wollen, so müssen wir ihn trainieren. Und wenn wir uns geistig weiterentwickeln wollen, müssen wir auch dies trainieren. Geduld braucht's allemal. (476/2–10)

Die Sprache ist oft schwer verständlich, in der wir Mitteilungen bekommen, sei es im Traum, in Visionen oder in Form von Aussagen. Dadurch müssen wir uns einerseits um die Sprache bemühen, und anderseits gleichzeitig um den Weg. Es ist die Sprache, die zu verstehen wir lernen müssen. Wenn wir sie begreifen, dann werden uns Zusammenhänge verständlich, die uns sonst verschlossen bleiben würden.

So wie das wirkliche Verstehen einer fremden Sprache mehr ist als nur die Übersetzung von Wörtern, so ist es auch in diesem Fall, im Verstehen der Sprache einer anderen Welt. Jede Entwicklungsstufe hat ihre eigene Sprache; die Worte kann man zwar hören, aber verstehen kann sie nur der, der auch über die Zusammenhänge Bescheid weiss.

Es ist auch mit der Fachsprache ähnlich. Wer die Sprache nicht versteht, versteht auch das Fachwissen nicht, und wer das Fachwissen nicht hat, versteht auch die Sprache nicht. Fachwissen und Sprache sind die beiden Beine des Fortschrittes auf jedem Gebiet. Man kann nur Schritt für Schritt vorwärtskommen. Bei jedem Schritt des einen Beines endet die Tätigkeit dieses Beines bis zu jenem Zeitpunkt, an dem das andere Bein nachzieht. Dieses Beispiel zeigt deutlich, dass jeder Fortschritt nur Schritt für Schritt möglich ist. Wer versucht, nur ein Bein zu nutzen, um fortzuschreiten, der wird unweigerlich fallen, und wer versucht, mit beiden Beinen gleichzeitig fortzuschreiten, dem wird es ebenso ergehen.

Auf unserem Weg heissen die beiden Beine «Erkenntnis» und «Tat». Solange wir etwas nicht erkennen, können wir es nicht verwirklichen, und solange wir es nicht verwirklichen, werden wir keine neuen Erkenntnisse machen können.

Diesem Zweistufen-Prinzip begegnen wir immer wieder. Es ist die Polarität. So wie jede Münze zwei Seiten hat, so hat alles auf dieser Welt auch zwei Seiten, eine geistige und eine materielle. Man kann Polarität mit Gegensätzlichkeit übersetzen. Wenn man darunter jedoch Widersprüchlichkeit versteht, dann geht man leicht in die Irre. Wir würden kaum eine Seite einer Münze betrachten und daraus schliessen, dass die andere Seite nicht existiere. Wir würden auch nicht meinen, die eine Seite sei gut und die andere schlecht, und dann versuchen, die schlechte wegzuschaffen. (353/9–13)

Solange wir uns in diesem physischen Körper befinden, werden wir nicht verstehen können, welche Umstände dazu geführt haben, dass wir hier sind, was die Vorgeschichte ist, als deren Konsequenz wir hier sind, und wir werden auch nicht verstehen können, wie unser zukünftiger Weg aussehen wird. Alle diesbezüglichen Beschreibungen und Erklärungen sind entweder Spekulationen oder bestenfalls Vergleiche, Gleichnisse.

Es ist dies im jetzigen Zeitpunkt auch nicht wichtig zu wissen. Wenn es für uns wichtig sein wird, so werden wir es auch wissen. Niemandem, der sich darum bemüht, wird jenes Wissen vorenthalten werden, das für sein weiteres Fortschreiten von Bedeutung ist. Es würde uns die Erfüllung unserer heutigen Aufgabe nicht erleichtern, alle zukünftigen Aufgaben zu erkennen, und es würde auch das Erkennen des für uns im Moment bedeutungsvollen Ausschnittes aus der Wahrheit nicht erleichtern, wenn wir mit Wissen übersät würden, da uns dies im gegenwärtigen Zeitpunkt weder hilfreich noch verständlich wäre.

Ein Schüler der zweiten Schulklasse könnte seine Aufgaben auch nicht besser erledigen, wenn man ihm jene Aufgaben zu erläutern versuchen würde, die er bis zum zehnten Schuljahre noch zu lösen hätte. Er würde dadurch nur verwirrt und bei der Erfüllung der gegenwärtigen Aufgabe behindert.

Es wird uns, wenn wir uns darum bemühen, alles gesagt werden, was für unseren nächsten Weg-Abschnitt von Bedeutung ist. Bemühen wir uns darum, dies zu erkennen und zu erfüllen; es ist dies die Aufgabe unseres Hierseins, und wir können sie erfüllen, wenn wir uns entsprechend bemühen. Dazu ist disziplinierte Arbeit und göttliche Gnade notwendig. (321/4–7)

Der Sinn des Lebens zu erkennen bedeutet nicht, jede Frage im Zusammenhang mit unserem Dasein beantworten zu können. Wir müssen die Beschränktheit unserer Erkenntnisfähigkeit auf jeder Stufe akzeptieren. Wir werden jedoch immer soviel wissen, als für unseren Fortschritt notwendig ist, wenn wir uns darum bemühen. Wenn wir unser Verhalten diesem Wissen entsprechend gestalten, so wird uns weiteres Wissen zufliessen. So werden wir Stufe für Stufe neues Wissen erlangen und gleichzeitig auf unserem Wege fortschreiten. Voraussetzung ist es in jedem Fall, dass wir zuerst unser Verhalten ändern müssen und dann mehr Wissen erlangen. Es hilft nichts, diese Reihenfolge umkehren zu wollen und zuerst Wissen über alles erlangen zu wollen, um dann das Verhalten zu ändern.

Es ist wie das Fortschreiten auf einer Bergtour: wenn wir wieder ein Stück zurückgelegt haben, dann erhalten wir neue Ausblicke. Es nützt nichts, vor dem Start sich dies alles beschreiben zu lassen. Nur wenn wir den Weg gehen und es selbst erleben, werden wir es wirklich begreifen. Wer nie einen Berg bestiegen hat, der wird allen Beschreibungen zum Trotz nie verstehen, wie es auf einem Berg wirklich ist. Man muss es erleben, erfühlen.

Auf dem geistigen Weg sind die Verhältnisse unendlich komplizierter, als beim Fortschreiten auf dem irdischen Weg. (296/3–5)

Wir können unsere Aufgabe nur erfüllen, wenn wir uns in das Ganze einordnen

Wir sind ein Teil des Ganzen, ein unendlich kleiner Teil; und dieser Teil hat sich einzufügen ins Ganze. Das Ganze ist mehr als die Summe seiner Teile. Daher kann der Einzelne nicht gegen das Ganze vorwärts kommen, nur mit dem Ganzen. Er hat sich einzuordnen ins Ganze, unterzuordnen. Wenn die Gesamtheit von Zellen einen Menschen oder einen Baum bilden, so kann nicht eine einzelne Zelle allein über dem Ganzen stehen. Ja, sie kann ihre Aufgabe nur erfüllen als Teil des Ganzen, als Teil dieses Menschen oder Baumes. Der Mensch bleibt Mensch, wenn er die einzelne Zelle verliert, er kann aus sich heraus regenerieren. Dies gilt auch für den Baum.

Die einzelne Zelle allein kann jedoch nicht weiterexistieren, wenn sie vom Menschen oder vom Baum getrennt wird; sie stirbt. Der Einzelne ist daher auf die Unterstützung des Ganzen angewiesen, das Ganze jedoch nicht auf einen Einzelnen. Der Einzelne erfüllt seine Aufgabe als Teil des Ganzen, ohne dabei die Aufgabe des Ganzen zu erkennen. Er bekommt seine Aufgabe zugewiesen und erfüllt sie als seinen Beitrag zum Ganzen.

Wir können daher unsere Aufgabe nur dann erfüllen, wenn wir uns ins Ganze einordnen, uns ihm unterordnen. Wenn einzelne Zellen sich nicht einordnen, sondern sich selbständig machen wollen, sich nicht dem höheren Plan unterordnen wollen, so entsteht ein Krebsgeschwür. Es gefährdet die Existenz des Ganzen. Dieses Gesetz gilt für jeden Organismus, jeden Mensch, jede Vereinigung, für das Volksganze, die Erde usw.

Das Einzelne hat jedoch, als Teil des Ganzen, die Fähigkeit zu erkennen, welches seine Aufgabe ist. Es hat seine Information in seinem Inneren, weil das Ganze eine innere Verbindung besitzt. Das Krebsgeschwür kann an jeder Stelle des Organismus beginnen, daher hat jeder einzelne Teil die Aufgabe, für die richtigen Informationen besorgt zu sein. So ist denn das Ganze zwar mehr als die Summe seiner Teile, aber es besteht trotzdem aus seinen Teilen.

Daher ist es für die Menschen notwendig, auf die Stimme in ihnen zu hören. Nur so kann verhindert werden, dass die Menschheit als Ganzes sich in die falsche Richtung entwickelt, indem alles zu einer Wucherung wird, anstatt sich in Harmonie, dem höheren Plane gemäss zu entwickeln. Wer sich dem übergeordneten Ziel verweigert, muss ausgeschieden werden, damit nicht die Entwicklung des Ganzen gefährdet wird. Wenn die Zellen des Körpers sich nicht der Aufgabe des Ganzen unterordnen wollen, dann werden sie zu einer Gefahr für das Ganze. Es gilt daher, jede Wucherung beizeiten zu erkennen. Je weiter sie fortschreiten kann, zu einer desto grösseren Gefahr wird sie fürs Ganze.

Auch innerhalb eines Volkes gilt dieselbe Regel. Wenn die Wucherung an der Spitze beginnt, ist die Gefahr besonders gross, weil dann die Fehlinformationen von dieser Stelle ausgehen. Auf allen anderen Stufen des organisierten Lebens bestehen dieselben Gefahren. Besonders aktuell ist die Gefährdung des gesamten Lebens auf der Erde. Der «Organismus Menschheit» hat sich von der inneren Führung weitgehend freigemacht und wuchert in vielen Geschwüren über den ganzen Erdball zerstreut.
Diese Fehlentwicklung gilt es zu erkennen und auszumerzen. Dabei sind jene Mittel anzuwenden, die den höchsten Gesetzen entsprechen: Liebe und Wahrheit. Nicht Gewalt ist der Weg, aber eine klare Distanzierung und Trennung ist notwendig, sonst nehmen Fehlinformationen, überhand, und falsche Entwicklungen bringen die Menschheit ins Verderben Es ist grosse Arbeit zu leisten im Dienst des Ganzen. Alle sind dazu aufgerufen. (147/2–10)

Die kollektive, die gemeinsame Aufgabe aller Wesen dieser Schöpfung ist es, beizutragen, dass alle Wesen ihren Weg gehen können, der sie alle zurück zu ihrem Ausgangspunkte führt, zu Gott, zum Ganzen. Diese Hilfe besteht darin, einerseits mitzuhelfen, dass auf dieser Erde Bedingungen geschaffen werden, die das Entstehen positiver Gedanken und Gefühle begünstigen und gleichzeitig das Enstehen negativer Gedanken und Gefühle behindern. Dazu gehören die Verhinderung extremer sozialer Gegensätze, die Verhinderung grosser Machtzusammenballungen, die Lenkung der öffentlichen Geschäfte durch geistig möglichst weit entwickelte Individuen sowie das Bemühen, ein vorbildliches Leben zu führen, insbesondere seitens derer, die auf die öffentlichen Entscheidungen grösseren Einfluss besitzen. Anderseits soll all jenen, die Rat suchen, solcher in geeigneter Form von öffentlicher wie von privater Seite zur Verfügung stehen.

Bei der Erfüllung der individuellen Aufgaben geht es darum, den Kontakt mit seiner inneren Stimme zu finden und ihre Führung anzunehmen. Man dürfte ruhig auch sagen, auf die Stimme seines Gewissens hören, wobei dann vorerst gelernt werden muss, angelernte Verhaltensnormen, die nur bedingt richtig sind, von den ewigen Wahrheiten zu unterscheiden, die in unserem Inneren gespeichert sind, seit wir auf dieser Erde wandeln, und zu denen wir wieder hinfinden müssen. (304/3–4)

Irgendwann kommt der Zeitpunkt der Erleuchtung, der Erkenntnis, dass unser Leben einen Sinn hat und mit einer Aufgabe verbunden ist, die es zu erkennen und zu erfüllen gilt. Beim nächsten Schritt werden wir erkennen, welche Aufgabe wir in diesem Leben zu erfüllen haben, und es hängt dann von uns ab, ob wir bereit sind, diese zu erfüllen. Bevor dieser Schritt getan, diese Aufgabe erfüllt ist, hat es keinen Sinn, weitere Erkenntnisse erlangen zu wollen. Wissen ist nicht ein Selbstzweck, sondern die Voraussetzung für die Verhaltensänderung, und solange wir dazu nicht bereit sind, wird uns auch der Zugang zu höherem Wissen versperrt bleiben.

Jeder hat seine eigene, spezifische Aufgabe, die er in sich selbst zu erkennen trachten muss. Es gibt Menschen, die einem dies verständlich machen können und die auch Wege aufzeigen können, wie dieses Ziel erreicht werden kann. Aber das Erkennen der eigenen Aufgabe kann niemand für jemand anderen tun, ebensowenig wie die Erfüllung der Aufgabe selbst. (379/4–6)

Wo unsere Gaben liegen, da liegen auch unsere Aufgaben. Diese Erkenntnis kann beim Auffinden de eigenen Aufgabe hilfreich sein. Wichtig ist auch die Tatsache, dass alle individuellen Aufgaben Teile des Schöpfungsplanes sind, das heisst, sie müssen der Entwicklung des Ganzen förderlich sein. (368/11)